堀内れい子 [著]
TAC衛生管理者講座 [編集協力]

スッキリわかる 衛生管理者 第1種

2022年度版

テキスト&問題集

はじめに

　みなさま、こんにちは。数ある衛生管理者の参考書の中から、本書を選んでくださり、ありがとうございます。

　本書は、私が衛生管理者試験の受験指導に関わる中で、「短期間」に「この1冊だけの情報」で合格することを目的に作成したものです。

　衛生管理者試験は「暗記が中心」の試験ですが、テキストに書かれている内容をただ暗記すればよいというものではありません。短期間で合格するためには、年に2回公表されている試験問題の出題パターンを押さえたうえで、頻出事項や論点（引っかけ箇所）を重点的に暗記していくことが必要です。

　そこで、本書では、図やイラストを使って重要な点をわかりやすくまとめ、その項目の論点（引っかけ箇所）をポイント欄に記載し、得点につなげる工夫をしています。また、各項目の最後に過去の試験問題を載せることで、インプットとアウトプットを一体にしています。

　衛生管理者試験は、近年、難易度が上がってきています。従来は、問題のほとんどが過去の試験問題の焼き直しであったのに対し、近年は、問題の選択肢を組み替えたり、初めて目にする問題が増えているので、その場で問題を理解し、正誤を判断する力が求められます。そのために必要な情報は、すべて本書に集約されています。

　是非、合格に向けて、本書をご活用ください。そして、見事、合格されることを心から願っています。

2021年11月吉日

特定社会保険労務士　第一種衛生管理者

社会保険労務士法人　つむぐ　代表特定社員　堀内れい子

本書は、2021年10月1日現在施行されている法令等に基づいて作成しています。書籍刊行後に、法改正等による変更が発生した場合には、小社書籍販売サイト「Cyber Book Store」に法改正情報を掲載いたします。
TAC出版の書籍販売サイト　Cyber Book Store
https://bookstore.tac-school.co.jp/

本書の構成と活用法

　本書は、第1種衛生管理者試験に、短期間で効率よく合格することを目標に、知識を習得したらすぐに試験問題を解くことで、理解を確かなものにし、記憶の定着を図ることができる構成になっています。

1. まずは項目ごとに基本知識をインプット！

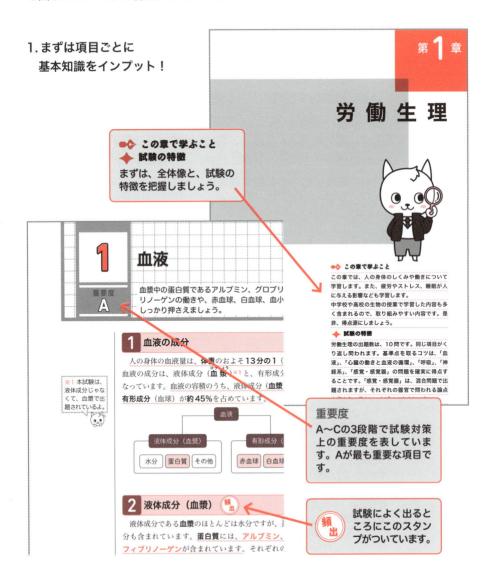

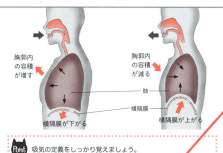

胸郭内の容積が増す / 胸郭内の容積が減る
肺
横隔膜
横隔膜が下がる / 横隔膜が上がる

Point 吸気の定義をしっかり覚えましょう。

> テキスト内のリンクです。関連付けて知識を整理しましょう。

> **Point**
> 試験での出方、注目点など、ダイレクトに得点につながるポイントをまとめています。

> **側注**
> 語句説明や、本文の補足解説です。本文の内容理解が深まります。

通常、1分間に16～20回ですが、**食事**、入...**増加**します。
...の収縮・弛緩...よって行われますが、**呼吸筋**は...下部にある**延髄**（⇒11❸）の呼吸中枢※3によって支配さ...

※3 呼吸の回数...さを調節している指令室の役割を担っているよ...

などで身体を動かしたときは、1回の換気量及び呼吸数が...ます。これは、血液中の**二酸化炭素濃度が上昇**※4するこ...呼吸中枢が刺激され、呼吸運動が促進されるからです。
...の呼吸の場合の呼気には、**酸素が約16％、二酸化炭素が**

※4 本試験では、「二酸化炭素分圧の上昇」という表現でも出題されるよ...

> 本文と側注の対応関係を表しています。

> **赤字**
> 試験問題でポイントになったところなど、重要な語句は、赤字にしています。付属の赤シートで隠せる色で印刷しています。

> **波線**
> 試験問題でズバリ出た大事な文章です。しっかり暗記しましょう。

> **試験問題**を解いてみよう！
> 試験問題を解き、知識を固めましょう。問題は、過去の公表問題から、くり返しよく出る大事な問題をピックアップしています。

試験問題を解いてみよう！

問題1 2020年10月（問37） チェック欄 □□□

呼吸に関する次の記述のうち、誤っているものはどれか。
① 呼吸運動は、横隔膜、肋間筋などの呼吸筋が収縮と弛緩をすることにより行われる。
② 胸腔の容積が増し、内圧が低くなるにつれ、鼻腔、気管などの気道を経て肺内へ流れ込む空気が吸気である。
③ 肺胞内の空気と肺胞を取り巻く毛細血管中の血液との間で行われるガス交換を外呼吸という。
④ 通常の呼吸の場合の呼気には、酸素が約16％、二酸化炭素が約4％含まれる。
⑤ 身体活動時には、血液中の窒素分圧の上昇により呼吸中枢が刺激され、1回換気量及び呼吸数が増加する。

解答・解説
①：正しい
②：正しい
③：正しい
④：正しい
⑤：誤り
「窒素」分圧の上昇ではなく、「二酸化炭素」分圧の上昇です。
解答1 ⑤

(5)

2. 仕上げの一問一答集と 21 年 10 月公表試験問題で知識を総仕上げ！

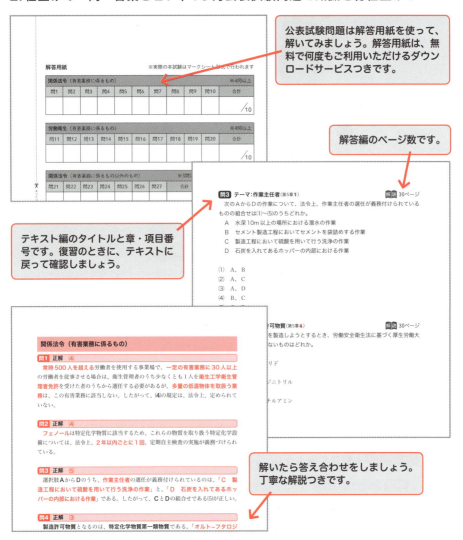

解答用紙のダウンロードサービスは、小社書籍販売サイト「Cyber Book Store」の『解答用紙ダウンロードサービス』ページにアクセスしてください。
https://bookstore.tac-school.co.jp/

衛生管理者試験について

🐾 どんな試験？

　衛生管理者は、労働安全衛生法に基づく国家資格です。労働安全衛生法では、常時50人以上の労働者を使用する職場では、衛生管理者を選任し、職場の衛生に関わる技術的事項を管理させなければならないとされています。

　衛生管理者になるためには、衛生管理者試験に合格し、都道府県労働局で免許証の交付を受けて、衛生管理者免許を取得するなどの流れがあります。衛生管理者試験には第1種と第2種があり、職場の業種によってどちらの資格が必要になるかが異なります。

第1種衛生管理者	すべての業種が対象
第2種衛生管理者	有害業務と関連の少ない業種（情報通信業、金融・保険業、卸売・小売業など）が対象

第1種衛生管理者試験は、年間6万人以上の方が受験している試験です。

🐾 受験資格は？

　衛生管理者試験の受験には、労働衛生の実務経験とそれを証明する事業者証明書が必要です。

おもな受験資格
学校教育法による大学（短期大学を含む。）又は高等専門学校を卒業した者で、その後1年以上労働衛生の実務に従事した経験を有するもの
学校教育法による高等学校又は中等教育学校を卒業した者で、その後3年以上労働衛生の実務に従事した経験を有するもの
10年以上労働衛生の実務に従事した経験を有するもの

＊労働衛生の実務に含まれる業務の例
健康診断実施に必要な事項又は結果の処理の業務／作業環境の測定等作業環境の衛生上の調査の業務／作業条件、施設等の衛生上の改善の業務／衛生教育の企画、実施等に関する業務／看護師又は准看護師の業務／保健衛生に関する業務　など

🐾 第1種試験の概要は？

第1種衛生管理者試験の概要は、次のとおりです。

【試験日、申込方法等】

試験日	随時。各安全衛生技術センターごとに異なります。 【全国の安全衛生技術センター】 北海道安全衛生技術センター　　東北安全衛生技術センター 関東安全衛生技術センター　　　中部安全衛生技術センター 近畿安全衛生技術センター　　　中国四国安全衛生技術センター 九州安全衛生技術センター
試験手数料	6,800円
受付開始	試験日の2か月前から受付開始
申込締切	郵送：試験日の14日前の消印まで 窓口：試験日の2日前の16時まで
申込方法	免許試験受験申請書を郵送又は窓口持参 ＊受験する安全衛生技術センター宛てに提出

【試験時間、試験形式等】

試験時間	3時間
試験形式	選択問題（マークシート形式）
合格基準	次の2つの基準を満たすこと ①範囲ごとの得点がそれぞれ40％以上 ②合計得点が60％以上

【出題内容と出題数】

出題内容		出題数
関係法令	有害業務に係るもの	10問
	有害業務に係るもの以外のもの	7問
労働衛生	有害業務に係るもの	10問
	有害業務に係るもの以外のもの	7問
労働生理		10問
合　計		44問

試験に関するお問い合わせ先

公益財団法人　安全衛生技術試験協会

〒101-0065　東京都千代田区西神田3-8-1　千代田ファーストビル東館9階

ホームページ：https://www.exam.or.jp/index.htm

衛生管理者試験合格のための勉強法

🐾 初学者向けの学習法

> 基本知識をインプットすることから始めましょう！

　テキストの各セクションを読み、試験問題を解く…というサイクルを何度も繰り返して、知識を定着させていきましょう。

　ひととおりテキストを読み終えたら、『仕上げの一問一答集』や巻末の『公表試験問題』を解いて、試験の論点（引っかけ箇所）を確認し、知識を定着させていきましょう。

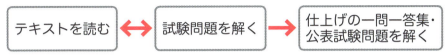

🐾 資格対策学習の経験者向けの学習法

> アウトプットに重点を置いた学習をしましょう！

　テキストの各セクションを読み終えてすぐに、『仕上げの一問一答集』や『公表試験問題』を活用して、試験の論点や出題パターンを確認し、関連個所の知識をかためていきましょう！

　間違えてしまうところや知識があいまいなところは、テキストの該当箇所を確認し、正しい知識をインプットしなおして、知識をより確実なものにしていきましょう。

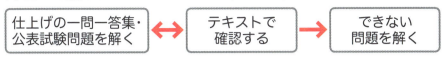

🐾 衛生管理者試験の出題傾向

　直近3年間（2021年10月～2019年4月）の公表問題の出題傾向は、次のようになっています。

衛生管理者試験攻略のコツは、とにかく過去問を解いて出題パターンをおさえることです！　がんばりましょう！

項目名	21/10	21/04	20/10	20/04	19/10	19/04
労働生理 血液		●	●	●	●	●
心臓の働きと血液の循環	●		●			
呼吸	●	●	●	●	●	●
消化器系	●	●	●	●		●
肝臓		●	●			
代謝		●		●	●	
内分泌系			●			●
体温調節	●		●	●		●
腎臓・尿	●	●	●	●	●	
筋肉		●	●	●		●
神経系	●		●	●	●	
感覚・感覚器	●	●	●	●		●
ストレス						
疲労、睡眠	●	●	●			●
労働衛生（有害業務に係るもの以外のもの） 温熱環境						
空気環境				●		
視環境（採光、照明、彩色）						
食中毒	●	●	●	●	●	●
労働衛生管理に用いられる統計	●				●	
腰痛予防対策	●	●	●	●		●
情報機器作業における労働衛生管理	●	●				●
健康の保持増進対策		●	●	●	●	
職場における受動喫煙防止対策						
一次救命処置		●	●	●		●
出血及び止血法	●	●	●		●	●
熱傷						
骨折					●	
脳血管障害及び虚血性心疾患	●		●	●		●
関係法令（有害業務に係るもの以外のもの） 労働安全衛生法の概要						
総括安全衛生管理者	●			●		●
衛生管理者	●	●	●	●	●	●
産業医	●	●	●	●	●	●
衛生委員会、安全衛生委員会			●	●	●	
安全衛生教育						
一般健康診断、健康診断実施後の措置	●	●	●	●	●	●
面接指導等、心理的な負担の程度を把握するための検査等（ストレスチェック制度）	●	●	●	●	●	
労働安全衛生規則の衛生基準、事務所衛生基準規則	●	●	●			●
労働基準法の概要、労働時間・休憩・休日	●	●	●		●	
変形労働時間制等			●	●		
年次有給休暇	●					
年少者・女性の保護	●	●	●	●	●	●
就業規則						

項目名		21/10	21/04	20/10	20/04	19/10	19/04
労働衛生（有害業務に係るもの）	化学物質の状態	●	●	●	●	●	●
	化学物質等による危険性又は有害性の調査	●	●	●	●		●
	化学物質による健康障害	●	●	●	●	●	●
	作業環境における有害因子による健康障害	●	●	●	●	●	●
	作業環境測定	●	●	●	●		●
	局所排気装置		●	●	●	●	●
	労働衛生保護具	●	●		●	●	●
	生物学的モニタリング	●	●	●	●	●	●
関係法令（有害業務に係るもの）	作業主任者	●	●	●	●		●
	特別教育	●	●	●	●		●
	機械等に関する規制	●	●	●	●		
	製造等禁止物質・製造許可物質	●		●	●	●	
	作業環境測定		●	●	●		
	特殊健康診断		●				
	健康管理手帳					●	●
	有機溶剤中毒予防規則	●	●	●	●	●	●
	特定化学物質障害予防規則	●					
	酸素欠乏症等防止規則		●	●	●	●	
	電離放射線障害防止規則				●		
	粉じん障害防止規則	●	●				●
	石綿障害予防規則					●	

CONTENTS

第1章 労働生理

		重要度	頁数
1	血液	A	2
2	心臓の働きと血液の循環	A	7
3	呼吸	A	10
4	消化器系	A	13
5	肝臓	B	17
6	代謝	A	19
7	内分泌系	B	22
8	体温調節	A	24
9	腎臓・尿	A	27
10	筋肉	A	30
11	神経系	A	33
12	感覚・感覚器	A	39
13	ストレス	C	45
14	疲労、睡眠	A	47

第2章 労働衛生（有害業務に係るもの以外のもの）

		重要度	頁数
1	温熱環境	C	52
2	空気環境	C	55
3	視環境（採光、照明、彩色）	C	57
4	感染症	B	60
5	食中毒	A	62
6	労働衛生管理に用いられる統計	B	64
7	腰痛予防対策	A	68
8	情報機器作業における労働衛生管理	A	71
9	健康の保持増進対策	A	73

		重要度	頁数
10	職場における受動喫煙防止対策	C	78
11	一次救命処置	A	80
12	出血及び止血法	A	83
13	熱傷	B	85
14	骨折	A	87
15	脳血管障害及び虚血性心疾患	A	89

第3章 関係法令（有害業務に係るもの以外のもの）

		重要度	頁数
1	労働安全衛生法の概要	C	94
2	総括安全衛生管理者	B	96
3	衛生管理者	A	98
4	産業医	A	104
5	衛生委員会、安全衛生委員会	A	108
6	安全衛生教育	C	111
7	一般健康診断、健康診断実施後の措置	A	113
8	面接指導等、心理的な負担の程度を把握するための検査等（ストレスチェック制度）	A	120
9	労働安全衛生規則の衛生基準、事務所衛生基準規則	A	124
10	労働基準法の概要、労働時間・休憩・休日	A	130
11	変形労働時間制等	B	136
12	年次有給休暇	B	139
13	年少者・女性の保護	A	143
14	就業規則	C	148

第4章 労働衛生（有害業務に係るもの）

		重要度	頁数
1	化学物質の状態	A	152
2	化学物質等による危険性又は有害性の調査	A	154
3	化学物質による健康障害	A	158
4	作業環境における有害因子による健康障害	A	165

(13)

		重要度	頁数
5	作業環境測定	A	172
6	局所排気装置	A	177
7	労働衛生保護具	A	181
8	生物学的モニタリング	A	186

第5章 関係法令（有害業務に係るもの）

		重要度	頁数
1	作業主任者	A	190
2	特別教育	A	192
3	機械等に関する規制	A	194
4	製造等禁止物質・製造許可物質	A	197
5	作業環境測定	A	199
6	特殊健康診断	B	202
7	健康管理手帳	B	205
8	有機溶剤中毒予防規則	A	207
9	特定化学物質障害予防規則	B	213
10	酸素欠乏症等防止規則	A	218
11	電離放射線障害防止規則	B	223
12	粉じん障害防止規則	A	225
13	石綿障害予防規則	B	228

索引 231

別冊 ①仕上げの一問一答集
②21年10月公表試験問題

第1章

労働生理

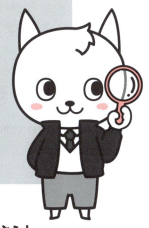

この章で学ぶこと

この章では、人の身体のしくみや働きについて学習します。また、疲労やストレス、睡眠が人に与える影響なども学習します。
中学校や高校の生物の授業で学習した内容も多く含まれるので、取り組みやすい内容です。是非、得点源にしましょう。

試験の特徴

労働生理の出題数は、10問です。同じ項目がくり返し問われます。基準点を取るコツは、「血液」、「心臓の働きと血液の循環」、「呼吸」、「神経系」、「感覚・感覚器」の問題を確実に得点することです。「感覚・感覚器」は、混合問題で出題されますが、それぞれの器官で問われる論点を押さえて得点につなげていきましょう。

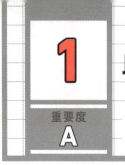

血液

重要度 A

血漿中の蛋白質であるアルブミン、グロブリン、フィブリノーゲンの働きや、赤血球、白血球、血小板の働きをしっかり押さえましょう。

1 血液の成分

人の身体の血液量は、**体重のおよそ13分の1（約8％）**です。血液の成分は、液体成分（**血漿**）※1と、有形成分（血球）からなっています。血液の容積のうち、液体成分（**血漿**）が**約55％**を、**有形成分**（血球）が**約45％**を占めています。

※1 本試験は、液体成分じゃなくて、血漿で出題されているよ。

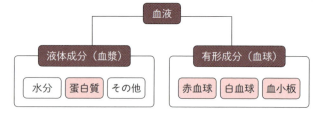

2 液体成分（血漿） 頻出

液体成分である**血漿**のほとんどは水分ですが、蛋白質などの成分も含まれています。蛋白質には、**アルブミン、グロブリン、フィブリノーゲン**が含まれています。それぞれの蛋白質の働きは、次のとおりです。

血漿中の蛋白質	働き	
アルブミン	血液浸透圧の維持	血漿中の水分が血管から組織に漏れないように維持する働き
グロブリン	免疫反応	免疫機能維持に関与する働き
フィブリノーゲン	血液の凝固	止血機能に関与する働き フィブリノーゲン（線維素原）がフィブリン（線維素）に変化することで血液を凝固させる働き

2 ― 第1章 労働生理

- それぞれの蛋白質の働きを押さえましょう。
- 血液の凝固は、「フィブリノーゲン」が「フィブリン」に変化することによって生じる反応です。※2
- 「血液の凝固」であって、「血液の凝集反応」(◯1 4)ではありません。

※2 何が何に変化するのかが大切だよ。

3 有形成分（血球）

(1) 有形成分の種類
有形成分には、赤血球、白血球、血小板があります。

有形成分	働き	男女差
赤血球	全身の組織に酸素を運搬する働き	あり
白血球	体内に侵入してきた細菌やウイルス等の異物の侵入を防御する働き	なし
血小板	止血機能の働き	なし

- 白血球数と血小板数には、男女差がありません。

(2) 赤血球
① 赤血球とは
赤血球は、直径が7〜8μm※3の小型の細胞で、**骨髄で産生**されます。**寿命は約120日**で、**全血液の体積の約40%**を占めています。正常な状態では、血液1mm³中に男性は約500万個、女性は約450万個含まれており、**男女差があります**。

② 赤血球の働き
赤血球に含まれる**ヘモグロビン**※4により、全身の組織に酸素を供給します。

③ その他
血液中に占める赤血球の容積の割合をヘマトクリットといいます。貧血になるとヘマトクリットの値は低くなります。

※3 μm（マイクロメートル）は長さの単位だよ。1mの100万分の1、1mmの1000分の1の長さなんだ。

※4 赤血球の中にある赤色を帯びた蛋白質だよ。酸素と結合しやすい性質だから全身の組織に酸素を供給する役割をもっているんだね。

- 赤血球の寿命は、白血球の寿命に比べて「**長い**」です。
- ヘマトクリットは、血液中に占める「**赤血球**」の割合を示したものです。「白血球」の割合を示したものではありません。

(3) 白血球
① 白血球とは
　白血球は、直径が8〜20μmの細胞です。白血球は、形態や機能等の違いにより、**好中球**や、好酸球、好塩基球、単球（マクロファージ）、**リンパ球**などの種類に分類されています。

■白血球の種類

 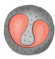

好中球　　好酸球　　好塩基球（マクロファージ）　単球　リンパ球

　白血球は、アメーバのように変形することができ、血管外に出たときに、**体内に侵入してきた細菌や異物から生体を防御し、免疫に作用**します。中でも、感染から体を守る役割で重要なのは、**好中球**と**リンパ球**です。

② 好中球の働き
　好中球は、**白血球の約60％を占め、偽足を出してアメーバ様運動**※5**を行い、体内に侵入してきた細菌などを貪食**※6します。

※5 アメーバのように細胞が形を変えながら動いて歩き回る運動のことさ。

※6 細胞内に取り込んで、消化しちゃうことだよ。

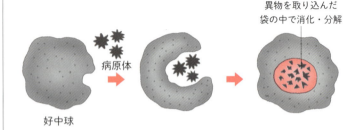

③ リンパ球の働き
　リンパ球は、**白血球の約30％**を占め、免疫反応に関与してい

ます。

免疫反応※7には、次のようなものがあります。

体液性免疫	体内に入ってきた細菌やウイルス等の異物を、リンパ球が抗原※8と認識し、その抗原に対してだけ反応する抗体を血漿中に放出する。抗体とは、免疫グロブリンと呼ばれる蛋白質のことで、この抗体が抗原に特異的に結合して、抗原の働きを抑える免疫反応
細胞性免疫	リンパ球が直接、細菌やウイルス等の異物を攻撃する免疫反応

リンパ球には、Tリンパ球やBリンパ球などの種類があり、Tリンパ球は細胞性免疫作用を持ち、Bリンパ球は体液性免疫作用を持ちます。

- Tリンパ球は、細菌やウィルス等の異物を認識し攻撃します。一方、Bリンパ球は、抗体を産生します。
- 抗体とは、体内に入ってきた抗原に対して体液性免疫において作られる免疫グロブリンと呼ばれる蛋白質のことです。

※7 免疫反応は、穴抜き式で出題されるよ。赤字の用語をしっかり覚えよう！

※8 免疫反応を起こさせる異物のことだよ。

(4) 血小板

血小板は、直径が2～3μmの核をもたない不定形細胞で、止血作用をもちます。血小板は、損傷部位から血管外に出ると、血液凝固を促進させる物質を放出します。※9

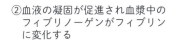
①出血すると、傷口に血小板が集まり血栓をつくり出血を抑える　②血液の凝固が促進され血漿中のフィブリノーゲンがフィブリンに変化する

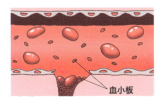
血小板

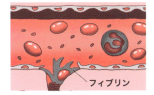
フィブリン

※9 血液の凝固には、血小板と、血漿中のフィブリノーゲンが関与するんだね。

4 血液型（ABO式血液型）

ABO式血液型は、赤血球による血液型分類の1つで、赤血球（抗原）の検査と血清（抗体）の検査※10を行って、次の組合せにより、血液型を4種類に分類するものです。

※10 赤血球の表面にある血液型の物質を抗原といい、血清の中にある赤血球と反応する物質を抗体というよ。抗原と抗体という言葉を使うけど、免疫反応の言葉とは意味が違うよ。

血液型	赤血球（抗原）	血清（抗体）
A型	A抗原	**抗B抗体**
B型	B抗原	抗A抗体
O型	なし	抗A抗体・抗B抗体
AB型	A抗原・B抗原	なし

　こうした抗原と抗体の組合せから、たとえばA型の人にB型の赤血球を輸血すると、A型がもつ抗B抗体が、輸血した赤血球のB抗原を攻撃して抗原抗体反応が起こり、血液が固まったり、溶血による赤血球の破壊を起こします。このことを**血液の凝集反応**といいます。

- ABO式血液型は、白血球による血液型分類ではありません。
- A型の場合、血清は、「抗B抗体」を持ちます。
- 「血液の凝集反応」と「血液の凝固」（⊃1❷）の違いを押さえましょう。

試験問題を解いてみよう！

問題1　2020年4月（問41）　チェック欄 □ □ □

血液に関する次の記述のうち、誤っているものはどれか。
① 赤血球は、骨髄で産生され、寿命は約120日であり、血球の中で最も多い。
② 血液中に占める赤血球の容積の割合をヘマトクリットといい、貧血になるとその値は高くなる。
③ 好中球は、白血球の約60％を占め、偽足を出してアメーバ様運動を行い、体内に侵入してきた細菌などを貪食する。
④ 血小板は、直径2～3μmの不定形細胞で、止血作用をもつ。
⑤ ＡＢＯ式血液型は、赤血球の血液型分類の一つで、A型の血清は抗B抗体をもつ。

解答・解説
①：正しい
②：誤り
ヘマトクリットの値は、貧血になると「低く」なります。
③：正しい
④：正しい
⑤：正しい
解答1　②

2 心臓の働きと血液の循環

重要度 A

心臓の働きでは拍動を中心に学習しましょう。
また、体循環と肺循環の定義と、それぞれの血管を流れる血液の性質をしっかり押さえましょう。

1 心臓の構造

心臓には、**左心房**、**左心室**、**右心房**、**右心室**という4つの部屋があります。※1

これらの部屋は**心筋**（→10 ①）という筋肉でできています。

また、心臓には、僧帽弁（二尖弁）、三尖弁、大動脈弁、肺動脈弁という4つの弁があります。※2

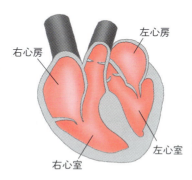

※1 心臓の役割は、全身に血液を送り出すことだから、左右にそれぞれ血液を送り出すための部屋（心室）と血液が戻ってくる部屋（心房）があるよ。

> **Point** 心筋は、**不随意筋**ですが、**横紋筋**に分類されます（→10 ①）。

※2 弁の働きによって、血液が逆流しないようになっているんだ。

2 心臓の働き 〔頻出〕

(1) 拍動

心臓が、ポンプのように収縮と拡張を繰り返すことを**拍動**といいます。心臓は、拍動することで、血液を全身に循環させ、身体に必要な酸素や栄養素を運び、二酸化炭素や老廃物を回収しています。

拍動は、心臓の中にある**洞結節**（**洞房結節**）から規則正しいリズムで発生した電気信号が心臓全体を刺激することにより起こります。この電気が流れるしくみを**刺激伝導系**といいます。

また、心臓の拍動による動脈圧の変動を、末梢の動脈で触知したものを**脈拍**といいます。脈拍は一般的に、手首の橈骨動脈※3で触知します。

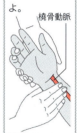

※3 橈骨動脈は手関節の母指に近い部分を走っている動脈だよ。

橈骨動脈

> 拍動は、「洞結節（洞房結節）」で発生した刺激が心筋に伝わることにより生じます。「自律神経」で発生した刺激ではありません。

（2）自律神経との関係

洞結節（洞房結節）に大きな影響を与えているのが、**自律神経**（⇒11④）です。**交感神経**は**拍動**を**加速させる**働きを、**副交感神経**は**拍動を遅らせる**働きをしています。

3 血液循環

（1）動脈・静脈と、動脈血・静脈血

次の定義を押さえましょう。

動脈	心臓から送り出された[※4]血液を送る血管
静脈	心臓に戻る血液を送る血管

> ※4 本試験では、「拍出された」という表現で出題されるよ。

流れる血液の性質に関係なく、心臓から出ていく血液が流れる血管を動脈、心臓に戻る血液が流れる血管を静脈といいます。

動脈血	酸素を多く含み二酸化炭素が少ない血液
静脈血	酸素が少なく二酸化炭素を多く含んでいる血液

（2）体循環と肺循環

血液の循環には、**体循環**と**肺循環**があります。

体循環	心臓⇔全身	左心室から大動脈に入り、毛細血管を経て静脈血となり大静脈を通って右心房に戻る血液の循環
肺循環	心臓⇔肺	右心室から肺動脈を経て肺の毛細血管に入り、肺静脈を通って左心房に戻る血液の循環

> ※5 大動脈は心臓から全身の細胞に酸素を運ぶための血液が流れるから動脈血で、大静脈は全身の二酸化炭素を回収してきた血液が流れるから静脈血なんだね。

体循環の場合、**大動脈**には**動脈血**が流れ、**大静脈**には**静脈血**が流れています。[※5]

一方、**肺循環**の場合、**肺動脈**には**静脈血**が流れ、**肺静脈**には、肺でガス交換をした後の酸素を多く含んだ**動脈血**が流れます。

> ※6 肺動脈は全身を巡った二酸化炭素を多く含む静脈血が肺に流れる血管で、肺静脈は肺で呼吸し酸素を多く含む動脈血が心臓に流れる血管だよ。

> ・肺動脈と肺静脈に流れる血液の性質に注意しましょう！
> 肺動脈には「静脈血」が流れています。[※6]

■血液循環

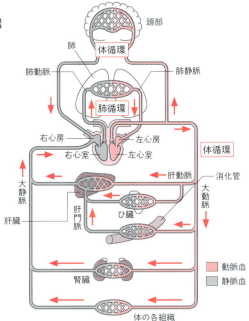

試験問題を解いてみよう！

問題1　2018年4月（問37）　チェック欄 □□□

心臓の働きと血液の循環に関する次の記述のうち、正しいものはどれか。

① 肺循環は、右心室から肺静脈を経て肺の毛細血管に入り、肺動脈を通って左心房に戻る血液の循環である。
② 心臓は、自律神経の中枢で発生した刺激が刺激伝導系を介して心筋に伝わることにより、規則正しく収縮と拡張を繰り返す。
③ 心臓から拍出された血液を送る血管を動脈といい、心臓に戻る血液を送る血管を静脈という。
④ 大動脈や肺動脈には、動脈血が流れる。
⑤ 血圧は、血液が血管の側面を押し広げる力であり、高血圧の状態が続くと、血管壁の厚さは減少していく。

解答・解説

①：**誤り**
肺動脈と肺静脈の記述が逆です。
②：**誤り**
「**自律神経**」ではなく「**洞結節（洞房結節）**」で発生した刺激によるものです。
③：**正しい**
④：**誤り**
肺動脈には「**静脈血**」が流れます。
⑤：**誤り**
高血圧の状態が続くと、**血管壁の厚さは厚くなります**。

解答1　③

3 呼吸

重要度 A

呼吸運動を理解しましょう。また、外呼吸と内呼吸、呼気と吸気など用語の定義を押さえましょう。

1 呼吸のしくみ

呼吸とは、空気中から酸素を体内に取り入れ、二酸化炭素を体外に排出するガス交換のことで、次の流れで行われます。

①肺が空気中から酸素を体内に取り込む
②酸素を含んだ血液（動脈血）が心臓に流れる
③心臓から動脈血が全身に送られる
④各細胞が酸素を取り込み二酸化炭素を血液中に排出する
⑤二酸化炭素を含む血液（静脈血）が心臓に戻る
⑥静脈血が肺に送られ、血液中の二酸化炭素を体外に排出する

このうち、①と⑥を **外呼吸**（肺呼吸）、④を **内呼吸**（組織呼吸）といいます。

外呼吸	肺胞※1内の空気と肺胞を取り巻く毛細血管中の血液との間で行われるガス交換のこと
内呼吸	細胞と毛細血管中の血液との間で行われるガス交換のこと

Point　外呼吸の定義をしっかり覚えましょう。問題文の先頭に「肺胞内の」と書かれていたら、「外呼吸」です。

※1 気管支の先にブドウの房状についている袋のことだよ。

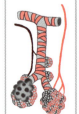

※2 肺は心臓のように、自ら伸縮して空気を出し入れすることはできないんだ。だから、呼吸筋の力を借りて伸縮しているのさ。

2 呼吸運動 〈頻出〉

(1) 呼吸運動

呼吸運動とは、呼吸によって、肺に空気を取り込んだり、排出するために、肺が拡張したり収縮することです。

呼吸運動は、主として **肋間筋** や **横隔膜** 等の呼吸筋の協調運動によって胸郭内の容積を周期的に増減し、それに伴って **肺を拡張・収縮させること** により行われます。※2

10 ── 第1章 労働生理

（2）呼気・吸気

吸気は息を吸うこと、**呼気**は息を吐くことです。

<u>吸気</u>によって、肋間筋や横隔膜等が下がり、**胸郭内の容積が増し、内圧が低くなるため、気道を経て肺内へ空気が流れ込みます。**

呼気によって、肋間筋や横隔膜等が上がり、胸郭内の容積が減り、内圧が高くなるため、気道を経て肺内から空気が押し出されます。

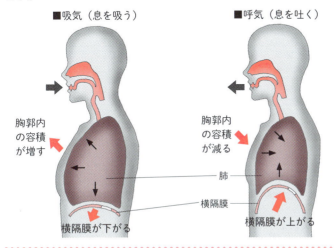

■吸気（息を吸う）　■呼気（息を吐く）

胸郭内の容積が増す／横隔膜が下がる／肺／横隔膜／胸郭内の容積が減る／横隔膜が上がる

> **Point** 吸気の定義をしっかり覚えましょう。

3 呼吸数 頻出

成人の呼吸数は、通常、**1分間に16〜20回**ですが、**食事、入浴及び発熱によって**<u>増加</u>します。

呼吸は、呼吸筋の収縮・弛緩によって行われますが、呼吸筋は**脳幹の最下部にある**<u>延髄</u>（⇒11 3）の呼吸中枢※3 によって支配されています。

運動などで身体を動かしたときは、1回の換気量及び呼吸数が増加します。これは、血液中の**二酸化炭素濃度が上昇**※4 することで、呼吸中枢が刺激され、呼吸運動が促進されるからです。

通常の呼吸の場合の呼気には、**酸素が約16％、二酸化炭素が**

※3 呼吸の回数や深さを調節している指令室の役割を担っているよ。

※4 本試験では、「二酸化炭素分圧の上昇」という表現で出題されるよ。

3 呼吸 — 11

約4%含まれています。

> 血液中の「二酸化炭素」濃度が上昇すると、呼吸数が増加する点に注意しましょう。※5

※5 本試験では、二酸化炭素濃度の上昇を、「窒素濃度」や「酸素濃度」の上昇という形でひっかけてくるよ。

4 呼吸の異常

呼吸の異常には、次のようなものがあります。

名称	症状
チェーンストークス呼吸	呼吸をしていない状態から次第に呼吸が深まり、再び浅くなって呼吸が止まる状態を交互に繰り返す異常呼吸
睡眠時無呼吸症候群	睡眠中に上気道が閉塞するなどして無意識に断続的な呼吸停止を繰り返す睡眠障害

試験問題を解いてみよう！

問題1　2020年10月（問37）　チェック欄 □□□

呼吸に関する次の記述のうち、誤っているものはどれか。
① 呼吸運動は、横隔膜、肋間筋などの呼吸筋が収縮と弛緩をすることにより行われる。
② 胸腔の容積が増し、内圧が低くなるにつれ、鼻腔、気管などの気道を経て肺内へ流れ込む空気が吸気である。
③ 肺胞内の空気と肺胞を取り巻く毛細血管中の血液との間で行われるガス交換を外呼吸という。
④ 通常の呼吸の場合の呼気には、酸素が約16%、二酸化炭素が約4%含まれる。
⑤ 身体活動時には、血液中の窒素分圧の上昇により呼吸中枢が刺激され、1回換気量及び呼吸数が増加する。

解答・解説
①：正しい
②：正しい
③：正しい
④：正しい
⑤：誤り
「窒素」分圧の上昇ではなく、「二酸化炭素」分圧の上昇です。

解答1　⑤

消化器系

第1章

重要度 A

五大栄養素の消化吸収を確認しましょう。
三大栄養素を分解する消化酵素の名称をしっかり覚えましょう。

1 消化器系とは

　消化器系は、身体を貫く1本の管（消化管）と、それに付随している**唾液腺**、**肝臓**、胆囊、**膵臓**などの器官を指します。各消化器では、食物から栄養素を吸収するために消化※1が行われます。

※1 食物が身体に吸収されやすいように小さく分解することだよ。

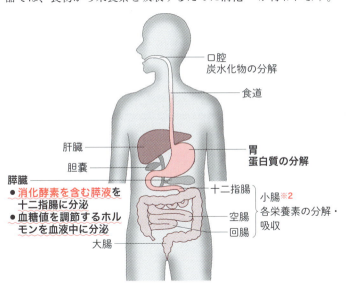

- 口腔　炭水化物の分解
- 食道
- 肝臓
- 胆囊
- **胃**　**蛋白質の分解**
- 膵臓
  - ●**消化酵素を含む膵液**を十二指腸に分泌
  - ●血糖値を調節するホルモンを血液中に分泌
- 十二指腸
- 小腸※2　各栄養素の分解・吸収
- 空腸
- 回腸
- 大腸

※2 小腸は全長6〜7mの管状の器官で、十二指腸、空腸、回腸にわけられるよ。

- 胃は、塩酸やペプシノーゲンを分泌して消化を助けますが、水分の吸収はほとんど行いません。
- 膵液には、消化酵素は含まれていないというひっかけに注意しましょう。
- 小腸は各栄養素を分解・吸収する器官ですが、小腸の表面は、ビロード状の**絨毛**※3という小突起で覆われており、栄養素の吸収の効率を上げるために役立っています。

※3 絨毛

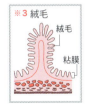

絨毛
粘膜

4　消化器系 ─ 13

2 栄養素とは

栄養素は、人間の生命活動に必要な成分で、**蛋白質、脂質、炭水化物（糖質）、無機塩（ミネラル）、ビタミン**に分類されます。※4 栄養素には、次のような役割があります。

蛋白質	内臓、筋肉、皮膚など人体の臓器などを構成する主成分※5
炭水化物（糖質）、脂質	身体の主要なエネルギー源
無機塩（ミネラル）、ビタミン	身体の機能を正しく維持

※4 蛋白質、脂質、炭水化物（糖質）をあわせて三大栄養素といい、これに、無機塩とビタミンを加えて、五大栄養素というんだよ。

※5 蛋白質は、約20種類のアミノ酸が結合してできているんだ。

3 栄養素の消化吸収 頻出

1．栄養素の消化吸収

栄養素はそのままでは吸収できないので、消化器官において**酵素により分解され**※6、小腸の腸壁から吸収されます。※7

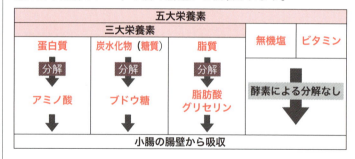

※6 酵素の働きによって、食物を血中に取り込める大きさにまで分解することができるんだよ。

※7 吸収されて、**アミノ酸**と**ブドウ糖**は毛細血管に入るよ。**脂肪酸とグリセリン**は、大部分は**脂肪**となって、リンパ管に入るよ。

吸収された栄養分は、血液やリンパによって組織に運搬されてエネルギー源等として利用されます。

- 脂肪は、酵素により脂肪酸と「グリセリン」に分解されます。「エチレングリコール」ではありません。
- 無機塩、ビタミンは、酵素によって分解されずにそのまま吸収されます。

2．蛋白質の消化・吸収

蛋白質は、胃の消化酵素である**ペプシン**によって**ペプトン**に分解されます。その後、十二指腸に送られ、消化酵素**トリプシン**等によってさらに分解され、最終的には、**アミノ酸**になって、小腸

の腸壁から吸収されます。

- 消化酵素は、**ペプシン**と**トリプシン**等です。※8
- 胃の粘膜から生成される「**ペプシノーゲン**」という物質が、胃酸によって消化酵素の「**ペプシン**」になり、蛋白質を分解します。

> ※8 蛋白質の消化酵素はどちらも「シン」がつくね。

3．炭水化物（糖質）の消化・吸収

炭水化物（糖質）は、唾液中の消化酵素**アミラーゼ**（プチアリン）により麦芽糖に、その後、膵液中の消化酵素**アミラーゼ**等により最終的にブドウ糖に分解され小腸の腸壁から吸収されます。

炭水化物（糖質）を分解する消化酵素は、**アミラーゼ**等です。

4．脂質の消化・吸収

脂質は、十二指腸で**胆汁に混合**されます。**胆汁はアルカリ性で消化酵素を含みません**が、脂肪を**乳化**※9 させ脂肪分解の働きを助けます。その後、膵液中の消化酵素（膵）**リパーゼ**により**脂肪酸**と**グリセリン**に分解され、小腸の腸壁から吸収されます。

> ※9 水と油のように本来混ざりあわないもの同士が均一に混ざりあう状態のことさ。

- 胆汁に消化酵素が含まれるというひっかけに注意しましょう。
- 脂質を分解する消化酵素は、（膵）**リパーゼ**です。

■消化酵素のまとめ

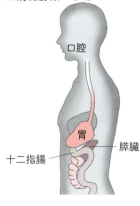

	蛋白質	炭水化物（糖）	脂質
口腔		アミラーゼ	
	↓	↓	↓
	ペプシン トリプシン	アミラーゼ	胆汁で乳化 リパーゼ
	↓	↓	↓
	アミノ酸	ブドウ糖	脂肪酸とグリセリン

試験問題を解いてみよう！

問題1　2020年4月（問38）　チェック欄 □□□

次のAからDの消化酵素について、蛋白質の消化に関与しているものの組合せは①〜⑤のうちどれか。

A　トリプシン
B　ペプシン
C　アミラーゼ
D　リパーゼ

①　A，B　　②　A，C　　③　B，C
④　B，D　　⑤　C，D

解答・解説

蛋白質の消化酵素は、「**A　トリプシン**」と「**B　ペプシン**」です。

解答1　①

問題2　2021年4月（問38）　チェック欄 □□□

消化器系に関する次の記述のうち、誤っているものはどれか。

①　三大栄養素のうち糖質はブドウ糖などに、蛋白質はアミノ酸に、脂肪は脂肪酸とエチレングリコールに、酵素により分解されて吸収される。

②　無機塩、ビタミン類は、酵素による分解を受けないでそのまま吸収される。

③　吸収された栄養分は、血液やリンパによって組織に運搬されてエネルギー源などとして利用される。

④　胃は、塩酸やペプシノーゲンを分泌して消化を助けるが、水分の吸収はほとんど行わない。

⑤　小腸は、胃に続く全長6〜7mの管状の器官で、十二指腸、空腸及び回腸に分けられる。

解答・解説

①：**誤り**
脂肪は、脂肪酸と「**グリセリン**」に分解されます。「**エチレングリコール**」ではありません。
②：**正しい**
③：**正しい**
④：**正しい**
⑤：**正しい**

解答2　①

16　── 第1章　労働生理

5 肝臓

重要度 B

肝臓の働きを押さえましょう。

1 肝臓の構造

肝臓は、肝細胞と呼ばれる細胞と血管によって構成されています。肝臓は、肝小葉と呼ばれる肝細胞の組織が約50万個集まったもので構成されています。※1

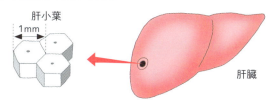

※1 肝臓は身体の中で最も大きな臓器で、重さは約1.2kgあるんだよ。

2 肝臓の働き 頻出

（1）肝臓の働き

肝臓には、次の働きがあります。

> ①グリコーゲンの合成及び分解
> ②アルブミンなどの血漿中の蛋白質の合成
> ③尿素の合成
> ④アルコールなどの身体に有害な物質の分解（解毒作用）
> ⑤胆汁の生成
> ⑥赤血球の分解及び処理
> ⑦脂肪酸の分解及びコレステロールの合成
> ⑧アミノ酸からのブドウ糖の合成（糖新生）

 赤血球を合成（産生）する働きや、乳酸を合成する働きはありません。

① グリコーゲンの合成及び分解

肝臓はブドウ糖（グルコース）からグリコーゲンを作り、肝臓

内に蓄えます。血液中のブドウ糖が不足するとグリコーゲンをブドウ糖に分解して血液中に送り出し、血糖値を保ちます。

② **アルブミンなどの血漿中の蛋白質の合成**
　肝臓では、アミノ酸から多くの**血漿蛋白**が**合成**されます。

③ **尿素の合成**
　肝臓は、不要な**アミノ酸を分解**して**尿素**を作ります。

④ **胆汁の生成**
　肝臓は、胆汁を生成します。胆汁は、**アルカリ性**の消化液で、**消化酵素を含みません**が、食物中の脂肪を乳化させ、脂肪分解の働きを助けます。※2

> ※2 胆汁は、脂質の消化・吸収に関係するんだね（⇒4 3）。あわせて学習しよう。

⑤ **赤血球の分解及び処理**
　肝臓は、赤血球の分解物から**ビリルビンを合成**して、胆汁に排出します。

⑥ **脂肪酸の分解及びコレステロールの合成**
　肝臓は、細胞膜の成分となる**コレステロールやリン脂質を合成**します。また、**余分な蛋白質と炭水化物（糖質）**を**中性脂肪**に変えます。

⑦ **アミノ酸からのブドウ糖の合成（糖新生）**
　血糖中のブドウ糖（グルコース）が不足した場合に、**アミノ酸からブドウ糖を合成**します。この働きを**糖新生**といいます。

試験問題を解いてみよう！

問題1　2021年4月（問36）　チェック欄 □□□

肝臓の機能として、誤っているものは次のうちどれか。
① コレステロールの合成
② 尿素の合成
③ ビリルビンの分解
④ 胆汁の生成
⑤ グリコーゲンの合成及び分解

解答・解説
①：正しい
②：正しい
③：誤り
肝臓に、**ビリルビンを分解する機能はありません。**
④：正しい
⑤：正しい

| 解答1 | ③ |

代謝

重要度 **A**

用語の定義が問われます。正確に覚えましょう。

1 代謝

　代謝とは、身体の中で栄養素が合成され分解されていく過程を指します。代謝の過程を物質の面からみたものを物質代謝といいます。物質代謝には、**同化**と**異化**があります。

　また、代謝の過程をエネルギー変化の面からみたものをエネルギー代謝といいます。エネルギー代謝には、**基礎代謝**などがあります。

2 同化と異化

　同化と異化の定義は、次のとおりです。

同化	代謝において、体内に摂取された栄養素が、種々の化学反応によって、アデノシン三リン酸（ATP）[※1]に蓄えられたエネルギーを用いて、細胞を構成する生体に必要な物質に合成されること
異化	代謝において、細胞に取り入れられた体脂肪やグリコーゲンなどが分解されてエネルギーを発生し、アデノシン三リン酸（ATP）が産生されること

※1 筋肉の収縮など生命活動で利用されるエネルギーの貯蔵や利用にかかわる物質だよ（⇒10 4）。

 本試験では、同化と異化の定義が入れ替えられるので、正確に覚えましょう。試験問題に、「生体に必要な物質に合成」という文言が入っていたら「同化」です。

3 基礎代謝

　基礎代謝は、心臓の拍動、呼吸運動、体温保持など生命の維持に必要とされる最小限のエネルギー代謝をいいます。

　また、そのときに消費されるエネルギー量を**基礎代謝量**といいます。[※2]

※2 何もせずにじっとしているときでも、身体は活動しているので、エネルギーを使っているんだよ。

基礎代謝量は、覚醒（目が覚めている）・横臥（横になっている）・安静時の測定値で表されます。同性や同年齢であれば、基礎代謝量は体の表面積にほぼ正比例します。※3

 基礎代謝は、「睡眠の状態」ではなく、「覚醒の状態」で測定されます。※4

※3 基礎代謝量には、男女差があるよ。

※4 基礎代謝量を測るときは、目覚めている状態でだよ！

4 身体活動強度・運動強度

身体活動強度とは、身体活動※5の種類ごとに身体活動の強さを指標として示したものです。このうち運動の強さを示したものを、運動強度といいます。

※5 安静にしている状態よりも多くのエネルギーを消費するすべての動作だよ。

（1）エネルギー代謝率

エネルギー代謝率（RMR）は、さまざまな身体活動に必要としたエネルギー量が基礎代謝量の何倍にあたるのかを表したもので、**身体活動の強度**を示します。次の計算式によって計算します。

$$エネルギー代謝率 = \frac{作業中の総消費エネルギー量 - 安静時消費エネルギー量}{基礎代謝量}$$

エネルギー代謝率には、次の特徴があります。

①エネルギー代謝率の値は、体格、性別などに関係なく、同じ作業であれば、ほとんど同じ値となる
②エネルギー代謝率は、動的筋作業の強度を示す指標としては役立つが、精神的作業や静的筋作業の強度を表す指標には適用できない※6

※6 つまり、身体を動かす作業の活動量は測れるけど、椅子に座って行うパソコン作業の活動量は測れないってことさ。

- エネルギー代謝率の計算式を押さえましょう。
- 基礎代謝量は男女差がありますが、エネルギー代謝率は、男女差がない（少ない）ことが特徴です。
- 作業を行わずじっと座っている場合には、エネルギー代謝率は適用されないことに注意しましょう。

（2）メッツ（METs）

メッツは、身体活動の強度を示すものです。身体活動時のエネ

ルギー消費量が安静時のエネルギー消費量の何倍にあたるのかを指数化しています。※7

5 BMI（Body Mass Index）

BMI（Body Mass Index）は、肥満度を表したもので、次の計算式によって計算します。男女とも標準値は22です。

$$BMI = 体重(kg) ÷ 身長(m)^2$$ ※8

 BMIの計算ができるようにしましょう。※9

※7 たとえば、座位安静時を1メッツとした場合、普通歩行時は3メッツになるんだよ。

※8 計算のコツは、身長をmに直して計算することだよ。

※9 たとえば、身長が170cm、体重66kgの人の場合、BMIは、66kg÷（1.7m×1.7m）で、約23だよ。

試験問題を解いてみよう！

問題1　2020年4月（問37）　チェック欄 □□□

代謝に関する次の記述のうち、正しいものはどれか。

① 代謝において、細胞に取り入れられた体脂肪やグリコーゲンなどが分解されてエネルギーを発生し、ＡＴＰが合成されることを同化という。
② 代謝において、体内に摂取された栄養素が、種々の化学反応によって、ＡＴＰに蓄えられたエネルギーを用いて、細胞を構成する蛋白質などの生体に必要な物質に合成されることを異化という。
③ 基礎代謝は、心臓の拍動、呼吸運動、体温保持などに必要な代謝で、基礎代謝量は、睡眠・横臥・安静時の測定値で表される。
④ エネルギー代謝率は、一定時間中に体内で消費された酸素と排出された二酸化炭素の容積比で表される。
⑤ エネルギー代謝率の値は、体格、性別などの個人差による影響は少なく、同じ作業であれば、ほぼ同じ値となる。

解答・解説

①②：**誤り**
①は**異化**の記述、②は**同化**の記述です。
③：**誤り**
基礎代謝量は、「**覚醒時**」の測定値です。
④：**誤り**
エネルギー代謝率は、**作業に要したエネルギー量を基礎代謝量で割った値**で表されます。
⑤：**正しい**

解答1　⑤

7 内分泌系

重要度 B

内分泌器官で作られるホルモンの名称とその働きを覚えましょう。

1 内分泌系とは

内分泌系は、ホルモンを作り・分泌する器官や腺のことです。

ホルモンは、身体を調節するための潤滑油のような役割をもつ化学物質です。内分泌腺※1で作られたホルモンは、血液によって全身に送られ、内臓の機能や身体の調子を整えます。ホルモンは全身の器官（内分泌器官）で作られます。おもな器官は次のとおりです。

※1 物質を分泌する細胞が集まった組織を分泌腺というよ。ホルモンを血液に分泌するものを内分泌腺、汗や涙などを身体の外に出すものを外分泌腺というよ。

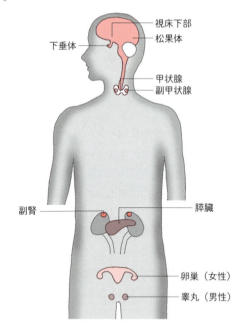

第1章

2 ホルモンとその働き

内分泌器官で作られるおもなホルモンとその働きは、次のとおりです。

ホルモン	内分泌器官	働き
メラトニン	松果体	睡眠と覚醒のリズムの調節
パラソルモン	副甲状腺	体内のカルシウム量の調節[※2]
インスリン	膵臓	血糖量の減少（血糖値の低下）
グルカゴン		血糖量の増加（血糖値の上昇）
アルドステロン	副腎皮質	体液中の塩類バランスの調節[※3]
コルチゾール		血糖量の増加（血糖値の上昇）
アドレナリン	副腎髄質	血糖量の増加（血糖値の上昇）
セクレチン	十二指腸	消化液分泌促進
ガストリン	胃	胃酸分泌促進

※2 本試験では「血中のカルシウム量の調節」「体内のカルシウムバランスの調整」「体液中のカルシウムバランスの調節」という表現で出題されることもあるよ。

※3 本試験では「血中の塩類バランスの調節」という表現で出題されることもあるよ。

Point ホルモンの名称と働きを組みあわせて覚えましょう。

試験問題を解いてみよう！

問題1 2020年10月（問44）　チェック欄 □□□

ヒトのホルモン、その内分泌器官及びそのはたらきの組合せとして、誤っているものは次のうちどれか。

	ホルモン	内分泌器官	はたらき
①	コルチゾール	副腎皮質	血糖量の増加
②	アルドステロン	副腎皮質	体液中の塩類バランスの調節
③	パラソルモン	副腎髄質	血糖量の増加
④	インスリン	膵臓	血糖量の減少
⑤	メラトニン	松果体	睡眠の促進

解答・解説

①：正しい
②：正しい
③：誤り
パラソルモンは「副甲状腺」にあり、「体内のカルシウム量の調節」に関与するホルモンです。
④：正しい
⑤：正しい

解答1　③

8 体温調節

重要度 A

体温調節のしくみを押さえましょう。恒常性（ホメオスタシス）や、産熱、放熱などの用語とその意味を覚えるようにしましょう。

1 体温調節機能

体温を一定に保つしくみを**体温調節機能**といい、この中枢は、**間脳にある視床下部**（⇒11❸）にあります。

気温が変化したときに、外気温を皮膚が感知し、体内温度を視床下部が感知します。これにより、脳が体内温度を一定に保つために発汗量を調節するのです。

このように**外部環境が変化しても、体内の状態を一定に保つ生体のしくみ**を**恒常性（ホメオスタシス）**といいます。

恒常性（ホメオスタシス）は、**内分泌系**と**神経系**により**調節**されています。

- 体温調節中枢は、「間脳にある視床下部」にあります。「脳幹の延髄」や「小脳」にあるのではありません。
- ホメオスタシスは「恒常性」であり、「同調性」ではありません。※1

※1 恒常性は同一の状態、同調性は他の調子にあわせるという意味だよ。意味が違うから注意してね。

2 産熱と放熱

恒常性（ホメオスタシス）の働きには、次のようなものがあります。

産熱	体内で熱を生み出すこと	主に栄養素の酸化燃焼や分解などの化学的反応によって行われる
放熱※2	体外へ熱を放散すること	ふく射（放射）、伝導、蒸発等の物理的な過程で行われる

※2 本試験では、「熱の放散」という表現で出題されることもあるよ。

- 放熱がどのような過程で行われるのかを確認しましょう。
- 放熱の過程である蒸発には、発汗と不感蒸泄（⇒8❹）によるものがあります。

3 体温調節のしくみ

体温調節のしくみは、次のとおりです。

寒冷環境下	寒冷にさらされ体温が正常以下になると、**皮膚の血管が収縮して血流量が減少し、皮膚温を低下させる** **血管収縮、血液量減少** 皮膚の温度を低く保ち、体内の熱を外に逃がさない
高温環境下	高温にさらされ体温が正常以上に上昇すると、皮膚の血管は拡張し、血流量は増加する。**内臓の血流量が減少し体内の代謝活動が抑制されることにより、人体からの放熱が促進される** **血管拡張、血液量増加** 皮膚の温度を上げて発汗とともに体内の熱を外に放出する

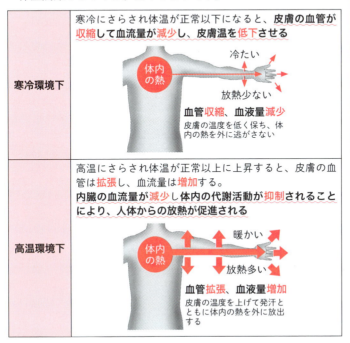

4 その他の体温調節に係る用語

その他の体温調節に係る用語には、次のものがあります。

温熱性発汗	暑いときなどに上昇した体温を下げるためにかく汗。**手のひらや足の裏を除く全身から持続的に発汗する**
不感蒸泄	**発汗がない状態でも皮膚や呼気から水分が失われる現象**のこと

試験問題を解いてみよう！

問題1　2017年4月（問44）　チェック欄 □ □ □

体温調節に関する次の記述のうち、誤っているものはどれか。

① 寒冷にさらされ体温が正常以下になると、皮膚の血管が収縮して血流量が減って、放熱が減少する。
② 高温にさらされ体温が正常以上に上昇すると、内臓の血流量が増加し体内の代謝活動が亢進することにより、人体からの放熱が促進される。
③ 体温調節にみられるように、外部環境などが変化しても身体内部の状態を一定に保とうとする性質を恒常性（ホメオスタシス）という。
④ 計算上、100gの水分が体重70kgの人の体表面から蒸発すると、気化熱が奪われ、体温を約1℃下げることができる。
⑤ 放熱は、ふく射（放射）、伝導、蒸発などの物理的な過程で行われ、蒸発には、発汗と不感蒸泄によるものがある。

解答・解説

①：正しい
②：誤り
内臓の血流量は「減少」し、体内の代謝活動が「抑制」されることにより放熱が促進されます。
③：正しい
④：正しい
⑤：正しい

解答1　②

9 腎臓・尿

重要度 **A**

尿の生成が重要です。尿を生成する流れと関係する器官、成分の名称を覚えましょう。

1 腎臓の構造と働き

腎臓は、尿を生成する器官です。そら豆のような形をし、腹部の背側に左右一対あります。それぞれの腎臓から**1本**の尿管が出て、膀胱につながっています。

尿を生成するのは、**ネフロン**という組織で、**腎小体**（**糸球体**、**ボウマン嚢**）[※1]と**尿細管**という管で構成されています。1つの腎臓に、ネフロンは**100万個以上**存在します。

※1 糸球体は毛細血管が球状にからまったもので、それを包み込む袋状のものが、ボウマン嚢だよ。

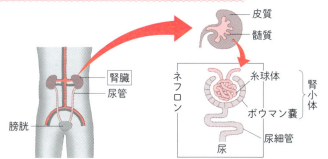

Point 糸球体＋ボウマン嚢＝腎小体、腎小体＋尿細管＝ネフロンです。

2 尿の生成 頻出

尿は、体内の水分量やナトリウムなどの電解質濃度を調整します。また、尿を排出することで、生命活動によって生じた不要物や老廃物のうち水溶性のものを排出することができます。

尿を生成[※2]する流れは、大きく分けると、**ろ過**と**再吸収**となります。

※2 ものを新たに作り出すことだよ。

(1) ろ過

①血中の老廃物等は、<u>糸球体からボウマン嚢</u>に濾し出される。
②<u>血球、蛋白質以外の成分</u>※3、老廃物等が、<u>糸球体からボウマン嚢</u>に濾し出され、原尿が生成される。※4

※3 本試験では「蛋白質以外の血漿成分が濾し出される」という表現で出題されるときもあるよ。

※4 蛋白質は糸球体からボウマン嚢に濾し出されないよ。

(2) 再吸収

①<u>尿細管</u>では、原尿に含まれる身体に必要な成分が血液中に再吸収され、残りが尿として生成される。
②水分、電解質（ナトリウムなど）、<u>グルコース（糖）</u>、アミノ酸が、尿細管で再吸収される。

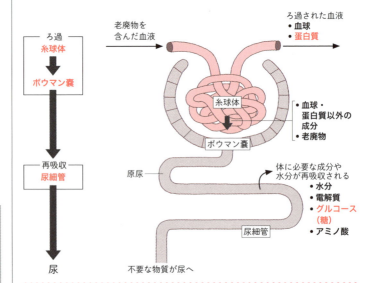

※5 問題文を読むときは、「どこからどこへ」濾し出されたり、「どこから」再吸収されるのかをチェックしよう！
たとえば、尿細管からボウマン嚢に濾し出されたり、ボウマン嚢から再吸収されることはないからね。

 ・尿生成の流れを押さえましょう。※5
・糸球体からボウマン嚢に濾し出されない成分、尿細管で再吸収される成分を正確に覚えましょう。

3 尿の成分

尿は淡黄色の液体で、固有の臭気を有し、通常<u>弱酸性</u>です。
尿の成分の<u>約95%は水分</u>で、残りの<u>約5%が固形物</u>です。

4 健康診断と尿検査

尿の成分は全身の健康状態をよく反映するので、尿検査は健康診断などで広く行われています。

また健康診断の結果、**血液中の尿素窒素（BUN）の値が高くなると**、**腎臓の働きが低下している**と考えられます。**尿素窒素（BUN）** は、腎臓から排泄される老廃物の一種で、通常は腎臓でろ過されて尿中に排出されますが、腎臓の働きが低下すると尿中に排泄されず血液中に残るので、値が高くなるためです。

試験問題を解いてみよう！

問題1　2021年4月（問39）

腎臓又は尿に関する次のAからDの記述について、誤っているものの組合せは①〜⑤のうちどれか。

A　ネフロン（腎単位）は、尿を生成する単位構造で、1個の腎小体とそれに続く1本の尿細管から成り、1個の腎臓中に約100万個ある。

B　尿の約95%は水分で、約5%が固形物であるが、その成分は全身の健康状態をよく反映するので、尿検査は健康診断などで広く行われている。

C　腎機能が正常な場合、糖はボウマン嚢中に濾し出されないので、尿中には排出されない。

D　腎機能が正常な場合、大部分の蛋白質はボウマン嚢中に濾し出されるが、尿細管でほぼ100%再吸収されるので、尿中にはほとんど排出されない。

①　A, B
②　A, C
③　A, D
④　B, C
⑤　C, D

解答・解説

C：誤り
腎機能が正常であれば、糖はボウマン嚢に濾し出されます。
D：誤り
腎機能が正常であれば、蛋白質はボウマン嚢に濾し出されません。
したがって、⑤が誤りの組合せです。

解答1　⑤

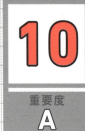

10 筋肉

重要度 A

筋収縮の種類と筋収縮の特徴がよく問われます。正しい内容を覚えましょう。

1 筋の種類

筋肉には、**横紋筋**と**平滑筋**の2種類があり、横紋筋には**骨格筋**と**心筋**があります。

骨格筋のように**意志によって動かすことができる筋肉**を**随意筋**といいます。また、**心筋**や**平滑筋**のように、**意志によって動かすことができない筋肉**を**不随意筋**といいます。

横紋筋	骨格筋	姿勢を保ち、身体を動かす筋肉	随意筋
	心筋	心臓を動かす筋肉	不随意筋
平滑筋（内臓筋）		内臓や血管の働きを維持する筋肉	不随意筋

> **Point** 心筋は、横紋筋で不随意筋です（⊃2❶）。※1

※1 心臓は全身に血液を循環させる必要があるから大きな力を出すことができる横紋筋でできているよ。だけど、自分の意志では動かせないので、不随意筋に属するんだ。

2 筋収縮の種類

筋肉は、神経からの刺激によって収縮します。筋肉の収縮を筋収縮といい、**等張性収縮**、**等尺性収縮**があります。

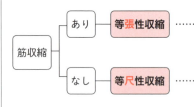

筋収縮
- あり → **等張**性収縮 …… 筋肉が長さを変え、一定の張力により筋力を発生させること（例）**屈伸運動** 等
- なし → **等尺**性収縮 …… 筋肉が長さを変えずに外力に抵抗して筋力を発生させること（例）**姿勢を保つ** 等

> **Point**
> ・筋肉は、神経に比べて疲労しやすいという特徴があります。
> ・等張性収縮と等尺性収縮の違いを押さえましょう。※2

※2 「尺」は長さを表すから、等尺性収縮は、「尺が等しい＝筋肉の長さが変わらない」ってことだよ。

3 筋収縮の特徴 【頻出】

筋収縮には、次の特徴があります。

- 筋肉の縮む速さが適当なとき、仕事の効率が最も大きい
- 筋肉は収縮しようとする瞬間に最も大きい力を出す
- 筋肉自体が収縮して出す最大筋力は、筋肉の断面積1cm^{2}あたりの平均値でみると、性差や年齢差がほとんどない

また、強い力を必要とする運動を続けていると、**筋肉を構成する個々の筋線維が太くなり、筋力が増します**。このことを**筋肉の活動性肥大**といいます。

- 仕事の効率が最も大きいのは、筋肉の縮む速さが適当なときです。速いときではありません。
- 運動によって筋肉を使い続けても、筋線維の数は増えません。太さが太くなるのです。

4 筋収縮のエネルギー

筋収縮には、エネルギーが必要です。特に直接のエネルギーは、グリコーゲンが分解され、アデノシン三リン酸（ATP）が作り出されること※3 によって、まかなわれています。

筋肉中のグリコーゲンは、**酸素が十分に与えられた場合**、完全に分解され、**水と二酸化炭素（CO2）になり、大量のアデノシン三リン酸（ATP）**が供給されます。

※3 本試験では、「ATPの加水分解」という表現で出題されるよ。

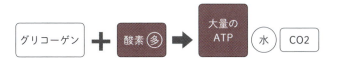

一方、**酸素の供給が不十分の場合、水と二酸化炭素にまで分解されず乳酸**になり、限られた量のアデノシン三リン酸（ATP）が供給されます。

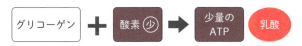

Point 酸素供給が不十分な場合に乳酸になるという点を押さえましょう。

5 反射のしくみ

反射とは、刺激に対して意識とは無関係に起こる典型的な反応のことで、最も単純なものには、膝蓋腱反射があります。

| 膝蓋腱反射 | 膝の下の腱（膝蓋腱）をたたくと、膝から足首までの部分（下腿）が前に蹴りだされる伸張反射※4 |

※4 刺激に対して、脳を経由せずに、脊髄から直接運動神経に指令が伝わり、筋肉を収縮させる反射の一種だよ。

試験問題を解いてみよう！

問題1 2021年4月（問44） チェック欄 □ □ □

筋肉に関する次の記述のうち、正しいものはどれか。

① 横紋筋は、骨に付着して身体の運動の原動力となる筋肉で意志によって動かすことができるが、平滑筋は、心筋などの内臓に存在する筋肉で意志によって動かすことができない。

② 筋肉は神経からの刺激によって収縮するが、神経より疲労しにくい。

③ 荷物を持ち上げたり、屈伸運動を行うときは、筋肉が長さを変えずに外力に抵抗して筋力を発生させる等尺性収縮が生じている。

④ 強い力を必要とする運動を続けていると、筋肉を構成する個々の筋線維の太さは変わらないが、その数が増えることによって筋肉が太くなり筋力が増強する。

⑤ 筋肉自体が収縮して出す最大筋力は、筋肉の断面積1cm²当たりの平均値をとると、性差や年齢差がほとんどない。

解答・解説

①：誤り
心筋は、「平滑筋」ではなく「横紋筋」です。
②：誤り
筋肉は神経よりも疲労しやすいです。
③：誤り
「等尺性収縮」ではなく、「等張性収縮」です。
④：誤り
筋線維の数は増えず、筋線維が太くなることで、筋力が増強します。
⑤：正しい

解答1 ⑤

11 神経系

重要度 A

神経系の分類を把握しましょう。中枢神経系では、大脳の大脳皮質の役割が大切です。また、末梢神経系では、自律神経をしっかりチェックしましょう。

1 神経細胞の構造

　身体の内外の状況に対して、各器官を統一的に、適切に働かせる神経の系統のことを神経系といいます。
　神経系を構成する基本的な単位を、神経細胞（ニューロン）といいます。神経細胞（ニューロン）は、通常、**1個の細胞体**、**1本の軸索**及び**複数の樹状突起**からできています。

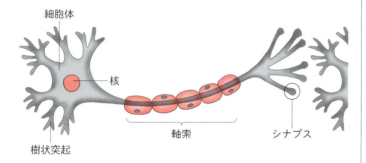

 神経細胞は、ニューロンといいます。シナプスではありません。※1

※1 シナプスは、神経細胞をつなぐ接合部分のことだよ。

2 神経系の分類

　神経系は、**中枢神経系**と**末梢神経系**に分類されます。**脳**と**脊髄**にある神経を**中枢神経系**といい、中枢と末梢にある器官を結ぶ神経を末梢神経系といいます。
　末梢神経系を機能により分類したときは※2、**体性神経**と**自律神経**に分類されます。自律神経はさらに**交感神経**と**副交感神経**に分類されます。

※2 神経系には、形態学的な面からの分類と機能的な面からの分類があるんだけど、本書は機能的な面からの分類で説明するよ。

中枢神経は、脳に伝達された情報を分析・整理・判断し、適切な決定を下す役割をもち、末梢神経は、皮膚や身体の器官から脳に情報を伝達するとともに、脳が下した決定を末梢の器官に伝える役割をもっています。

■神経系の分類図

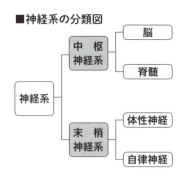

- 神経系の分類図を覚えましょう。
- 神経細胞の細胞体が集合しているところを、**中枢神経系**では「**神経核**」とよび、**末梢神経系**では「**神経節**」とよびます。

3 中枢神経系

1．灰白質と白質

中枢神経系である脳と脊髄において、**神経細胞の細胞体が集まる領域を灰白質、神経線維が集まる領域を白質**といいます。[※3]

※3 灰白質は灰色に、白質は白色に見えることからこう呼ばれているんだ。

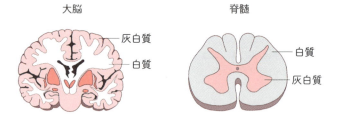

脳と脊髄では、灰白質の領域が異なります。脳は大脳皮質など表面（外側）に集まり、脊髄では内側に集まっています。[※4]

※4 つまり、脳と脊髄では、灰白質と白質の位置関係が逆ってことさ。

2．脳

脳は、**大脳**、**脳幹**（間脳、中脳、橋、延髄）、**小脳**に分けられます。

■脳の構造

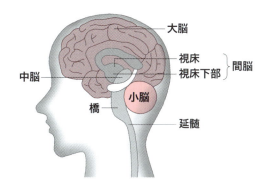

（1）大脳

大脳の表面を**大脳皮質**、内側を**大脳髄質**といいます。
大脳皮質は、神経細胞の細胞体が集合した灰白質で、**感覚、運動、思考などの作用を支配する中枢**として機能しています。一方、大脳の大脳髄質は神経線維が集合した白質です。

（2）脳幹

間脳、中脳、橋、延髄をあわせて**脳幹**といいます。
脳幹は、生命維持の基本をつかさどる中枢として機能しています。
間脳には、視床と視床下部があり、**視床下部**には、体温や食欲、代謝を調節する自律神経の中枢[※5]があり、**恒常性（ホメオスタシス）（⇒8 1）の維持**のために機能しています。
また、**延髄**には、呼吸運動を自律的に調節する**呼吸中枢**等があります（⇒3 3）。

（3）小脳

小脳は、運動や平衡感覚の中枢として機能しています。運動の力のコントロールや姿勢の保持などを調節する運動調節の役割があります。

※5 本試験では、「体温調節中枢」という表現で出題されるよ。

> - 大脳皮質の役割をしっかり押さえましょう。
> - 体温調節中枢は**視床下部**に、呼吸中枢は**延髄**にあります。

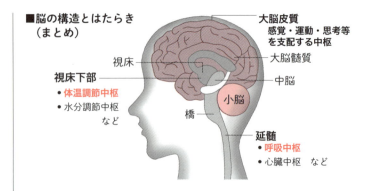

3．脊髄

　脊髄は、脳と直接つながった神経組織で、背中の下まで伸びており、非常に細長い器官です。脳と身体のさまざまな部位の組織とつながって、運動系、知覚系、自律神経系の神経の伝達路となっています。脊髄の中心部はＨ型をした灰白質、外側は白質となっています。

4 末梢神経系

1．末梢神経の構造

　末梢神経系には、**体性神経**と**自律神経**があります。**体性神経**は、**感覚神経**と**運動神経**に分類され、**自律神経**は、**交感神経**と**副交感神経**に分類されます。

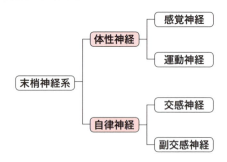

　体性神経は、**運動**及び**感覚**に関与し、**自律神経**は、**呼吸**や**循環**などに関与します。

2．体性神経

体性神経には、感覚器官からの情報を中枢神経に伝える**感覚神経**と、中枢神経からの命令を運動器官に伝える**運動神経**があります。

3．自律神経

自律神経は、内臓や血管等の働きをコントロールし、体内環境を整える神経です。

自律神経は、**内臓や血管等の不随意筋に分布**し、全身のほとんどの器官を支配しています。私達が、意識をしなくても、呼吸をしたり、食べ物を消化したり、心臓が動いているのは、自律神経の働きによるものです。

自律神経の中枢は、脳幹※6及び脊髄にあります。

自律神経は、交感神経と副交感神経にわかれます。

身体の機能をより活動的に調節する働き　　身体の機能を回復させる働き

交感神経と副交感神経は、同一器官に属していても、その作用はほぼ正反対です。

たとえば、**心臓**に対しては、**交感神経の亢進※7は心拍数を増加**させ、**副交感神経の亢進は心拍数を減少**させます。

また、**消化管**に対しては、**交感神経の亢進は運動を抑制**させ、**副交感神経の亢進は運動を促進**させます。

> Point
> ・交感神経の役割を優先的に押さえましょう。
> ・心拍数と消化管への働きを覚えましょう。※8

※6 本試験では、「間脳の視床下部にある」という表現で出題されるよ。間脳は脳幹にあるからこれも正しいんだよ。

※7 気持ちや状態が高まり進むことだよ。

※8 交感神経の問題で「消化管の運動」が出てきたら結論に注意！　答えは「抑制」だよ。「促進」としているひっかけの問題が多いから注意しようね。

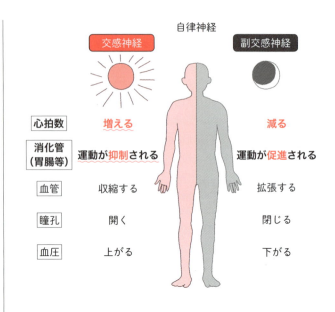

試験問題を解いてみよう！

問題1　2017年4月（問37）　　チェック欄 □ □ □

神経系に関する次の記述のうち、誤っているものはどれか。

① 神経系を構成する基本的な単位である神経細胞は、通常、1個の細胞体、1本の軸索、複数の樹状突起から成り、ニューロンともいわれる。
② 有髄神経線維は、無髄神経線維より神経伝導速度が速い。
③ 大脳の内側の髄質は神経細胞の細胞体が集合した灰白質で、感覚、運動、思考などの作用を支配する中枢として機能する。
④ 末梢神経系において神経細胞の細胞体が集合している部分を神経節という。
⑤ 交感神経と副交感神経は、同一器官に分布していても、ほぼ相反する作用をする。

解答・解説
①：正しい
②：正しい
③：誤り
「大脳の内側の髄質」ではなく「大脳の外側の大脳皮質」です。
④：正しい
⑤：正しい

解答1　③

12 感覚・感覚器

重要度 A

視覚を中心に学習しましょう。視覚では、水晶体の働きが重要です。
聴覚では、前庭、半規管と蝸牛の働きを覚えましょう。

1 視覚 頻出

1．眼の構造と機能

眼の構造と働きは、次のようになっています。

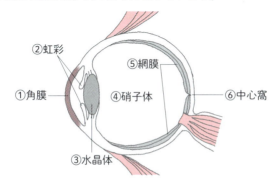

①角膜 ②虹彩 ③水晶体 ④硝子体 ⑤網膜 ⑥中心窩

（1）角膜

光を眼球内に透過させて、光を屈折させるものです。角膜は、眼球の前方にあり、血管のない、無色透明な組織です。

（2）虹彩・瞳孔

眼内に入る光の量を調節するものです。カメラに例えると、**しぼりのような働き**をします。虹彩の中心部を瞳孔といい、黒目の部分にあたります。瞳孔の大きさを変えることで、**光の量を調整**しています。※1

（3）水晶体

厚さを変えることによって焦点距離を調節して網膜の上に像を結ぶものです。カメラに例えると、レンズのような働きをします。※2

※1 瞳孔は、明るい所では小さくなって、暗い所では、大きくなるんだよ。

※2 つまり水晶体はピント調節するんだよ！

(4) 硝子体

眼球の形を内側から維持するものです。眼球の大部分を占めるゲル状の透明な組織です。

(5) 網膜

光を映像信号に変換するものです。カメラに例えるとフィルムのようなものです。

網膜には、明るい所で働き色を感じる錐状体と、暗い所で働き弱い光や明暗を感じる杆状体の２種類の**視細胞**があります。※3

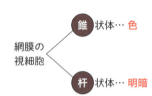

網膜の視細胞
- 錐状体…色
- 杆状体…明暗

※3 ゴロ合わせで「スイショク」「カンメイ」って覚えよう！

(6) 黄斑部の中心窩

瞳孔から眼底を覗いたときの正面にあたる部分を黄斑といい、その中心を中心窩といいます。中心窩には、錐状体の細胞が密集しており、物の形や色彩をはっきりと見分けることができます。※4

※4 本試験では、「視力の鋭敏な部位」という表現で出題されるよ。

> **Point** 焦点を合わせるのは「水晶体」の働きです。「硝子体」ではありません。

2．暗順応と明順応

暗順応	明るいところから急に暗いところに入ると、初めは見えにくいが、徐々に見えるようになること※5
明順応	暗いところから急に明るいところに出ると、初めはまぶしくて見えにくいが、徐々に見えるようになること

※5 暗順応の定義が問われるよ。

3．近視、遠視、乱視（屈折異常）

人の眼は、**水晶体**によりピントを調節して物をみることができます。このピントの調整が上手くいかない状態を屈折異常といいます。屈折異常により**近視、遠視、乱視**がおこります。

(1) 正視

眼に入ってきた平行光線が網膜に正しく像を結ぶ状態をいいます。※6

※6 つまり、ピントがあってるってことだよ！

（2）近視

眼軸※7が**長い**ために、眼に入ってきた平行光線が**網膜の前方**で像を結ぶため、近いものにはピントがあいますが、遠いものがよく見えない状態です。凹レンズによって矯正します。

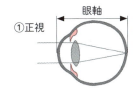
①正視

※7 角膜から網膜までの長さのことだよ。

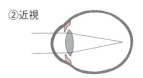
②近視

（3）遠視

眼軸が短いために、眼に入ってきた平行光線が**網膜の後方**で像を結ぶため、近いものも遠いものもよく見えない状態です。凸レンズで矯正します。

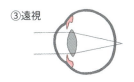
③遠視

（4）乱視

角膜が歪んでいたり、表面に凹凸があるために、眼軸などに異常がなくても、眼に入ってきた平行光線が、網膜に正しく像を結ばない状態です。円柱レンズで矯正します。

（5）老視（老眼）

加齢によって水晶体が変性し、調節できる範囲が狭まることにより、近点※8が遠くなり、遠点※8が近くなる状態です。近くを見るときに凸レンズで矯正することが多いです。

※8「近点」は最も近くの距離、「遠点」は最も遠くの距離のことだよ。

 • 近視と遠視の違いを明確にしましょう。本試験では、眼軸の長さをひっかけた問題が出題されます。※9

※9 判断ポイントは、
眼軸長い➡近視
眼軸短い➡遠視
だよ。

4．視力検査

視力には、遠方視力と近方視力があります。一般的に健康診断で行う視力検査は、遠方視力検査（遠距離視力検査）で、**5mの距離**で実施します。

2 聴覚と平衡感覚

1．耳の構造と機能

耳は、**外耳**、**中耳**、**内耳**の３つに分かれています。

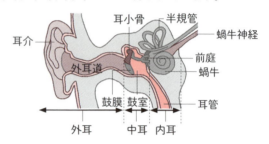

（1）外耳

外耳は、音を集める役割を持っており、**耳介**と**外耳道**から構成されています。※10 **耳介**は顔の外に出ている器官です。周囲の音を集めたり、音源の位置を感知します。**外耳道**は、鼓膜につながる器官のことで、耳介で集めた空気の振動を中耳に導きます。

> ※10 わかりやすくいうと、耳と耳の穴のことだよ。

（2）中耳

中耳は、鼓膜から内耳へ振動（音）を伝える役割をもっており、**鼓膜**、**鼓室**、**耳小骨**、**耳管**から構成されています。**鼓膜**は外耳と内耳を隔てる薄い膜です。鼓膜の内側には、**鼓室**と呼ばれる空洞があり、**耳小骨**が収まっています。鼓室は、耳管によって咽頭に通じています。**耳管**は、耳と鼻をつなぐ管のことで、**耳管により中耳の内圧が外気圧と等しく保たれています。**

（3）内耳

内耳は、聴覚と平衡感覚を保つ役割をもっており、**蝸牛**、**半規管**※11、**前庭**から構成されています。

> ※11 半規管は３つあるから三半規管といわれているよ。

蝸牛	聴覚	振動（音）を電気信号に変換させ蝸牛神経を通じて脳に伝達する役割
半規管	平衡感覚	身体の回転の方向や速度を感じる役割
前庭		身体の傾きの方向や大きさを感じる役割

> Point 内耳の蝸牛、半規管、前庭の役割を押さえましょう。

2．音が聞こえるしくみ

音は、空気の振動として**外耳道**を通り、**鼓膜**を振動させます。

この振動が**耳小骨**によって**蝸牛**に伝わり、蝸牛が感じ取った情報を電気信号に変換し、**蝸牛神経**を通じて大脳へ伝えることによって、音として認識されます。

蝸牛はリンパ液に満たされており、内側には有毛細胞という感覚細胞が並んでいます。リンパ液に伝わった振動を有毛細胞が感知し、有毛細胞が蝸牛神経に接触することで、神経が刺激されます。

■音が聞こえる流れ

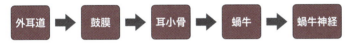

3 その他の感覚器

1．嗅覚

嗅覚は匂いに対する感覚で、物質の化学的性質を感知する感覚といわれています。嗅覚は、わずかな匂いでも感じるほど敏感ですが、**同一の臭気に対しては疲労しやすく**※12、しばらくすると匂いを感じなくなります。

2．皮膚感覚

皮膚感覚には、触圧覚、痛覚、温度感覚（温覚・冷覚）などがあります。これらの感覚を受け取るのが、皮膚に広く点在している触点、圧点、痛点、冷点、温点です。これらを感覚点といいます。感覚点のうち、痛覚を感じる痛点の密度は他の感覚点に比べて高くなっています。※13 また、皮膚や口腔などの粘膜には温度感覚が存在します。温度感覚では、**温覚よりも冷覚の方が敏感**です。

※12 慣れやすいってことだよ。たとえば、温泉地に行くとすぐに硫黄の匂いを感じるけど、しばらくすると気にならなくなるよね。これは匂いに慣れてしまうからなんだ。

※13 つまり、痛みが一番感じやすいということだよ。痛みは身体の危険に関わるから、すぐに感知して、すぐに反応する必要があるからなんだ。

3．深部感覚

　深部感覚は、皮膚よりも深い部分の骨格筋や腱などにある細胞や器官が、自分の手足の位置や関節の角度などを感じて、姿勢や動きなどを認識する感覚のことです。

4．内臓感覚

　内臓感覚とは、内臓の動きや炎症などを感じて、内臓痛を認識する感覚のことです。

>
> ・深部感覚と内臓感覚の定義が入れ替えられた問題が出題されます。深部感覚では内臓の動き等は認識しないと覚えましょう。

試験問題を解いてみよう！

問題1　2020年4月（問36）　チェック欄 □□□

感覚又は感覚器に関する次の記述のうち、正しいものはどれか。

①　物理化学的な刺激の量と人間が意識する感覚の強度とは、直線的な比例関係にある。
②　皮膚感覚には、触圧覚、痛覚、温度感覚（温覚・冷覚）などがあり、これらのうち冷覚を感じる冷覚点の密度は他の感覚点に比べて高い。
③　網膜の錐状体は明るい所で働き色を感じ、杆状体は暗い所で働き弱い光、明暗を感じる。
④　眼軸が短過ぎるために、平行光線が網膜の後方で像を結ぶ状態は近視である。
⑤　平衡感覚に関係する器官である前庭及び半規管は、中耳にあって、体の傾きや回転の方向を知覚する。

解答・解説

①：**誤り**
両者は**直線的な比例関係にはありません**。刺激の量が一定量を超えると**感覚の強度は急に大きくなり**、刺激の量が大きすぎると**感覚の強度に変化を感じにくくなります**。
②：**誤り**
他の感覚点に比べて密度が高いのは、「**冷覚点**」ではなく「**痛点**」です。
③：**正しい**
④：**誤り**
「**近視**」ではなく「**遠視**」です。
⑤：**誤り**
「**中耳**」ではなく「**内耳**」にあります。

解答1　③

44　── 第1章　労働生理

| | 第1章 |

13 ストレス

重要度 C

ストレスが身体に与える影響を押さえましょう。
出題のポイントが限られているので、試験問題を中心に
学習しましょう。

1 ストレスとは

　ストレスとは、外部から刺激を受けたときに生じる心身の変化をいいます。外部環境からの刺激を**ストレッサー**といい、ストレッサーに対する反応を**ストレス反応**といいます。

2 ストレッサー

　個人にとって適度なストレッサーは、身体的には活動の亢進を、心理的には意欲の向上や作業後の爽快感、満足感等を生じさせます。[※1] 一方、個人の能力や感性に適合しないようなストレッサーは、心理的には不安、焦燥感、抑うつ感を、身体的には疲労を生じさせることがあります 。

　ストレッサーには、次のようなものがあります。

物理的・化学的	騒音、気温、湿度、混雑、公害　等
生理学的	空腹、疲労　等
心理・社会的	人間関係、**昇進・昇格**、転勤　等

> **Point** 職場におけるストレスの原因に、昇進や昇格、転勤、配置替え等や、職場環境における騒音、気温、湿度、悪臭等がなることがあります。

3 ストレス反応

　ストレッサーは、その形態や程度に応じて、自律神経系と内分泌系に影響を与え、心身の行動を亢進したり抑圧します。

　ストレッサーにより、自律神経系では交感神経が働き、副腎髄質から**ノルアドレナリン、アドレナリンなどのカテコールアミン（神経伝達物質）の分泌が**亢進され、内分泌系からは、**コルチ**

> [※1] たとえば、大勢の前でスピーチすることになったら、本番前は緊張するけど、成功したときは達成感があって満足するよね。

13　ストレス　— 45

※2 ストレッサーに応じてこれらの物質の分泌が亢進されるんだよ。減少されるんじゃないからね。

ゾールなどの副腎皮質ホルモンの分泌が**亢進**されます（→7 2）。※2
　また、長期間ストレッサーにさらされ続けると、自律神経系や内分泌系による恒常性（ホメオスタシス）（→8 1）の維持ができなくなり、精神神経科的疾患や内科的疾患を招く場合があります。たとえば、発汗や手足の震えなど自律神経系の障害が生じたり、高血圧症、狭心症、十二指腸潰瘍等の疾患が生じることがあります。

> **Point**
> ・ストレス反応には、ノルアドレナリン、アドレナリンなどのカテコールアミンや副腎皮質ホルモンが深く関与しています。
> ・ストレス反応は、個人差が大きいです。

試験問題を解いてみよう！

問題1 〔2013年10月（問44）〕　チェック欄 □□□

ストレスに関する次の記述のうち、誤っているものはどれか。
① ストレスにより、自律神経系や内分泌系によるホメオスタシスの維持ができなくなり、心身の健康障害が発生することがある。
② 典型的なストレス反応として、副腎皮質ホルモンの分泌の亢進がある。
③ ストレス反応は、個人差が大きい。
④ ストレスにより、高血圧症、狭心症、十二指腸潰瘍などの疾患を招くことがある。
⑤ 昇進や昇格がストレスの原因となることはない。

解答・解説
①：正しい
②：正しい
③：正しい
④：正しい
⑤：誤り
昇進や昇格がストレスの原因となることがあります。

解答1　⑤

46 ─ 第1章　労働生理

第1章

14 疲労、睡眠

重要度 **A**

出題のポイントが限られているので、試験問題を中心に学習しましょう。疲労では産業疲労が、睡眠では睡眠に関与するホルモンがポイントになります。

1 疲労

1．産業疲労

働くことが原因となって生じた疲労のことを、産業疲労といいます。産業疲労は、生体に対する労働負荷が大きすぎることにより引き起こされます。疲労の回復や蓄積は、睡眠時間や休日の過ごし方などの日常生活ともかかわっているので、疲労を後へ持ち越さないようにすることが大切です。

また、産業疲労は疲労徴候の現れ方により、**急性疲労、日周性疲労、慢性疲労**などに分類することができます。[※1]

2．疲労の分類

疲労は、次のように分類されます。**近年の職場では、精神的疲労、静的疲労、局所疲労などが課題**となっています。[※2]

身体的疲労	身体的活動によって生じた疲労
精神的疲労	精神的活動によって生じた疲労

動的疲労	身体の活動により生じた疲労
静的疲労	長時間、同一姿勢を保つことにより生じた疲労

全身疲労	全身の負担となる疲労
局所疲労	体の一部の筋肉を使うことによる疲労

3．疲労の測定

疲労の測定は、自覚的に測定する方法、他覚的に測定する方法、生理学的に測定する方法に分けられます。自覚的に測定する方法としては、厚生労働省が公開している「労働者の疲労蓄積度自己診断チェックリスト」などの調査表が用いられます。

また、生理学的に測定する方法としては、自律神経の機能を調

[※1] こんなイメージだよ。
急性疲労
短時間で発生する疲労
↓
日周性疲労
前日の疲れが翌日まで残る疲労
↓
慢性疲労
睡眠によって疲れが取れず半年以上続く疲労

[※2] パソコンを使った作業が増えていることを考えると、うなずけるよね。

14 疲労、睡眠 — 47

べる心拍変動（HRV）解析などや感覚神経の機能を調べる2点弁別閾検査などが用いられます。

> 疲労に関する問題の選択肢として、METs（⇒6❹）が出題されます。関連づけて覚えましょう。

2 睡眠

1．睡眠

疲労を回復させるために、睡眠は重要な役割を果たします。**睡眠中には、副交感神経系の働きが活発になり、体温の低下や、心拍数の減少がみられます。**（⇒11❹）

（1）睡眠に関与するホルモン

睡眠に関与するのは、次のホルモンです（⇒7❷）。

メラトニン	松果体から分泌	夜間に分泌が上昇するホルモン。※3睡眠と覚醒のリズムの調節に関与している
コルチゾール	副腎皮質から分泌	血糖値の調節などの働きをするホルモン。1日の活動リズムを整える 分泌量は明け方から増加し始め、起床前後で最大となる※4

> 睡眠と覚醒のリズムの調節に関与するホルモンは、「メラトニン」です。「甲状腺ホルモン」ではありません。

（2）レム睡眠とノンレム睡眠

睡眠は、**睡眠中の目の動き**などによって**レム睡眠**と**ノンレム睡眠**に分類されます。

睡眠中は、レム睡眠とノンレム睡眠を90分から120分の周期で繰り返しています。

レム睡眠	ノンレム睡眠
眠りの浅い状態※5	熟睡状態（安らかな眠りで、脳は休んだ状態）
眼球が動く※6	眼球が動かない

※3 メラトニンは、夜が来たことを身体に伝えて、寝る環境を整える役割だから、夜に分泌が増えるんだよ。

※4 コルチゾールは、朝が来たことを身体に伝えて、起きる環境を整える役割だよ。目覚めやすいように血糖値を上げるんだ。

※5 レム睡眠中は、夢をよく見るらしいよ。

※6 本試験では、「急速眼球運動を伴うもの」という表現で出題されるよ。

> **Point** レム睡眠が眠りの浅い状態、ノンレム睡眠が熟睡状態という点を押さえましょう。

（3）その他
睡眠と食事は深く関係しているため、就寝直前の過食は、肥満のほか不眠を招くことになります。

2．概日リズム（サーカディアンリズム）
睡眠と覚醒のリズムのように、**約1日の周期で繰り返される生物学的リズム**を概日リズム（サーカディアンリズム）といいます。このリズムの乱れは、疲労や睡眠障害の原因となります。

夜間に働き、昼間に睡眠する場合は、概日リズム（サーカディアンリズム）に反することになるので、身体の機能を乱すことになり、一般には、就寝から入眠までの時間が長くなり、睡眠時間が短縮され、睡眠の質も低下します。

試験問題を解いてみよう！

問題1　2021年4月（問37）　チェック欄 □□□

睡眠などに関する次の記述のうち、誤っているものはどれか。
① 睡眠は、睡眠中の目の動きなどによって、レム睡眠とノンレム睡眠に分類される。
② 甲状腺ホルモンは、夜間に分泌が上昇するホルモンで、睡眠と覚醒のリズムの調節に関与している。
③ 睡眠と食事は深く関係しているため、就寝直前の過食は、肥満のほか不眠を招くことになる。
④ 夜間に働いた後の昼間に睡眠する場合は、一般に、就寝から入眠までの時間が長くなり、睡眠時間が短縮し、睡眠の質も低下する。
⑤ 睡眠中には、体温の低下、心拍数の減少などがみられる。

解答・解説
①：正しい
②：誤り
「甲状腺ホルモン」ではなく、「メラトニン」です。
③：正しい
④：正しい
⑤：正しい

解答1　②

第 2 章

労働衛生
(有害業務に係るもの以外のもの)

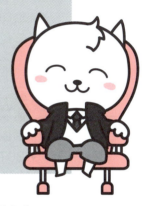

■◆ この章で学ぶこと

この章では、温度環境や空気環境をはじめ、食中毒、一次救命措置、脳血管障害・虚血性心疾患など幅広い範囲を学習します。興味を持って取り組むとよいでしょう。
また、メンタルヘルスケアなどの健康の保持増進対策や、情報機器作業における労働衛生管理、職場における受動喫煙防止対策などについて学びます。

◆ 試験の特徴

この章からの出題数は、7問です。基本的な問題が多く出題されます。特に、「食中毒」、「一次救命措置」、「出血及び止血法」、「熱傷」、「骨折」は、試験問題の焼き直しが多く出題されるので、是非とも得点源にしたいところです。
また、本試験では、計算式の穴抜き問題や事例による計算問題が出題されることもあります。

1 温熱環境

重要度 C

WBGTを中心に学習しましょう。特に、計算式が出題されます。正確に覚えましょう。

> この項目は、試験の出題頻度が低いので、サラッと読めば大丈夫だよ。

1 温熱環境

温熱環境とは、暑い・寒いと感じる温度感覚を左右する環境のことです。温熱環境は、**気温**、**湿度**、**気流**及び**ふく射熱**（**放射熱**）の4要素によって決まります。このうち、気温、湿度、気流を温熱条件といいます。温熱条件を評価する場合、一般的には、それぞれの要素を測定しますが、**WBGT（湿球黒球温度）**[※1]という一つの尺度で表すことができます。

> ※1 暑さ指数ともいうよ。蒸し暑さを1つの単位で総合的に表しているんだ。

2 WBGT（湿球黒球温度）

1．WBGTとは

WBGTは、**気温**、**湿度**、**気流**及び**ふく射熱**を総合的に考慮して**暑熱環境による熱ストレスの評価**を行う簡単で便利な指標[※2]です。WBGTは、**自然湿球温度**、**黒球温度**、**乾球温度**を基に計算されます。具体的には、次の測定装置の測定値を基に計算します。

> ※2 判断したり評価するための目印となるものだよ。

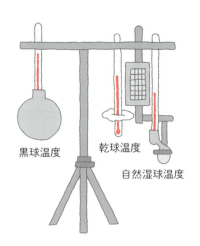

黒球温度　乾球温度　自然湿球温度

自然湿球温度 水で湿らせたガーゼを温度計の球部に巻いて観測します。

黒球温度 黒色に塗装された薄い銅板の球の中心に温度計を入れて、直射日光にさらされた状態での球の中の平衡温度を観測します。

乾球温度 通常の温度計を使って、そのままの気温を観測します。

■WBGT値の計算式

屋外で太陽照射のある場合	0.7 × 自然湿球温度 + 0.2 × 黒球温度 + 0.1 × 乾球温度
・屋内の場合 ・屋外で太陽照射のない場合	0.7 × 自然湿球温度 + 0.3 × 黒球温度

- WBGT値の計算式を覚えましょう。
- 屋内の場合や屋外で太陽照射のない場合のWBGT値は、自然湿球温度と黒球温度の値から算出されます。
- WBGTを表す単位は気温と同じ「℃」ですが、その値は気温とは異なります。

2．WBGT基準値に基づく評価等

WBGTは、熱中症対策として活用されています。

WBGTには基準値（以下、「WBGT基準値」といいます。）が定められており、上記の計算式による**WBGT値がWBGT基準値を超えている場合**は、**熱中症にかかるリスクが高まっている**と判断されます。

把握したWBGT値が、WBGT基準値を超え、又は超えるおそれのある場合には、次のような熱中症予防対策を作業の状況等に応じて実施するよう努めることが必要です。

■熱中症予防対策具体例

(1) **冷房等により作業場所のWBGT値の低減を図ること**
(2) **身体作業強度（代謝率レベル）の低い作業に変更すること**※3
(3) **WBGT基準値より低いWBGT値である作業場所での作業に変更すること**　等

- WBGT値がWBGT基準値を「超えている場合」に熱中症にかかるリスクが高まっていると判断されます。
- 熱中症予防対策の具体例を押さえましょう。

※3 たとえば、シャベルを激しく使って、掘ったりする作業から、点検や組立て、材料の区分け等の軽い作業に変更しなさいってことさ。

3 その他の温熱指標等

その他の温熱指標等として、次のようなものがあります。

実効温度（感覚温度）	人の温度感覚に基礎を置いた指標。気温、湿度、気流の総合効果を温度目盛りで表したもの
不快指数	温熱環境の不快度を示す指標。乾球温度と湿球温度を用いて計算により求める。
至適温度	暑からず、寒からず最適と感じられる温度
相対湿度※4	空気中の水蒸気量と、その温度における飽和水蒸気量※5との比を百分率で示したもの。乾球温度と湿球温度によって求める。

※4 空気中に含まれる水蒸気の割合を表したものだよ。

※5 1㎥の空気中に含むことができる最大の水蒸気量のことさ。

試験問題を解いてみよう！

問題1 2種：2021年4月（問12）　チェック欄 □ □ □

温熱条件に関する次の記述のうち、誤っているものはどれか。

① 温度感覚を左右する環境条件は、気温、湿度、気流及びふく射（放射）熱の四つの要素によって決まる。
② 実効温度は、人の温熱感に基礎を置いた指標で、気温、湿度及び気流の総合効果を温度目盛りで表したものである。
③ 相対湿度は、乾球温度と湿球温度によって求められる。
④ 太陽照射がない場合のWBGTは、乾球温度と黒球温度から求められる。
⑤ WBGT値がその基準値を超えるおそれのあるときには、冷房などによりWBGT値を低減すること、代謝率レベルの低い作業に変更することなどの対策が必要である。

解答・解説

①：正しい
②：正しい
③：正しい
④：誤り
太陽照射がない場合のWBGTは、「自然湿球温度」と「黒球温度」から求められます。「乾球温度」と「湿球温度」ではありません。
⑤：正しい

解答1　④

54　第2章　労働衛生（有害業務に係るもの以外のもの）

第2章

2 空気環境

重要度 **C**

必要換気量を中心に学習しましょう。試験問題を使って計算問題に対応できるようにすることが必要です。

1 換気

1．換気

換気とは、室内の空気を入れ換えることで、次の方法があります。

| 自然換気 | 自然の風や温度差等によって換気する方法 |
| 機械換気 | 送風機等の機械設備を使って換気する方法 |

人間の呼気の成分の中で、酸素濃度は約16％、二酸化炭素濃度は約4％のため、換気をしないと二酸化炭素の濃度が高くなり、空気環境が悪くなります。

2．必要換気量

室内において、衛生上入れ換える必要のある空気の量を、**必要換気量**といい、次の計算式で算出します。必要換気量は、通常、1時間に交換される空気の量で表します。

$$\text{必要換気量}(m^3/h) = \frac{\text{在室者全員が1時間に呼出する二酸化炭素量}(m^3/h)}{\text{室内二酸化炭素基準濃度} - \text{外気の二酸化炭素濃度}^{※1}}$$

＜算出の際に用いる数値＞
- 室内二酸化炭素基準濃度：0.1％（1,000ppm）
- 外気の二酸化炭素濃度　：0.03〜0.04％（300〜400ppm）

※1 計算問題が出たときは、二酸化炭素の濃度の単位に注意！％のときは100倍するし、ppm（ピー・ピー・エム）のときは100万倍して計算するんだよ。

Point 本試験では、次のような問題が出題されます。

> Q1　事務室における必要換気量Ｑ（m³/h）を算出する式は？
>
> A　室内二酸化炭素濃度の測定値（％）
> B　室内二酸化炭素基準濃度（％）
> C　外気の二酸化炭素濃度（％）
> D　在室者全員が1時間に呼出する二酸化炭素量（m³/h）

A　　　　　$Q = \dfrac{D}{B-C} \times 100$ ※1

Q2 事務室内において、空気を外気と入れ換えて二酸化炭素濃度を1,000ppm以下に保った状態で在室することのできる最大の人数は？ 外気の二酸化炭素濃度を400ppm、外気と入れ換える空気量を500m³/h、1人あたりの呼出二酸化炭素量を0.018m³/hとする。※2

$500\text{m}^3/\text{h} = \dfrac{0.018\text{m}^3/\text{h} \times Ⓧ}{1,000\text{ppm} - 400\text{ppm}} \times 1,000,000$ ※1

Ⓧ＝16.6666… ≒ 16　　　　　　A　16人

※2 問題文を計算式に当てはめよう！「外気と入れ替える空気量」が必要換気量だよ。それから、在籍者全員が呼出する二酸化炭素量は、「1人あたりの量×労働者数（この問題ではⓍ）」で計算するよ。

2 空気調和設備等による調整

空気調和設備※3又は機械換気設備※4を設けている場合は、常時労働者を就業させる室に供給される二酸化炭素の含有率及び気流が次の基準に適合するよう設備調整が必要です。

二酸化炭素の含有率	100万分の**1,000**以下
気流	**0.5m/秒**以下とし、室内に流入する空気が特定の労働者に直接、継続して及ばないようにすること

※含有率…1気圧、温度25℃とした場合の空気中に占める割合

※3 空気を浄化し、その温度、湿度、流量を調節して供給できる設備だよ。

※4 空気を浄化し、流量を調節して供給できる設備だよ。

 事務所衛生基準規則と同じ内容です（→第3章⑨②）。数字要件を中心に一緒に覚えましょう。

試験問題 を解いてみよう！

問題1　2018年10月（問28）　　チェック欄 □ □ □

在室者が12人の事務室において、二酸化炭素濃度を1,000ppm以下に保つために最小限必要な換気量の値（m³/h）に最も近いものは次のうちどれか。ただし、在室者が呼出する二酸化炭素量は1人当たり0.018m³/h、外気の二酸化炭素濃度は400ppmとする。

① 160　　② 220　　③ 260　　④ 360　　⑤ 390

解答・解説

0.018m³/h×12人
―――――――――― ×1,000,000
1,000ppm−400ppm
＝360（m³/h）

解答1　④

3 視環境（採光、照明、彩色）

重要度 C

試験問題を中心に学習すると効果的です。数字要件のひっかけに注意しましょう。

1 視環境とは

視環境とは、採光や照明、彩色など人の視覚に関わる環境をいいます。視環境は、作業場の快適性や労働者の作業能率に大きな影響を与えます。

> この項目は、試験の出題頻度が低いので、サラッと読めば大丈夫だよ。

2 照度

照度とは、光に照らされている面の明るさの度合いを示したものです。**照度の単位はルクス（lx）で、1ルクスは光度1カンデラ（cd）**[※1]**の光源から1m離れた所で、その光に直角な面が受ける明るさです。**

照度は、作業ごとの最低基準が労働安全衛生規則（以下「安衛則」といいます。）に定められています。
（⇒第3章 9 1 ）

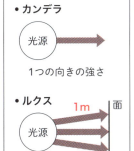

・カンデラ
光源 → 1つの向きの強さ

・ルクス
光源 →→→ 1m 面
面の明るさ

※1 1方向に出る光線の強さを表す単位のことだよ。

■作業ごとの照度の最低基準

	精密な作業	普通の作業	粗な作業[※2]
基準	300ルクス以上	150ルクス以上	70ルクス以上

※2 たとえば、包装とか荷造りとか細かい作業じゃないものが該当するよ。

> **Point** 数字要件を押さえましょう。1ルクスは、光源から「10m」ではなく、「1m」離れた所で受ける面の明るさです。

3 光の方向

前方から明かりを取るときは、眼と光源を結ぶ線と視線とで作る角度が、30°以上になるようにします。

また、あらゆる方向から同程度の明るさの光がくると、見るものに影ができなくなり、立体感がなくなってしまうことがあります。

 前方から明かりを取るときに、眼と光源を結ぶ線と視線とで作る角度を40°程度にすることは、前記の基準を満たしています。

4 グレア

グレアとは、不快感や疲労を生じさせるようなまぶしさのことをいいます。作業中に労働者の視野内にグレアが生じないように作業位置を工夫したりすることが必要になります。

5 彩色

※3 色の明るさだよ。

※4 くすんだ色だよ。

※5 色の鮮やかさのことだよ。

室内の彩色で、明度※3の高い色彩は、光の反射率が高くなることから照度を上げる効果があるので、**目より上方の壁**や**天井**は**明るい色を用い**、**目の高さ以下**は、まぶしさを防ぎ安定感を出すために**濁色**※4**を用いる**とよいといわれています。

彩度※5を高くしすぎると交感神経の緊張を招くので、長時間滞在する室内での作業の場合は、疲労を招きやすいとされています。

6 照明

電灯や蛍光灯などの人工照明によって物を照らし見やすくすることを照明といいます。照明は、全般照明と局部照明に分かれます。**全般照明と局部照明を併用する場合、全般照明の照度は局部照明の照度の10分の1以上**であることが望ましいとされています。

また、**照明設備は6か月以内ごとに1回**、**定期に点検**するよう安衛則に定められています。

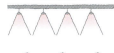
■全般照明

■局部照明

作業場全体を明るくする照明

手元など特定の狭い範囲を明るくする照明

> ※6 たとえば、全般照明による照度を局部照明による照度の5分の1程度にする場合は基準を満たすけど、15分の1程度にする場合は基準を満たさないよ。具体例が出たときは、分母の数字を合わせて、基準と比較しようね。

> **Point** 全般照明と局部照明を併用する場合の具体例に対応できるようにしましょう。※6

試験問題を解いてみよう！

問題1　2種：2021年4月（問13）　チェック欄 □ □ □

照明などの視環境に関する次の記述のうち、誤っているものはどれか。

① 前方から明かりを取るときは、眼と光源を結ぶ線と視線とで作る角度が、40°程度になるようにしている。
② 照明設備については、6か月以内ごとに1回、定期に点検し、汚れなどがあれば清掃又は交換を行っている。
③ 全般照明と局部照明を併用する場合、全般照明による照度は、局部照明による照度の5分の1程度になるようにしている。
④ 照度の単位はルクスで、1ルクスは光度1カンデラの光源から10m離れた所で、その光に直角な面が受ける明るさに相当する。
⑤ 室内の彩色で、明度を高くすると光の反射率が高くなり照度を上げる効果があるが、彩度を高くしすぎると交感神経の緊張により疲労を招きやすい。

解答・解説

①：正しい
②：正しい
③：正しい
④：誤り
光源から「10m」ではなく「1m」離れた所で受ける明るさです。
⑤：正しい

| 解答1 | ④ |

3　視環境（採光、照明、彩色）　59

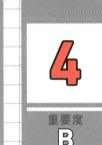

4 感染症

重要度 B

言葉の定義を正確に押さえましょう。
また、感染経路では、飛沫感染と空気感染が重要です。

1 感染症の特徴

1．感染症とは

感染症とは、病原性※1が人間の抵抗力よりも強くなった場合に、感染によって症状が引き起こされることをいいます。

微生物による感染症は、病原性が非常に強い場合は、誰でも感染しますが、人間の抵抗力が非常に弱い場合は、普段感染しないような病気を発症させることがあります。このことを<u>日和見感染（ひよりみかんせん）</u>といいます。

※1 細菌やウイルスなどの病原体が、他の生物に感染して宿主に感染症を起こす性質や能力のことをいうよ。

 • 本試験では、「日和見感染」を「不顕性感染（ふけんせいかんせん）※2」と引っかけることがあります。言葉の違いに注意しましょう。

※2 病原体の感染を受けたにもかかわらず、感染症状が現れない状態が継続することだよ。

2．キャリアー（保菌者）

感染が成立した後に症状が現れるまでの間にある者を**キャリアー（保菌者）**といいます。

キャリアー（保菌者）は、感染したことに気づかず、自らが感染源となって病原体をばらまいてしまうことがあります。

3．感染経路

感染症の感染経路は、接触感染、**飛沫感染**、**空気感染**、物質媒介型感染、昆虫などを媒介した感染の5つに分類されます。

試験対策としては、次の感染経路が重要です。

■主な感染経路

	感染原因等	感染症例
接触感染	感染源と、直接、接触することによって感染するもの。患者を適切に隔離しないことが原因で起こる。医療施設など同じ施設内で感染する頻度が高い。	● はしか ● 水痘 等
飛沫感染	**感染源の人が、咳やくしゃみをすることで、唾液に混じった微生物が飛散して感染するもの。** 飛沫は、空気中に浮遊し続けることはない。	● インフルエンザ ● 普通感冒 ※3 等
空気感染	微生物を含む飛沫の水分が蒸発し、5μm以下の小粒子として長時間空気中に浮遊して感染するもの。感染源の人と同じ空気を呼吸していることが原因となる。	● 結核 ● はしか ● 水痘 等

> **Point** ● 本試験では、飛沫感染と空気感染の定義が入れ替えられるので、正確に押さえましょう。※4

※3 一般的に風邪といわれるものだよ。

※4 問題文に「咳やくしゃみをしたときに唾液が飛散する」と書かれていたら「飛沫感染」だよ。

2 インフルエンザ

　インフルエンザウィルスには、A型、B型、C型の3つの型がありますが、流行するのは、主にA型とB型です。

　日本においてインフルエンザの流行は、毎年11月下旬ごろに始まり、5月上旬までに減少することが多いといわれています。

1．症状

　潜伏期間は1日から3日間ほどで、一般的には38度以上の高熱や、頭痛、全身の倦怠感、関節痛が突然現れます。1週間ほどで回復しますが、風邪に比べて全身症状が強いことが特徴です。

2．予防

　うがいや手洗いを実行するとともに、インフルエンザワクチンを接種することが望ましいといわれています。

4 感染症 — 61

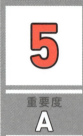

5 食中毒

重要度 A

食中毒の分類と代表的な原因菌を覚えましょう。特に、細菌性食中毒がよく出題されます。

1 食中毒

食中毒は飲食物が原因となる中毒をいい、次の分類があります。

食中毒の分類			原因菌
細菌性食中毒	感染型	食物に付着した細菌そのものの感染によって起こる食中毒	サルモネラ菌 ウエルシュ菌 等
	毒素型	食物に付着した細菌が増殖する際に産生した毒素によって起こる食中毒	ボツリヌス菌 セレウス菌 等
ウイルス性食中毒		ウイルスが寄生した食品を食べることによって起こる食中毒	ノロウイルス 等
自然毒食中毒	動物性	毒素をもった動物を食べることによって起こる食中毒	テトロドトキシン（フグ毒）等
	植物性	毒素をもった植物を食べることによって起こる食中毒	毒キノコ 等
化学性食中毒		有毒な化学物質が混入した食物を食べることによって起こる食中毒	ヒスタミン 等

2 細菌性食中毒

細菌性食中毒の主な原因菌には、次のようなものがあります。

1．感染型

サルモネラ菌	鶏卵が発生原因になることが多い。成人では通常8～48時間の潜伏期間あり
腸炎ビブリオ※1（病原性好塩菌）	塩水を好む。真水や熱に弱い。潜伏期間は10～24時間。激しい腹痛と下痢が起こる
カンピロバクター	鶏や牛などの腸に住み、食品や飲料水を通して感染する。潜伏期間は2～7日

※1 この菌は、2～3％の食塩が存在する環境で一番増殖するので、病原性好塩菌ともいわれるんだ。

 Point サルモネラ菌は、毒素型の食中毒ではありません。

2．毒素型

黄色ブドウ球菌 （毒素：エンテロトキシン）※2	毒素は熱に強い。食後3時間で激しい吐き気、嘔吐等を伴う急性胃腸炎症状を起こす
ボツリヌス菌 （毒素：ボツリヌス毒素）	缶詰、真空パック食品等、酸素のない食品中で増殖し、毒性の強い神経毒を産生。菌が芽胞という形態をとると長時間煮沸しても死滅しない※3。吐き気、嘔吐等が起こり、筋肉の麻痺症状を起こし、最終的には呼吸困難となり死亡することがある
O-157※4 O-111	腸管出血性大腸菌。加熱不足の食肉等から摂取される。潜伏期間が3〜5日間

※2 フグ毒とのひっかけに注意！ テトロドトキシンはフグ毒、エンテロトキシンは黄色ブドウ球菌だよ。

※3 熱に強い芽胞によって、120℃で4分間以上か100℃で6時間以上の加熱をしなければ、菌は完全に死滅しないんだ。

3 ウイルス性食中毒

ノロウイルス	手指、食品等を介して経口で感染し、腸管で増殖して、嘔吐、下痢、腹痛などの急性胃腸炎を起こす。冬季に集団食中毒として発生することが多い。殺菌にはエタノールや逆性石鹸は効果がなく、煮沸消毒や塩素系の消毒剤が効果的である。潜伏期間は1〜2日

※4 O-157、O-111 は、ベロ毒素という毒素を作り出すんだ。出血を伴う下痢が起こるよ。

4 化学性食中毒

ヒスタミン	魚、チーズなどに含まれるヒスチジンが細菌により分解されて生成する。加熱により分解されない。

試験問題を解いてみよう！

問題1　2020年10月（問33）　チェック欄 □□□

食中毒に関する次の記述のうち、誤っているものはどれか。
① サルモネラ菌による食中毒は、食品に付着した菌が食品中で増殖した際に生じる毒素により発症する。
② ボツリヌス菌による毒素は、神経毒である。
③ 黄色ブドウ球菌による毒素は、熱に強い。
④ 腸炎ビブリオ菌は、病原性好塩菌ともいわれる。
⑤ ウェルシュ菌、セレウス菌及びカンピロバクターは、いずれも細菌性食中毒の原因菌である。

解答・解説

①：誤り
サルモネラ菌は、「毒素型」ではなく「感染型」の食中毒です。
②：正しい
③：正しい
④：正しい
⑤：正しい

解答1　①

労働衛生管理に用いられる統計

重要度 B

用語の定義を覚えましょう。また、スクリーニングレベルは、計算問題に対応できるようにしましょう。

1 労働衛生管理

労働衛生管理の目標は、職場における危険有害要因を除去又は低減し、健康障害を防止するだけでなく、労働者の健康の保持増進を図り、快適な職場環境を形成していくことです。労働衛生管理を行うにあたり、**作業環境管理**、**作業管理**、**健康管理**の3管理が基本となります。

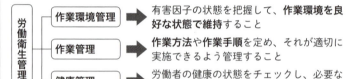

労働衛生管理
- 作業環境管理 → 有害因子の状態を把握して、**作業環境を良好な状態で維持**すること
- 作業管理 → **作業方法**や**作業手順**を定め、それが適切に実施できるよう管理すること
- 健康管理 → 労働者の健康の状態をチェックし、必要な医学的・労務管理的な措置をすること

 作業環境管理と作業管理の定義を押さえましょう。

2 統計の基礎知識

1．データの代表値と標準偏差

集団の特性を読み取るためには、そのデータの代表値[※1]に加えて、データのばらつきを把握する必要があります。**データのばらつきの程度は、分散**[※2]**や標準偏差**[※3]**によって表されます。**

また、生体から得られた諸指標の分布は、**正規分布**[※4]と呼ばれる型を取ることが多いです。

集団を比較する場合、調査の対象とした項目のデータの平均値が等しくても分散が異なっていれば、**異なった特徴をもつ集団**であると評価されます。

※1 集団の中心的傾向を示す値のことだよ。平均値や最頻値、中央値などがあるよ。

※2 値のばらつきの程度を示したものだよ。

※3 各値と平均値の差をとったものだよ。

※4 中央の値が最も高く、それを中心に左右対称に少なくなる現象のことだよ。
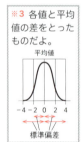

64 — 第2章 労働衛生（有害業務に係るもの以外のもの）

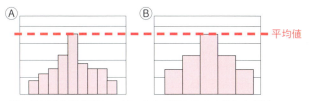
Ⓐ とⒷは平均値は等しいが、分散が異なるので異なる集団

2．有所見率と発生率

　健康管理統計において、**ある時点**での検査における有所見者[※5]の割合を**有所見率**[※6]といい、このようなデータを**静態データ**といいます。また、**一定期間**に有所見が発生した者の割合を**発生率**[※6]といい、このようなデータを**動態データ**といいます。

3．因果関係

　ある事象と健康事象との間に、統計上、一方が多いと他方も多いというような相関関係が認められても、それらの間に因果関係がないこともあります。

3 スクリーニングレベル

　スクリーニングレベルとは、ある検査で正常と有所見をふるい分ける判定値のことです。

　スクリーニングレベルの値を高く設定した場合と低く設定した場合では、**偽陽性率**（正常な人を有所見と判定する率）と、**偽陰性率**（有所見の人を正常と判定する率）に、次のような違いが出ます。労働衛生管理では、種々の検査において、**スクリーニングレベルを低く**設定しています。

【値を低く設定した場合】
偽陰性率は低くなる→偽陽性率は高くなる→的中率が低くなる[※7]

【値を高く設定した場合】
偽陰性率は高くなる→偽陽性率は低くなる→見逃し率が高くなる

※5 健康診断の結果、何らかの異常の所見が認められた人のことだよ。

※6 たとえば、「健康診断の日」の受診者数における有所見者の割合を示したものが「有所見率」で、「1年間（一定期間）」に有所見等が発生した人の割合を示したものが「発生率」だよ。同じ意味ではないからね。

※7 基準値を低く（厳しく）設定すると、有所見者を正常と判断することは少なくなるけど、再検査や精密検査になった人が最終的に異常なしになるので、有所見者の的中率が低いという意味になるよ。

※8 偽陽性率と偽陰性率の定義がわかれば計算できるよ。

> **Point** 本試験では、次のような問題が出題されます。※8
>
> Q 1,000人を対象としたある疾病のスクリーニング検査の結果と精密検査結果によるその疾病の有無は下表のとおりであった。偽陽性率及び偽陰性率の値は？
>
> | 精密検査結果による疾病の有無 | スクリーニング検査結果 ||
> | --- | --- | --- |
> | | 陽性 | 陰性 |
> | 疾病有り | 20 | 5 |
> | 疾病無し | 180 | 795 |
>
> A 偽陽性率は疾病無しで陽性、偽陰性は疾病有りで陰性を見ます。
>
> 偽陽性率 $= \dfrac{180}{180+795} \times 100 = 18.46 \cdots ≒ \underline{18.5}$
>
> 偽陰性率 $= \dfrac{5}{5+20} \times 100 = \underline{20.0}$

4 疾病休業統計

1．病休度数率

病休度数率は在籍労働者の延実労働時間100万時間あたりに何件の疾病休業があったかを表すものです。

$$\dfrac{疾病休業件数※9}{在籍労働者の延実労働時間数} \times 100万$$

※9 病休度数率は「件数」を、病休強度率は「日数」を使って計算するよ。

2．病休強度率

病休強度率は、在籍労働者の延実労働時間1,000時間あたりに何日の疾病休業があったかを表すものです。

$$\dfrac{疾病休業延日数※9}{在籍労働者の延実労働時間数} \times 1,000$$

3．疾病休業日数率

疾病休業日数率は、会社が定めた労働日数（所定労働日数）に対して、何日の疾病休業があったのかを表すものです。※10

$$\dfrac{疾病休業延日数}{在籍労働者の延所定労働日数} \times 100$$

※10 「日数」を「日数」で割って、「100」をかけるって覚えよう！

4．病休件数年千人率

在籍労働者1,000人あたりの1年間の疾病休業件数の割合を表すものです。※11

$$\frac{疾病休業件数}{在籍労働者数} \times 1,000$$

※11 病休の件数を出すから「件数」を使用するよ。千人率だから「1,000」をかけるんだね。

本試験では、次のような問題が出題されます。

> **Q** 在籍労働者数が60人の事業場において、在籍労働者の年間の延所定労働日数が14,400日、延実労働時間数が101,300時間であり、同期間の疾病休業件数が23件、疾病休業延べ日数が240日である。このときの疾病休業日数率及び病休件数年千人率の概算値は？
>
> **A**
> 疾病休業日数率 $= \dfrac{240}{14,400} \times 100 = 1.666\cdots \fallingdotseq \underline{1.67}$
>
> 病休件数年千人率 $= \dfrac{23}{60} \times 1,000 = 383.3\cdots \fallingdotseq \underline{383}$

試験問題を解いてみよう！

問題1 2015年4月（問30）　　チェック欄 □ □ □

疾病休業日数率を表す次式中の ☐ 内に入れるAからCの語句又は数字の組合せとして、正しいものは①〜⑤のうちどれか。

$$疾病休業日数率 = \frac{\boxed{A}}{在籍労働者の \boxed{B}} \times \boxed{C}$$

	A	B	C
①	疾病休業延日数	延所定労働日数	100
②	疾病休業延日数	延所定労働日数	1000
③	疾病休業件数	延所定労働日数	1000
④	疾病休業延日数	延所定労働時間数	100
⑤	疾病休業件数	延所定労働時間数	1000

解答・解説

疾病休業延日数 / 延所定労働日数 × 100

解答1　①

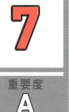

7 腰痛予防対策

重要度 A

正しいものを選ぶ問題が多いテーマです。試験問題を使って、誤りの箇所を確認しながら学習を進めましょう。

1 職場における腰痛予防対策

職場における腰痛の原因は、作業のあり方等と密接に関連しています。そこで、「職場における腰痛予防対策指針（厚生労働省）」において、腰痛予防対策の基本的な進め方が示されています。

2 重量物取扱い作業

重量物取扱い作業を行わせる場合には、次の対策を講じることが必要です。

人力による重量物の取扱い	・満18歳以上の男子労働者が人力のみで取り扱う物の重量は、**体重のおおむね40%以下**となるように努めること ・満18歳以上の女子労働者は、男性が取り扱う重量の60%位とすること
重量の明示	・取り扱う物の重量をできるだけ明示すること ・著しく重心の偏っている荷物は、その旨を記載すること
作業姿勢	・重量物を取り扱うときは、急激な身体の移動をなくし、**前屈やひねり等の不自然な姿勢はとらず**、かつ、身体の重心の移動を少なくする等できるだけ腰部に負担をかけない姿勢で行うこと ・重量物を持ち上げたり、押したりする動作をするときは、できるだけ身体を対象物に近づけ、重心を低くするような姿勢をとること
その他	腰部保護ベルトについては一律に使用させるのではなく、労働者ごとに効果を確認してから使用の適否を判断すること

 Point 腰部保護ベルトは、労働者全員にさせるのではありません。

3 立ち作業・腰掛け作業（座り作業）

立ち作業や腰掛け作業（座り作業）を行わせる場合には、次の対策を講じることが必要です。

立ち作業	床面が硬い場合は、立っているだけでも腰部への衝撃が大きいので、**クッション性のある作業靴**やマットを利用して、**衝撃を緩和すること**
腰掛け作業（座り作業）	作業姿勢は、椅子に深く腰を掛けて、背もたれで体幹を支え、履物の足裏全体が床に接する姿勢を基本とすること。また、必要に応じて、滑りにくい足台を使用すること

4 健康診断

重量物取扱い作業など腰部に著しい負担のかかる作業に常時従事する労働者に対しては、その作業に配置する際及びその後**6か月以内ごと**に1回、定期に、次の○印の診断項目について医師による腰痛の健康診断を実施します。

診断項目	配置前	定期
既往症（腰痛に関する病歴・その経過）及び業務歴の調査	○	○
自覚症状（腰痛、下肢痛、下肢筋力減退、知覚障害等）の有無の検査	○	○
脊柱の検査（姿勢異常、脊柱の変形、脊柱の可動性・疼痛、腰背筋の緊張・圧痛、脊椎棘突起の圧痛等の検査）	○	医師が必要と認める場合○
神経学的検査（神経伸展試験、深部腱反射、知覚検査、筋委縮等の検査）	○	医師が必要と認める場合○
脊柱機能検査（クラウス・ウエーバーテスト又はその変法）（腹筋力、背筋力などの機能のテスト）	○	×

なお、医師が必要と認める者は、上記のほかに画像診断、運動機能テスト等を行います。

Point 健康診断の実施頻度に注意しましょう。「1年以内ごとに1回」ではなく、「**6か月以内ごとに1回**」です。

試験問題を解いてみよう！

問題1 2019年4月（問28）　チェック欄 □ □ □

厚生労働省の「職場における腰痛予防対策指針」に基づく、重量物取扱い作業などにおける腰痛予防対策に関する次の記述のうち、正しいものはどれか。

① 満18歳以上の男子労働者が人力のみで取り扱う物の重量は、体重のおおむね50％以下となるようにする。
② 腰部保護ベルトは、全員に使用させるようにする。
③ 立ち作業時は身体を安定に保持するため、床面は弾力性のない硬い素材とする。
④ 腰掛け作業の場合の作業姿勢は、椅子に深く腰を掛けて、背もたれで体幹を支え、履物の足裏全体が床に接する姿勢を基本とする。
⑤ 腰部に著しい負担のかかる作業に常時従事する労働者に対しては、1年以内ごとに1回、定期に、腰痛の健康診断を実施する。

解答・解説

①：誤り
「50％」ではなく「40％」以下です。
②：誤り
腰部保護ベルトは全員に使用させるのではなく、労働者ごとに効果を確認してから使用させます。
③：誤り
床面は「クッション性のある柔らかい素材」とします。
④：正しい
⑤：誤り
「1年以内ごとに1回」ではなく、「6か月以内ごとに1回」行います。

解答1　④

---

70 ── 第2章　労働衛生（有害業務に係るもの以外のもの）

8 情報機器作業における労働衛生管理

重要度 A

数字要件を中心に学習しましょう。

1 情報機器作業における労働衛生管理

パソコンやタブレット端末等を使用して行う作業を情報機器作業といい、その労働衛生管理については、「情報機器作業における労働衛生管理のためのガイドライン（厚生労働省）」が示されています。このガイドラインでは、作業環境管理や作業管理、健康管理について基本的な考え方が示されています。

1．作業環境管理

照明・採光について、次のような作業環境管理を行います。

> ①ディスプレイを用いる場合のディスプレイ画面上における照度は500ルクス以下、書類上及びキーボード上における照度は、300ルクス以上を目安とし、作業しやすい照度とすること。また、ディスプレイ画面の明るさ、書類及びキーボード面における明るさと周辺の明るさの差はなるべく小さくすること
> ②間接照明等のグレア※1防止用照明器具を用いること

※1 不快感や疲労を生じさせるようなまぶしさのことだよ。

2．作業管理

作業管理として、作業時間の管理やディスプレイなど機器の位置の調整等を行います。

（1）作業時間の管理

> 一連続作業時間が1時間を超えないようにし、次の連続作業までの間に10〜15分の作業休止時間を設け、かつ、一連続作業時間内において1〜2回程度の小休止を設けるようにすること

8 情報機器作業における労働衛生管理 — 71

(2) ディスプレイ

① おおむね **40cm以上** の視距離が確保できるようにし、この距離で見やすいように必要に応じて適切な眼鏡による矯正を行うこと
② ディスプレイは、その**画面の上端**が**目の高さとほぼ同じ**か、**やや下**になる高さにすること
③ ディスプレイが表示する文字の大きさは、小さすぎないように配慮し、文字高さがおおむね3mm以上とすること

3．健康管理

情報機器作業の区分に応じて、配置前健康診断及び**1年以内ごとに1回**、定期健康診断を行います。※2 情報機器作業に係る定期健康診断の対象は、原則として、**1日の情報機器作業の作業時間が4時間以上**である労働者等です。**4時間未満**の労働者等については、**自覚症状を訴える者のみ対象**となります。

※2 情報機器作業に係る定期健康診断は、一般健康診断と併せて実施しても差し支えないとされてるよ。

試験問題を解いてみよう！

問題1　2021年4月（問30）

厚生労働省の「情報機器作業における労働衛生管理のためのガイドライン」に関する次の記述のうち、適切でないものはどれか。

① ディスプレイ画面上における照度は、500ルクス以下となるようにしている。
② 書類上及びキーボード上における照度は、300ルクス以上となるようにしている。
③ ディスプレイ画面の位置、前後の傾き、左右の向き等を調整してグレアを防止している。
④ ディスプレイは、おおむね30cm以内の視距離が確保できるようにし、画面の上端を眼の高さよりもやや下になるように設置している。
⑤ 1日の情報機器作業の作業時間が4時間未満である労働者については、自覚症状を訴える者についてのみ、情報機器作業に係る定期健康診断の対象としている。

解答・解説
①：正しい
②：正しい
③：正しい
④：誤り
ディスプレイは、「30cm以内」ではなく、「40cm以上」の視距離が確保できるようにする必要があります。
⑤：正しい

解答1　④

9 健康の保持増進対策

第2章

重要度 A

労働者の心の健康の保持増進のための指針では、4つのメンタルヘルスケアをしっかり押さえましょう。また、健康測定やメタボリックシンドロームの基準値は得点源です。

1 労働者の心の健康の保持増進のための指針

1．労働者の心の健康の保持増進のための指針

事業場において事業者が講ずる労働者の心の健康の保持増進のための措置(以下、「メンタルヘルスケア」といいます。)が適切、かつ、有効に実施されるよう「労働者の心の健康の保持増進のための指針(厚生労働省)」が示されています。

2．メンタルヘルスケアの基本的な考え方

事業者は、自らが事業場におけるメンタルヘルスケアを積極的に推進することを表明し、**心の健康づくり計画**[※1]を策定・実施します。心の健康づくり計画の実施にあたっては、次の予防が円滑に行われるようにする必要があります。

- 一次予防…メンタルヘルス不調を**未然に防止**する
- 二次予防…メンタルヘルス不調を早期に発見し**適切な措置を行う**
- 三次予防…メンタルヘルス不調となった労働者の**職場復帰支援等を行う**

※1 心の健康づくり計画は、メンタルヘルスケアに関する事業場の現状と問題点を明確にし、それを解決するための具体的な実施事項について定めた基本計画をいうんだ。

さらに事業者は、次の事項に留意することが重要です。

心の健康問題の特性	心の健康については、客観的な測定方法が十分確立しておらず、また、心の健康問題の発生過程には個人差が大きく、そのプロセスの把握が難しいという特性があることに留意する
個人情報保護への配慮	メンタルヘルスケアを進めるにあたっては、健康情報を含む労働者の個人情報の保護及び労働者の意思の尊重に留意することが重要である

人事労務管理との関係	労働者の心の健康は、職場配置、人事異動、職場の組織などの要因によって影響を受けるため、メンタルヘルスケアは、人事労務管理と連携しなければ、適切に進まない場合が多いことに留意する
家庭・個人生活等の職場以外の問題	労働者の心の健康は、職場のストレス要因のみならず、家庭・個人生活などの職場外のストレス要因の影響を受けている場合も多いことに留意する

3．心の健康づくり計画

　メンタルヘルスケアは、**中長期的視点に立って、継続的かつ計画的に行われるようにすることが重要**です。事業者は**心の健康づくり計画を策定する際は、衛生委員会等において十分調査審議を行うことが必要**です。心の健康づくり計画は、各事業場における労働安全衛生に関する計画の中に位置づけるのが望ましいとされています。

　心の健康づくり計画に定めるべき事項は、次のとおりです。

> ①事業者がメンタルヘルスケアを積極的に推進する旨の表明に関すること
> ②事業場における心の健康づくりの体制の整備に関すること
> ③事業場における問題点の把握及びメンタルヘルスケアの実施に関すること
> ④メンタルヘルスケアを行うために必要な人材の確保及び事業場外資源の活用に関すること
> ⑤労働者の健康情報の保護に関すること
> ⑥心の健康づくり計画の実施状況の評価及び計画の見直しに関すること
> ⑦その他労働者の心の健康づくりに必要な措置に関すること

4．4つのメンタルヘルスケアの推進

　心の健康づくり計画の実施にあたって推進すべきメンタルヘルスケアは、次の4つです。

セルフケア	労働者自身がストレスや心の健康について理解し、自らのストレスを予防、軽減や対処を行う
ラインによるケア	労働者と日常的に接する管理監督者が、心の健康に関して職場環境等の改善や労働者からの相談への対応を行う

74 —— 第2章　労働衛生（有害業務に係るもの以外のもの）

事業場内産業保健スタッフ等によるケア	事業場内の産業医、衛生管理者等が、心の健康づくり対策の提言や推進を行うとともに、労働者及び管理監督者に対する支援を行う
事業場外資源によるケア	メンタルヘルスケアに関する専門的な知識を有する事業場外の機関及び専門家を活用し支援を受ける

 4つのメンタルヘルスケアには、同僚によるケアは含まれていません。

5．メンタルヘルスケアに関する個人情報の保護への配慮

メンタルヘルスケアを推進するにあたり、労働者の個人情報を主治医等や家族から取得する際には、あらかじめこれらの情報を取得する目的を労働者に明らかにして承諾を得るとともに、これらの情報は労働者本人から提出を受けることが望ましいとされています。

2 事業場における労働者の健康保持増進のための指針

1．事業場における労働者の健康保持増進のための指針

事業場において労働者の健康保持増進のための措置が、適切かつ有効に実施されるよう「事業場における労働者の健康保持増進のための指針（厚生労働省）」が示されています。

2．健康保持増進対策の基本的な考え方

労働者の健康を保持増進していくためには、労働者の自助努力に加えて、事業者の行う健康管理の積極的推進が必要です。

労働者の健康の保持増進のための具体的な措置としては、運動指導、メンタルヘルスケア、栄養指導、口腔保健指導、保健指導等があり、各事業場の実態に即して措置を実施していくことが必要です。

3．健康保持増進対策の推進にあたっての注意事項

事業者は、健康保持増進対策を中長期的視点に立って継続的かつ計画的に行うため、次の事項を積極的に進めていく必要があります。

また、健康保持増進対策の推進にあたっては、事業者が労働者等の意見を聴きつつ事業場の実態に即した取組みを行うため、衛生委員会を活用し取り組み、関係者に周知することが必要です。

①事業者が、健康保持増進方針を表明すること
②健康保持増進対策を推進するため実施体制を確立すること
③課題を把握し、健康保持増進措置を検討すること
④健康保持増進方針に基づき健康保持増進目標を設定すること
⑤健康保持増進措置を決定すること
⑥健康保持増進目標を達成するための健康保持増進計画を作成すること
⑦健康保持増進計画を適切かつ継続的に実施し、留意事項を定めること
⑧実施結果を評価し、新たな目標や措置等に反映させ今後の取組みを見直すこと

4．健康保持増進対策の推進にあたって事業所ごとに定める事項

事業者は、事業場内のスタッフ等を活用し、各事業所の実態に即した体制を確立していきます。

事業場内の推進スタッフ	事業場内産業保健スタッフ（産業医等、衛生管理者等、事業場内の保健師等）、人事労務管理スタッフ等を活用し、各担当における役割を定め、体制を構築する
事業場外資源	事業場内スタッフの活用に加え、健康保持増進に関し専門的な知識を有する事業場外資源※2を活用する

※2 事業場外資源には、たとえばスポーツクラブや医療保険者、地域の医師会や歯科医師会が該当するよ。

3 労働者の健康保持増進のために行う健康測定

健康測定とは、健康指導を行うために実施される調査、測定等のことをいいます。疾病の早期発見に重点をおいた健康診断を活用しつつ、追加で生活状況調査や医学的検査、運動機能検査等を実施します。

【運動機能検査】
- 筋力…握力
- 筋持久力…上体起こし
- 柔軟性…座位体前屈
- 平衡性…閉眼（開眼）片足立ち
- 敏しょう性…全身反応時間
- 全身持久性…最大酸素摂取量

 Point 運動機能検査項目を覚えましょう。

4 メタボリックシンドロームの基準値

メタボリックシンドロームとは、内臓肥満に高血圧・高血糖・脂質代謝異常が組み合わさることにより、心臓病や脳卒中になりやすい状態をいいます。※3

日本人の基準値は次のとおりです。

※3 腹囲だけで判断するんじゃないんだね。

腹部肥満
（内臓脂肪蓄積）
腹囲　男性 **85cm** 以上
　　　女性 **90cm** 以上
（内臓脂肪面積≧**100cm²**に相当）

＋

次のうち2項目以上該当

脂質異常
トリグリセライド150mg/dL以上
HDLコレステロール40mg/dL未満
のいずれか、又は両方

高血圧
最高（収縮期）血圧130mmHg以上
最低（拡張期）血圧85mmHg以上
のいずれか、又は両方

空腹時血糖
空腹時血糖110mg/dL以上

- 腹部肥満は、**内臓脂肪の蓄積**を指します。
- 腹囲の基準値がポイントです。※4 値は女性の方が大きいです。

※4 本試験では穴抜き問題で出題されるよ。数値を中心に覚えようね！

試験問題を解いてみよう！

問題1 2020年4月（問28）　チェック欄 □□□

労働者の健康保持増進のために行う健康測定における運動機能検査の項目とその測定種目との組合せとして、誤っているものは次のうちどれか。

① 筋力 …………………… 握力
② 柔軟性 ………………… 上体起こし
③ 平衡性 ………………… 閉眼（又は開眼）片足立ち
④ 敏しょう性 …………… 全身反応時間
⑤ 全身持久性 …………… 最大酸素摂取量

解答・解説

柔軟性の検査は、「**上体起こし**」ではなく「**座位体前屈**」です。

解答1　②

9 健康の保持増進対策 — 77

10 職場における受動喫煙防止対策

重要度 B

受動喫煙防止対策の流れを押さえましょう。

1 職場における受動喫煙防止のためのガイドライン

自らの意思とは関係なく空気中のたばこの煙を吸入することを受動喫煙といい、労働者の健康確保の観点から労働衛生上の対策が求められています。受動喫煙防止対策は、健康増進法[※1]と、労働安全衛生法（以下「安衛法」といいます。）[※2]の内容を一体的に示す目的で、ガイドラインが定められています。

※1 多数の人が利用する施設の管理権限者等に対して受動喫煙防止の規定を設けているよ。

※2 事業者に屋内における労働者の受動喫煙防止の規定を設けているよ。

2 用語の定義と受動喫煙防止対策

次のように定められています。

第一種施設	多数の者が利用する施設のうち学校、病院等	原則として、労働者に敷地内での喫煙をさせないこと
第二種施設	多数の者が利用する施設のうち一般の事務所や工場等	技術的基準[※3]に適合した部屋を除いて労働者に施設の屋内で喫煙させないこと

また、第二種施設のうち、技術的基準に適合した部屋は、次のように定められています。[※4]

※3 正確には、「構造及び設備がその室外の場所（第二種施設等の屋内又は内部の場所に限る。）へのたばこの煙の流出を防止するための技術的基準」だよ。

喫煙専用室	第二種施設等の屋内又は内部の場所の一部のうち、技術的基準に適合した部屋を、専ら喫煙をすることができる場所として定めたもの
指定たばこ専用喫煙室	第二種施設等の屋内又は内部の場所の一部のうち、指定たばこ[※5]の煙の流出を防止するための技術的基準に適合した部屋を、指定たばこのみ喫煙をすることができる場所として定めたもの

※4 喫煙専用室内で飲食等をすることは認められないけど、指定たばこ専用喫煙室内では、飲食等をすることは認められているよ。

3 第二種施設における受動喫煙防止対策

事業者は、第二種施設内に喫煙専用室又は指定たばこ専用喫煙室を設置しようとする場合は、次の事項を満たすことが必要です。

1．喫煙専用室

(1) 次のたばこの煙の流出を防止するための技術的基準に適合させること。

> ①出入口において、室外から室内に流入する空気の気流が、0.2メートル毎秒以上であること
> ②たばこの煙が室内から室外に流出しないよう、壁、天井等によって区画されていること
> ③たばこの煙が屋外又は外部の場所に排気されていること

(2) 喫煙専用室の出入口及び喫煙専用室を設置する第二種施設等の主たる出入口の見やすい箇所に次の必要事項を記載した標識を掲示しなければならないこと。※6

> ①喫煙専用室標識：この場所が専ら喫煙をすることができる場所であること
> ②喫煙専用室設置施設等標識：喫煙専用室が設置されていること
> ③喫煙専用室へ20歳未満の者を立ち入らせてはならないこと

2．指定たばこ専用喫煙室

(1) 指定たばこ（加熱式たばこ）のみ喫煙可能であること。

(2) たばこの煙の流出を防止するための技術的基準に適合すること。

(3) 指定たばこ専用喫煙室の出入口及び指定たばこ専用喫煙室を設置する第二種施設等の主たる出入口の見やすい箇所に次の必要事項を記載した標識を掲示しなければならないこと。※7

> ①指定たばこ専用喫煙室標識：この場所が喫煙（指定たばこのみの喫煙をいう。）をすることができる場所であること
> ②指定たばこ専用喫煙室設置施設等標識：指定たばこ専用喫煙室が設置されていること
> ③指定たばこ専用喫煙室へ20歳未満の者を立ち入らせてはならないこと

(4) 指定たばこ専用喫煙室設置施設等の営業について広告・宣伝をするときは、指定たばこ専用喫煙室設置施設等が指定たばこ専用喫煙室設置施設等である旨を明らかにしなければならないこと。この広告・宣伝は、ホームページや看板等の媒体において行う場合において明瞭かつ正確に表示すること。

※5 指定たばこは加熱式たばこだよ。
加熱式たばこは、タバコの葉を燃やすタイプじゃなくて、加熱して蒸気（たばこベイパー）を発生させるタイプだよ。

※6 喫煙専用室を撤去するときは、この標識は除去しなければいけないんだよ。

※7 指定たばこ専用喫煙室を撤去するときは、この標識は除去しなければいけないんだよ。

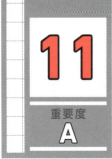

11 一次救命処置

重要度 A

得点につながりやすいテーマです。一次救命処置の流れについて、数字要件を中心に覚えていきましょう。

1 一次救命処置とは

一次救命処置とは、心臓や呼吸が止まってしまった人を助けるための緊急処置をいいます。具体的には、心肺蘇生※1を行ったり、AED（自動体外式除細動器）を使用します。

> ※1 心肺停止や、それに近い状態になったときに、心臓マッサージのための胸骨圧迫や人工呼吸をすることだよ。

2 心肺蘇生の手順 〔頻出〕

心肺蘇生は、次の手順で行います。

1．安全を確保し、反応を確認する

(1) 人が倒れるのを目撃したり、倒れているところを発見した場合は、周囲の状況が安全かどうかを確認します。

(2) 安全が確認できたら、傷病者※2の肩を軽くたたきながら「大丈夫ですか？」と呼びかけ、反応を確認します。

> ※2 ケガ人や病人のことさ。

〔反応あり〕→ 回復体位をとらせて安静にして、経過を観察します。

〔反応なし〕→ その場で、大声で叫んで周囲の注意を喚起し、応援を呼びます。

■回復体位

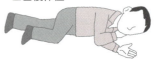

下あごを前に出し、両肘を曲げ、上側のひざを約90度曲げて傷病者が後ろに倒れないようにする

周囲に協力者がいる場合は、119番通報やAEDの手配を依頼します。

2．呼吸を確認する

(1) 傷病者の呼吸を観察するために胸と腹部の動きを見ます。

(2) 胸と腹部が動いていなければ、心肺停止と判断し、胸骨圧迫を開始します。

また、呼吸を確認して普段どおりの息（正常な呼吸）がない

場合や約10秒観察しても判断できない場合も心肺停止とみなし、心肺蘇生を開始します。

3．胸骨圧迫を行う

(1) **胸骨圧迫**は、**胸が約5cm沈む強さ**で胸骨の下半分を圧迫し、**1分間に100〜120回**のテンポで行います。

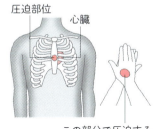

胸骨圧迫は、可能な限り中断せずに、絶え間なく行います。

(2) **人工呼吸を行う場合**には、**胸骨圧迫30回と人工呼吸2回**を組みあわせ繰り返し行います。

4．気道を確保し、人工呼吸を行う

(1) 片手で傷病者の額を押さえながら、もう一方の手の指先を傷病者のあごの先端に当てて押し上げ、頭部を軽く後方に反らせる頭部後屈あご先挙上法により、気道を確保します。

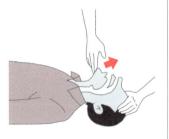

(2) **口対口人工呼吸**は、傷病者の気道を確保してから鼻をつまみ、**1回の吹き込みに約1秒**かけて傷病者の胸の盛り上がりが見える程度まで吹き込みます。

　気道が確保されていない状態で口対口人工呼吸を行うと、吹き込んだ息が胃に流入し、胃が膨張して内容物が口の方に逆流し気道閉塞を招くことがあるので注意しましょう。

- 一次救命措置を単独で行うことはできる限り避けましょう。
- 心肺蘇生は、必ず胸骨圧迫と人工呼吸を組み合わせて行うのではありません。胸骨圧迫だけを行う場合もあります。

3 AED（自動体外式除細動器）の使用手順

(1) 心肺蘇生を行っている途中でAEDが届いたら、すぐにAEDを使う準備に移ります。

(2) AEDは心電図を自動的に解析し、電気ショックが必要か不要かを判断します。

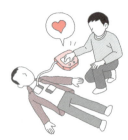

指示あり ➡ 電気ショックを促す音声メッセージにしたがって電気ショックを行います。電気ショックの後は、胸骨圧迫と心肺蘇生を再開します。

不要の指示あり ➡ ただちに、胸骨圧迫と心肺蘇生を再開します。

試験問題を解いてみよう！

問題1 2021年4月（問32）　チェック欄 □ □ □

一次救命処置に関する次の記述のうち、誤っているものはどれか。

① 傷病者に反応がある場合は、回復体位をとらせて安静にして、経過を観察する。
② 一次救命処置は、できる限り単独で行うことは避ける。
③ 口対口人工呼吸は、傷病者の鼻をつまみ、1回の吹き込みに約3秒かけて傷病者の胸の盛り上がりが見える程度まで吹き込む。
④ 胸骨圧迫は、胸が約5cm沈む強さで、1分間に100〜120回のテンポで行う。
⑤ AED（自動体外式除細動器）による心電図の自動解析の結果、「電気ショックは不要です」などのメッセージが流れた場合には、すぐに胸骨圧迫を再開し心肺蘇生を続ける。

解答・解説

①：正しい
②：正しい
③：誤り
1回の吹き込みは、「3秒」ではなく、「1秒」です。
④：正しい
⑤：正しい

解答1　③

12 出血及び止血法

第2章

重要度 A

出血の種類を押さえましょう。止血法では、止血帯法を中心に学習しましょう。

1 出血 頻出

1．出血の致死量

体内の全血液量は、**体重の13分の1（8％）程度**ですが、このうち**約3分の1**を短時間に失うと生命が危険な状態となります。

2．出血の種類

出血は、外出血と内出血に分けられます。

外出血	血液が体の外に流出するもの
内出血	胸腔、腹腔などの体腔内や皮下などの軟部組織への出血で、血液が体の外に流出しないもの

また、出血の種類は、次のように分けられます。

動脈性出血	鮮紅色を呈する拍動性の出血。出血量が多い※1
静脈性出血	暗赤色の血液がゆっくり持続的に傷口から湧き出る出血※1　浅い切り傷のときにみられる
毛細血管性出血	傷口から少しずつにじみ出るような出血。擦り傷のときにみられる

 Point　動脈性出血、静脈性出血、毛細血管性出血を判断できるようにしましょう。

2 止血法 頻出

止血法には、**直接圧迫法**、**間接圧迫法**、**止血帯法**があります。

1．直接圧迫法

直接圧迫法は、出血部を直接圧迫して止血する方法です。※2

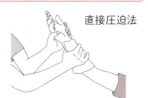
直接圧迫法

※1 動脈を流れる血液は酸素を多く含んでいるので鮮やかな赤色なんだ。全身を巡るから勢いがあって出血すると出血量が多くなるよ。これに対して、静脈を流れる血液は、二酸化炭素を多く含んでいるから黒い赤色をしているんだ。全身を巡ってきた血液が心臓に戻るのでゆっくり出血するよ。

※2 直接圧迫法は、最も簡単で効果的な方法なんだよ。

※3 それぞれの部位の止血点を指で骨に向けて強く圧迫することがコツなんだ。

※4 たとえば、傷口が切断されているような場合は、直接圧迫法では止血できないから、止血帯法を使用するんだ。

※5 止血帯を定期的にゆるめることで、末梢側の組織や細胞が死んでしまうのを防ぐんだよ。

2．間接圧迫法

間接圧迫法は、出血部位より心臓に近い部位の動脈を圧迫して止血する方法です。※3

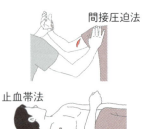
間接圧迫法
止血帯法

3．止血帯法

止血帯法は、3cm以上の幅がある帯を使って止血する方法です。※4 止血帯にひものように幅の狭いものを用いると神経や皮下組織を損傷するので、使用しません。**止血帯を施した後、受傷者を医師に引き継ぐまでに30分以上かかる場合には、止血帯を施してから30分ごとに1～2分間、出血部から血液がにじんでくる程度まで結び目をゆるめることが大切です。**※5

> 一般人が行う応急手当では、**直接圧迫法**が推奨されています。

試験問題を解いてみよう！

問題1　2021年4月（問31）　チェック欄 □ □ □

出血及び止血法並びにその救急処置に関する次の記述のうち、誤っているものはどれか。

① 体内の全血液量は、体重の約13分の1で、その約3分の1を短時間に失うと生命が危険な状態となる。
② 傷口が泥で汚れているときは、手際良く水道水で洗い流す。
③ 止血法には、直接圧迫法、間接圧迫法などがあるが、一般人が行う応急手当としては直接圧迫法が推奨されている。
④ 毛細血管性出血は、浅い切り傷のときにみられ、傷口からゆっくり持続的に湧き出るような出血である。
⑤ 止血帯を施した後、受傷者を医師に引き継ぐまでに30分以上かかる場合には、止血帯を施してから30分ごとに1～2分間、出血部から血液がにじんでくる程度まで結び目をゆるめる。

解答・解説
①：正しい
②：正しい
③：正しい
④：誤り
主語が誤りです。「毛細血管性出血」ではなく「静脈性出血」です。
⑤：正しい

解答1　④

13 熱傷

重要度 B

得点源になる項目です。熱傷の応急手当を中心に学習しましょう。

1 熱傷[※1]

1．熱傷の重症度

熱傷は、熱いものに接触することにより皮膚を損傷することです。熱傷の重症度は、深度によって次のように分類されます。

Ⅰ度	皮膚の浅い部分の熱傷。皮膚が赤くなり、ヒリヒリ痛む	軽い
Ⅱ度	皮膚の表面よりも深い部分（真皮）にまで及んだ熱傷。**水疱が形成される**	↓
Ⅲ度	脂肪・筋肉といった皮下組織まで及んだ熱傷	重い

 水疱ができる程度の熱傷は、Ⅱ度に分類されます。

※1 やけどは、医学的には「熱傷」という言葉を使うんだ。

2．低温熱傷

低温熱傷とは、45℃程度の熱源に長時間接触することによって生じる熱傷のことです。[※2] 低温熱傷は、一見、軽症にみえますが、**熱傷の深度は深く、難治性の場合が多い**のが特徴です。

※2 使い捨てカイロを身体の同じ部分にずっとつけていると、その部分がヒリヒリして痛くなるよね。あれが低温熱傷だよ。

2 熱傷の応急手当

1．応急手当（原則）

(1) 熱傷面は、すぐに水をかけて十分冷やすことが大切です。ただし、熱傷の範囲が広い場合、全体を冷却し続けることは低体温となるおそれがあるので注意が必要です。

(2) 着衣の上から熱傷をしたときは、無理に着衣を脱がさずそのまま水をかけて冷やします。

(3) 衣類を脱がすときは、熱傷面に付着している衣類は残して、その周囲の部分だけを切りとります。

(4) 水疱ができたときは、破らないようにし、清潔なガーゼや布で軽く覆います。※3

※3 水疱は傷口を保護する効果があるので、破らないようにするんだ。

2．化学損傷※4 の場合の応急手当

(1) 衣服は直ちに除去します。
(2) 皮膚に付着したり、眼に入ったときは、水で洗い流します。
(3) 高温のアスファルトやタールが皮膚に付着した場合は、無理に取り除かないようにします。
(4) 熱傷部には、できるだけ軟膏や油類を塗らないようにします。
(5) 化学薬品がかかった場合は、中和剤は用いません。

※4 薬品や有毒ガスなどの化学物質が皮膚や粘膜などの組織に接触することで皮膚が熱傷のように傷つくことさ。

 誤りの問題が出題されます。正しい応急手当を覚えましょう。

試験問題を解いてみよう！

問題1　2017年4月（問34）　チェック欄 □ □ □

熱傷の救急処置などに関する次の記述のうち、誤っているものはどれか。

① 熱傷は、Ⅰ度～Ⅲ度に分類され、水疱（ほう）ができる程度の熱傷は、Ⅱ度に分類される。
② 水疱ができたときは、周囲に広がらないように水疱を破って清潔なガーゼや布で軽く覆う。
③ 熱傷面は、すぐに水をかけて十分冷やすことが応急手当のポイントであるが、熱傷の範囲が広い場合、全体を冷却し続けることは低体温となるおそれがあるので注意が必要である。
④ 衣類を脱がすときは、熱傷面に付着している衣類は残して、その周囲の部分だけを切りとる。
⑤ 45℃程度の熱源への長時間接触による低温熱傷は、一見、軽症にみえても熱傷深度は深く難治性の場合が多い。

解答・解説
①：正しい
②：誤り
水疱は破らずに清潔なガーゼや布で覆います。
③：正しい
④：正しい
⑤：正しい
解答1　②

86　──　第2章　労働衛生（有害業務に係るもの以外のもの）

第2章

14 骨折

重要度 A

骨折の種類を丁寧に学習しましょう。副子を使用する場合と脊髄損傷が疑われる場合の応急手当についてよく問われます。

1 骨折の種類 【頻出】

1．骨折の程度による分類

完全骨折	骨が完全に折れている状態
不完全骨折	骨にひびが入った状態

完全骨折は、変形や骨折端どうしが擦れ合う軋轢音(あつれきおん)が認められます。※1

※1 不完全骨折の場合は、骨にひびが入っているけれども、折れていないので、軋轢音はしないよ。

2．閉鎖性と開放性による分類※2

単純骨折	皮膚の下で骨が折れて、皮膚に破損がない状態
複雑骨折（開放骨折）	骨折と共に皮膚、皮下組織が損傷し、骨折部が露出している状態。感染がおこりやすく治りにくい

※2 折れた骨が、皮膚下なのか、皮膚の外に露出しているかで分けるんだよ。

■単純骨折　　　　■複雑骨折（開放骨折）

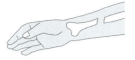 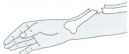

Point
- 単純骨折は、皮膚の下で骨が折れて皮膚に破損がない状態をいうので、完全骨折・不完全骨折のどちらの状態もあります。
- 複雑骨折とは、骨が多数の骨片に破砕された状態をいうのではありません。

2 骨折の応急手当 【頻出】

次の点に注意して、応急手当を行います。

基本	・骨折が疑われる部位は動かさない
副子※3を使用する場合	・開放骨折では皮膚を突出している骨は戻さず、そのままの状態で固定する ・骨折部の固定のため副子を手や足に当てるときは、副子の先端が手先や足先から少し出るようにする
脊髄の損傷が疑われる場合	・脊髄損傷が疑われる負傷者を搬送するときには、硬い板の上に乗せるようにする

※3 骨折した部分を臨時的に固定するあて木や添え木のことだよ。

■副子を使用する場合のイメージ

手首・前腕　　上腕　　ひじ　　下肢

試験問題を解いてみよう！

問題1　2017年10月（問32）　チェック欄 □□□

骨折及びその救急処置に関する次の記述のうち、誤っているものはどれか。

① 骨にひびの入った状態を不完全骨折といい、骨が完全に折れている状態を完全骨折という。
② 骨が1か所で折れている状態を単純骨折といい、骨が2か所以上折れたり、砕けている部分のある状態を複雑骨折という。
③ 骨折部が皮膚から露出した状態を開放骨折という。
④ 骨折部を副子で固定するときには、骨折した部分が変形していても、そのままの状態を保持して、直近の関節部を含めた広い範囲を固定する。
⑤ 脊髄損傷が疑われる傷病者を移動させる必要があるときには、硬い板などの上に載せる。

解答・解説

①：正しい
②：誤り
定義が誤りです。単純骨折とは皮膚の下で骨が折れて皮膚に損傷がない状態をいいます。また、複雑骨折とは骨折と共に皮膚等が損傷し、骨折部が露出している状態をいいます。
③：正しい
④：正しい
⑤：正しい

解答1　②

15 脳血管障害及び虚血性心疾患

第2章

重要度 A

脳血管障害では、特に虚血性病変の脳梗塞を丁寧に学習しましょう。虚血性心疾患では、狭心症と心筋梗塞の違いを押さえましょう。

1 脳血管障害

脳血管障害は、脳の血管の病気による変化（病変）が原因で、生じます。**出血性病変**や**虚血性病変**[※1]等に分類されます。

脳血管障害			
出血性病変		くも膜下出血	脳表面のくも膜下腔に出血するもの
		脳出血	脳実質内に出血するもの
虚血性病変	脳梗塞	脳血栓症	脳血管自体の動脈硬化により狭くなった血管に血栓ができるもの
		脳塞栓症	心臓や動脈壁の血栓等がはがれて脳血管をふさぐもの

[※1] 出血性病変が脳血管が破れて出血するもので、虚血性病変が脳血管が詰まるものだよ。

出血性病変
くも膜下出血／脳出血

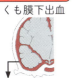

くも膜下腔の出血／脳内の出血

虚血性病変
脳血栓／脳塞栓

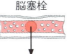

動脈硬化により狭くなった血管に血栓ができる／血栓がはがれて血管をふさぐ／血栓形成

脳梗塞や脳出血では、頭痛、吐き気、手足のしびれ、麻痺、言語障害、視覚障害などの症状が認められます。[※2]

 Point 脳血栓症と脳塞栓症の定義が入れ替えられて引っかけられます。

[※2] くも膜下出血の症状は、「頭が割れるような」、「ハンマーでたたかれたような」などと表現される急激で激しい頭痛があるのが特徴だよ。

2 虚血性心疾患

虚血性心疾患は、**冠動脈**[※3]による心筋への血液の供給が不足したり、途絶えることにより起こる心筋障害です。

虚血性心疾患は、**狭心症**と**心筋梗塞**に大別されます。

[※3] 心臓に酸素と栄養を供給する血管だよ。一般的には、冠状動脈というよ。

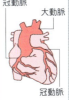

冠動脈／大動脈／冠動脈

狭心症	心筋梗塞
・動脈硬化のため冠動脈が狭くなり一時的に酸素が不足する心筋虚血状態になる ・**心筋の一部分に可逆的虚血**※4が起こる	・動脈硬化で狭くなっているところに血栓ができて血流の供給が途絶えて心筋が壊死する ・**不可逆的な心筋壊死**※4が起こる
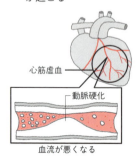	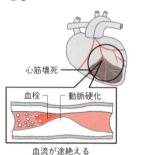

※4「可逆的虚血」は、血流が改善すれば組織が元の状態に戻ること、「不可逆的な心筋壊死」は元の状態に戻らないことをいうんだ。

　虚血性心疾患発症の危険性を高めるものには、高血圧、喫煙、脂質異常症などがあります。

　狭心症と心筋梗塞はどちらも激しい胸の痛みを感じます。発作が続く時間は、狭心症が通常数分程度で、長くても15分以内におさまることが多いのに対し、心筋梗塞は1時間以上続くこともあります。

- 虚血性心疾患の原因は、「門脈」ではなく「冠動脈」の動脈硬化等によるものです。
- 運動負荷心電図検査※5は、虚血性心疾患の発見に有用です。

※5 運動をして心臓に負荷をかけたときの心電図変化をみる検査だよ。

試験問題を解いてみよう！

問題1 2019年4月（問31） チェック欄 □□□

脳血管障害及び虚血性心疾患に関する次の記述のうち、誤っているものはどれか。

① 脳血管障害は、脳の血管の病変が原因で生じ、出血性病変、虚血性病変などに分類される。
② 出血性の脳血管障害は、脳表面のくも膜下腔に出血するくも膜下出血、脳実質内に出血する脳出血などに分類される。
③ 虚血性の脳血管障害である脳梗塞は、脳血管自体の動脈硬化性病変による脳血栓症と、心臓や動脈壁の血栓などが剥がれて脳血管を閉塞する脳塞栓症に分類される。
④ 虚血性心疾患は、門脈による心筋への血液の供給が不足したり途絶えることにより起こる心筋障害である。
⑤ 虚血性心疾患は、心筋の一部分に可逆的虚血が起こる狭心症と、不可逆的な心筋壊死が起こる心筋梗塞とに大別される。

解答・解説

①：正しい
②：正しい
③：正しい
④：誤り
「門脈」ではなく「冠動脈」です。
⑤：正しい

解答1　④

問題2 2020年4月（問31） チェック欄 □□□

虚血性心疾患に関する次の記述のうち、誤っているものはどれか。

① 運動負荷心電図検査は、心筋の異常や不整脈の発見には役立つが、虚血性心疾患の発見には有用でない。
② 虚血性心疾患発症の危険因子には、高血圧、喫煙、脂質異常症などがある。
③ 虚血性心疾患は、狭心症と心筋梗塞とに大別される。
④ 狭心症は、心臓の血管の一部の血流が一時的に悪くなる病気である。
⑤ 狭心症の痛みの場所は、心筋梗塞とほぼ同じであるが、その発作が続く時間は、通常数分程度で、長くても15分以内におさまることが多い。

解答・解説

①：誤り
運動負荷心電図検査は、虚血性心疾患の発見に有用です。
②：正しい
③：正しい
④：正しい
⑤：正しい

解答2　①

15　脳血管障害及び虚血性心疾患　91

第3章

関係法令
(有害業務に係るもの以外のもの)

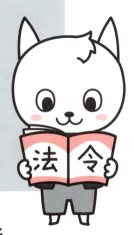

🔖 この章で学ぶこと

この章では、「労働安全衛生法」と「労働基準法」という法律を学びます。労働安全衛生法は、職場における労働者の安全と健康を確保し、快適な職場環境の形成を促進することを目的とした法律です。一方、労働基準法は、労働時間や休日、給料の支払いなどの労働条件について最低基準を定め、労働者を保護することを目的とした法律です。労働安全衛生法を中心に学習していきましょう。

◆ 試験の特徴

この章からの出題数は7問です。学習の中心は、労働安全衛生法で定める安全衛生管理体制の「総括安全衛生管理者」や「衛生管理者」、「産業医」です。特にこれらの選任要件や職務内容等についてしっかり学習しましょう。また、「衛生委員会」の役割も重要です。
労働基準法では、「労働時間」や「就業規則」など労働条件に関する問題や、「女性の保護」に関する規定から出題されます。

1 労働安全衛生法の概要

重要度 C

労働安全衛生法の目的条文の文言を覚えるようにしましょう。

1 労働安全衛生法の概要

安衛法は、職場における労働者の安全と健康を確保し快適な職場環境の形成を促進することを目的とした法律です。[※1]

目的条文

> この法律は、労働基準法と相まって、**労働災害**[※2]の防止のための**危害防止基準の確立**、**責任体制**の明確化及び**自主的活動**の促進の措置を講ずる等その防止に関する総合的計画的な対策を推進することにより職場における**労働者の安全と健康を確保**するとともに、**快適な職場環境の形成を促進**することを目的とする。

※1 安衛法は、労働基準法の規定の一部が分離独立する形で、昭和47年に制定されたよ。

※2 業務に起因して労働者が負傷、疾病、又は死亡することだよ。

 本試験では、目的条文を穴抜きした問題が出題されることがあります。赤字の言葉を覚えておきましょう。

2 安全衛生管理体制

事業者[※3]は、法律上、一定規模以上の事業場[※4]において、必要な管理者や産業医を職場に選任することが義務づけられています。これらの管理者や産業医に権限と責任を与えることによって、労働災害を防止するようにしているのです。この体制を**安全衛生管理体制**といいます。

※3 法人企業の場合はその法人、個人企業の場合は事業経営主を指すよ。

※4 たとえば、本社と支社がある会社では、それぞれを別個の事業場として、要件に該当するかを判断するよ。

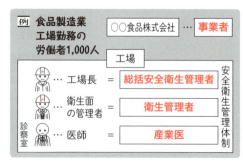

3 労働者死傷病報告

労働者死傷病報告は、労働者が労働災害等の原因により、死亡又は休業したときに、事業者が所轄労働基準監督署長[※5]に提出しなければならない報告書です。休業日数によって、提出期限が異なります。

原　則	遅滞なく提出
休業日数が4日未満	1月～3月、4月～6月、7月～9月、10月～12月の期間における最後の月の翌月末日[※6]までに提出

[※5] 所轄とは、その事業場を管轄するという意味だよ。

[※6] 休業日が1月～3月の期間であれば4月30日までに提出するってことだよ。

Point 派遣労働者が派遣先で就労中に労働災害により被災し休業したときは、派遣元及び派遣先双方の事業者に、労働者死傷病報告の作成と提出義務が生じます。

試験問題を解いてみよう！

問題1　2013年10月（問21）

労働安全衛生法の目的に関する次の文中の □ 内に入れるAからCの語句の組合せとして、法令上、正しいものは①～⑤のうちどれか。

「この法律は、労働基準法と相まって、労働災害の防止のための危害防止基準の確立、 A の明確化及び B の促進の措置を講ずる等その防止に関する総合的計画的な対策を推進することにより職場における労働者の安全と健康を確保するとともに、 C の形成を促進することを目的とする。」

	A	B	C
①	責任体制	安全衛生管理	安全文化
②	責任体制	自主的活動	快適な職場環境
③	事業者責任	健康管理	快適な職場環境
④	管理体制	自主的活動	安全文化
⑤	管理体制	安全衛生管理	安全文化

解答・解説
A：責任体制
B：自主的活動
C：快適な職場環境

解答1　②

2 総括安全衛生管理者

重要度 B

総括安全衛生管理者はどのような事業場で選ぶ必要があるのか、業種と規模要件をしっかり覚えましょう。

1 選任 頻出

総括安全衛生管理者は、職場における安全・衛生を管理する最高責任者です。※1 業種によって選任※2 要件が異なります。

業　種※3	事業場の規模（常時使用する）労働者数
【屋外産業的業種】 林業、鉱業、建設業、**運送業**、清掃業	100人以上
【屋内産業的業種のうち工業的業種】 **製造業**、電気業、ガス業、熱供給業、水道業、**通信業**、各種商品卸売業、家具・建具・じゅう器等卸売業、**各種商品小売業（百貨店）**、家具・建具・じゅう器等小売業、燃料小売業、**旅館業**、**ゴルフ場業**、自動車整備業、機械修理業	300人以上
【屋内産業的業種のうち非工業的業種】 上記以外のその他の業種（医療業 など）	1,000人以上

 医療業は、その他の業種に該当するため、労働者数が300人の事業場では、法律上総括安全衛生管理者を選任する必要がありません。

※1 現場のトップだよ。たとえば、工場の場合、工場長が該当するよ。

※2 選んで任務に就かせるということだよ。

※3 【屋外産業的業種】は、外で働く危険な業種、【屋内産業的業種のうち工業的業種】は、屋内だけどまあまあ危険で、労災事故が起こりやすい業種、【屋内産業的業種のうち非工業的業種】は安全な業種ってイメージだよ。

※4 その人が担当している任務や仕事のことさ。

2 総括安全衛生管理者の職務

総括安全衛生管理者の職務※4 は、事業場における安全・衛生の最高責任者として衛生管理者等を指揮し、一定の業務を**統括管理**することです。

 統括管理する者でなければ、総括安全衛生管理者になれません。したがって、「事業の実施を統括管理する者に準ずる者」はなれません。

3 その他の規定

次の規定があります。

報告	事業者は、選任すべき事由が発生した日から**14日以内**に選任し、**遅滞なく**所轄労働基準監督署長に選任報告書を提出しなければならない
代理者	総括安全衛生管理者が、旅行、疾病等により職務を行うことができないときは代理者を選任しなければならない※5
行政	**都道府県労働局長**は、労働災害を防止するため必要があると認めるときは、総括安全衛生管理者の業務の執行について事業者に**勧告**※6することができる

※5 安全衛生管理業務がストップしないように代理者を決めておくんだね。

※6 あることをするように説得することだよ。行政が一定の目的実現のために指導する場合に、用いられることが多い言葉だよ。

 衛生管理者（➡3）や産業医（➡4）の規定と比較学習しましょう。

試験問題を解いてみよう！

問題1　2020年4月（問21）　チェック欄 □ □ □

常時使用する労働者数が300人で、次の業種に属する事業場のうち、法令上、総括安全衛生管理者の選任が義務付けられていない業種はどれか。

① 通信業
② 各種商品小売業
③ 旅館業
④ ゴルフ場業
⑤ 医療業

解答・解説

①：正しい
②：正しい
③：正しい
④：正しい
⑤：誤り
医療業はその他の業種に該当するため、労働者数が300人の事業場では、法令上総括安全衛生管理者の選任が義務付けられていません。

解答1	⑤

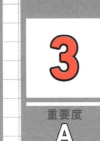

3 衛生管理者

重要度 A

衛生管理者を選任する事業場の要件を覚え、具体例に対応できるようにしましょう。また、業務内容も問われるので、しっかり覚えましょう。

1 資格

衛生管理者は、職場において、衛生に関する技術的事項を管理する者です。

衛生管理者として業務を行うには、一定の資格が必要になります。「第一種衛生管理者」「第二種衛生管理者」「衛生工学衛生管理者」は都道府県労働局長の免許を受けた者ですが、免許の種類によって、対応できる業種が異なります。

業種	必要な資格
農林畜水産業、鉱業、建設業、製造業、電気業、ガス業、水道業、熱供給業、運送業、自動車整備業、機械修理業、医療業、清掃業	・第一種衛生管理者 ・衛生工学衛生管理者※1 ・医師、歯科医師 ・労働衛生コンサルタント※2
上記以外のその他の業種〔警備業、各種商品小売業（百貨店）、旅館業、ゴルフ場業など〕	・第一種衛生管理者 ・第二種衛生管理者 ・衛生工学衛生管理者 ・医師、歯科医師 ・労働衛生コンサルタント

第一種衛生管理者と衛生工学衛生管理者は、すべての業種に対応できますが、第二種衛生管理者は、業種が限定されています。※3

※1 有害物を取り扱う工場等で、衛生工学的な対策を行って、作業改善等をする衛生管理者のことだよ。

※2 国家資格をもつ労働衛生のスペシャリストで、事業場の診断や指導を行うんだよ。

※3 この表を覚える必要はないよ。

> Point 第二種衛生管理者は、医療業や運送業、清掃業などの業種には対応できません。

第3章

2 選任 頻出

　衛生管理者は、**全業種**、**常時50人以上**の労働者を使用している事業場ごとに選任しなければなりません。

　また、衛生管理者は、事業規模が大きいほど、選任しなければならない人数が多くなります。たとえば、労働者数が800人の事業場では、3人以上の衛生管理者を選ぶ必要があります。

事業場の規模（常時使用する労働者数）	衛生管理者数
50人以上　　200人以下	1人以上
200人を超え　500人以下	2人以上
500人を超え　1,000人以下	3人以上
1,000人を超え2,000人以下	4人以上
2,000人を超え3,000人以下	5人以上
3,000人を超える場合	6人以上

 本試験では衛生管理者の選任数が具体的に問われるので、この表は覚えましょう。特に事業場の規模要件の「超える」と「以上」に注意しましょう。※4 ※5

3 専属 頻出

　衛生管理者は、原則として事業場に**専属**※6の者から選任しなければなりません。

　ただし、**2人以上選任する場合で、その中に労働衛生コンサルタントがいるときは、その労働衛生コンサルタントのうち1人については、専属である必要はありません。**※7

例 事業場に衛生管理者が3人いる場合
●全員が衛生管理者免許

専　属　　専属以外（外部）

 衛管免許
 労働衛生コンサルタント

※4 規模要件の労働者数は頭文字をとって、**5・2・5・1・2・3**と覚えよう！

※5 たとえば「500人を超える」は、「501人以上」と同じ意味だよ。だから、労働者数が500人の事業場で必要な衛生管理者数は、3人じゃなくて「2人」なんだね。

※6 1つの会社や団体にだけ所属していることだよ。

※7 外部は労働衛生コンサルタント1人だけだよ！

3 衛生管理者 — 99

●2人が衛生管理者免許、1人が労働衛生コンサルタント

専　属	専属以外（外部）

●全員が労働衛生コンサルタント

専　属	専属以外（外部）

4 専任・衛生工学衛生管理者

次の要件に該当する事業場では、衛生管理者のうち少なくとも1人を**専任**※8としなければなりません。※9

専任	次の①又は②に該当する事業場 ①常時**1,000人**を**超える**労働者を使用する事業場 ②常時**500人**を**超える**労働者を使用する事業場で、一定の有害業務に**30人以上**の労働者を従事させる事業場

また、次の要件に該当する事業場では、衛生管理者のうち1人を**衛生工学衛生管理者免許を受けた者から選任**しなければなりません。

衛生工学	常時**500人を超える**労働者を使用する事業場で、一定の有害業務に**30人以上**の労働者を従事させる事業場

専任要件②と衛生工学衛生管理者の選任要件は、いずれも「常時500人を超える労働者を使用する事業場で、一定の有害業務に30人以上の労働者を従事させる事業場」になりますが、その有害業務の範囲は一部異なります。

特に覚えておきたい有害業務は次のとおりです。

※8 ある1つの任務だけを担当することだよ。つまり、勤務時間に労働衛生管理の仕事だけをすることを指すんだね。

※9 たとえば、労働者数が1,500人の事業場では、少なくとも専属の衛生管理者を4人選ぶ必要があるけど、このうち1人は専任にしなければならないよ。他の3人は他の仕事と兼任してもよいってことだよ。

100 ── 第3章　関係法令（有害業務に係るもの以外のもの）

専任：専任が必要な業務、衛生工学：衛生工学衛生管理者が必要な業務

有害業務	専任	衛生工学
多量の高熱物体を取り扱う業務及び著しく暑熱な場所における業務	○	○
多量の低温物体を取り扱う業務及び著しく寒冷な場所における業務	○	
鉛、水銀、クロム及び一酸化炭素等の有害物の粉じん、蒸気、ガスを発散する場所における業務	○	○

　有害業務には、**多量の高熱物体を取り扱う業務**のように、「専任の衛生管理者の選任」と、「衛生工学衛生管理者免許を受けた者からの選任」の**両方が必要なもの**と、多量の低温物体を取り扱う業務のように「**専任の衛生管理者の選任**」**のみが必要なもの**があります。※10

- 本試験では有害業務が具体的に出題されますので、上記の表を覚えましょう。
- 深夜業を含む業務は、前記の有害業務に該当しません。

※10 つまり、熱い物体や暑い場所での業務には「両方必要」、冷たい物体や寒い場所での業務では「専任のみ必要」というイメージだよ。

5 衛生管理者の業務

　衛生管理者は、**総括安全衛生管理者が統括管理する業務のうち衛生に係る技術的事項**を管理します。具体的には、次の業務を行います。

①労働者の危険又は健康障害を防止するための措置に関すること
②労働者の安全又は衛生のための教育の実施に関すること
③健康診断の実施その他健康の保持増進のための措置に関すること
④労働災害の原因の調査及び再発防止対策に関すること
⑤労働災害を防止するために必要な業務
　・安全衛生に関する方針の表明に関すること
　・危険性又は有害性等の調査及びその結果に基づき講ずる措置に関すること
　・安全衛生に関する計画の作成、実施、評価及び改善に関すること

衛生管理者の業務には、「事業者に対して行う労働者の健康管理等についての必要な勧告に関すること」や「衛生推進者の指揮に関すること」は含まれません。

6 定期巡視

衛生管理者は、少なくとも**毎週1回**[※11]、作業場等を**巡視**[※12]し、設備、**作業方法**、**衛生状態**に有害の恐れがあるときは、直ちに、労働者の健康障害を防止するために必要な措置を講じなければなりません。

> ※11 衛生面はまめなチェックが必要だから週1回なんだね。

> ※12「見回り」のことだよ。作業場等を回って、作業環境を実際に見ることで、安全衛生上の問題点をみつけて、改善していく目的なんだよ。

7 その他の規定

次の規定があります。

報　告	事業者は、選任すべき事由が発生した日から**14日以内**に選任し、遅滞なく所轄労働基準監督署長に報告しなければならない
代理者	衛生管理者が、旅行、疾病等により職務を行うことができないときは代理者を選任しなければならない
行　政	労働基準監督署長は、事業者に対し、衛生管理者の増員又は解任を命ずることができる

総括安全衛生管理者の規定と比較学習しましょう。報告や代理者の規定は同じですが、行政に関する規定が異なります。総括安全衛生管理者の規定は「都道府県労働局長の勧告」（⇒**2**）です。

8 安全衛生推進者・衛生推進者

常時50人未満の労働者を使用する事業場では、衛生管理者の選任が義務づけられていませんが、小規模な事業場であっても安全衛生管理を行う必要があるため、**常時10人以上50人未満**の労働者を使用する事業場では、業種によって、**安全衛生推進者又は衛生推進者**の選任が義務づけられています。

屋外産業的業種	林業、鉱業、建設業、運送業、清掃業	安全衛生推進者
屋内産業的工業的業種	製造業、電気業、ガス業、熱供給業、水道業、各種商品小売業など	安全衛生推進者
屋内産業的非工業的業種	その他の業種 （例）**金融業**	衛生推進者

第3章

試験問題を解いてみよう！

問題1　2016年4月（問21）　チェック欄

衛生管理者に関する次の記述のうち、法令上、誤っているものはどれか。

① 事業者は、衛生管理者に、労働者の危険又は健康障害を防止するための措置に関すること等の業務のうち衛生に係る技術的事項を管理させなければならない。
② 事業者は、衛生管理者に対し、衛生に関する措置をなし得る権限を与えなければならない。
③ 衛生管理者は、少なくとも毎月1回作業場等を巡視し、設備、作業方法等に有害のおそれがあるときは、直ちに、労働者の健康障害を防止するため必要な措置を講じなければならない。
④ 事業者は、衛生管理者を選任すべき事由が発生した日から14日以内に選任しなければならない。
⑤ 所轄労働基準監督署長は、労働災害を防止するため必要があると認めるときは、事業者に対し、衛生管理者の増員又は解任を命ずることができる。

解答・解説
①：正しい
②：正しい
③：誤り
巡視する頻度は、「毎月1回」ではなく、少なくとも「毎週1回」でなければなりません。
④：正しい
⑤：正しい

解答1	③

問題2　2020年10月（問22）　チェック欄

事業者が衛生管理者に管理させるべき業務として、法令上、誤っているものは次のうちどれか。
ただし、次のそれぞれの業務のうち衛生に係る技術的事項に限るものとする。

① 安全衛生に関する方針の表明に関すること。
② 労働者の健康管理等について事業者に対して行う必要な勧告に関すること。
③ 安全衛生に関する計画の作成、実施、評価及び改善に関すること。
④ 労働災害の原因の調査及び再発防止対策に関すること。
⑤ 健康診断の実施その他健康の保持増進のための措置に関すること。

解答・解説
①：正しい
②：誤り
衛生管理者の業務に「事業者に対して勧告をする」という権限はありません。
③：正しい
④：正しい
⑤：正しい

解答2	②

3　衛生管理者　— 103

4 産業医

重要度 A

産業医を選任する事業場の選任・専属要件を覚えましょう。また、職務内容が問われるので、しっかり覚えておきましょう。

1 選任等

産業医は、労働者の健康管理等を行うのに必要な医学に関する知識について一定の要件を備えた医師[※1][※2]です。

産業医は、**全業種、常時50人以上**の労働者を使用する事業場において、選任しなければなりません。

また、**常時3,000人を超える**労働者を使用する事業場では、**2人以上の産業医**を選任する必要があります。

> 事業場においてその事業を統括管理する者は、厚生労働大臣の指定する者が行う産業医研修の修了者である医師であっても、産業医として選任することはできません。

また、事業者は、産業医が辞任したとき又は産業医を解任したときは、遅滞なく、その旨及びその理由を衛生委員会又は安全衛生委員会に報告しなければなりません。

※1 医師免許を持っているだけじゃ産業医になれないよ。さらに、**厚生労働大臣の指定する者が行う産業医研修の修了者等**の所定の要件を備える必要があるんだ。

※2 法人の代表者や、個人事業主、**事業の実施を統括管理する者は、産業医になれない**よ。労働者の健康管理よりも、事業経営上の利益を優先してしまう可能性があるからだよ。

2 専属

次の①又は②の要件に該当する事業場では、専属の産業医を選任しなければなりません。

> ①**常時1,000人以上**の労働者を使用する事業場
> ②一定の有害業務に**常時500人以上**の労働者を従事させる事業場

上記②に該当する一定の有害業務の中で、特に本試験で問われやすいのは、次の業務です。

有害業務
多量の**高熱物体**を取り扱う業務及び著しく**暑熱な場所**における業務
多量の**低温物体**を取り扱う業務及び著しく**寒冷な場所**における業務
深夜業を含む業務

衛生管理者の専任要件（⇒ 3 4）と比較して覚えましょう。特に、次の２点の違いは大切です。※3

《産業医の専属要件》　　　　《衛生管理者の専任要件》

| 1,000人以上 | ←対象事業場→ | 1,000人超 |
| 深夜業が該当 | ←有害業務→ | 深夜業は不該当 |

※3 たとえば、深夜業に常時500人の労働者を就かせる事業場では、専任の衛生管理者は必要ないけど、専属の産業医は必要ということだよ。

3 産業医の職務等 〈頻出〉

産業医は、次に掲げる労働者の健康管理等を行わなければなりません。

①健康診断の実施及びその結果に基づく労働者の健康を保持するための措置に関すること
②長時間労働者等の面接指導、必要な措置の実施、これらの結果に基づく労働者の健康を保持するための措置に関すること
③心理的な負担の程度を把握するための検査（ストレスチェック）の実施、面接指導の実施、その結果に基づく労働者の健康を保持するための措置に関すること
④**作業環境**の維持管理に関すること
⑤**作業の管理**に関すること
⑥①～⑤に掲げるもののほか、労働者の健康管理に関すること
⑦健康教育、健康相談その他労働者の健康の保持増進を図るための措置に関すること
⑧衛生教育に関すること
⑨労働者の健康障害の原因の調査及び再発防止のための措置に関すること

本試験では、産業医の職務として**定められていないもの**が出題されます。「安全衛生に関する方針の表明に関すること」は、産業医の職務として定められていません。注意しましょう。※4

※4「安全衛生に関する方針の表明に関すること」に係る衛生に関する技術的事項は、産業医の職務ではなく、衛生管理者が管理する業務だよ。

4 産業医に対する権限の付与

事業者は、産業医に対し、前記3の職務をなし得る権限を与えなければなりません。具体的には、次の権限が含まれます。

①事業者又は総括安全衛生管理者に対して意見を述べること。
②**労働者の健康管理等（前記3の職務）を実施するために必要な情報を労働者から収集すること。**
③労働者の健康を確保するため、緊急の必要がある場合において、労働者に対し必要な措置をとるべきことを指示すること。

5 定期巡視

※5 衛生管理者の巡視頻度と比較して学習しよう！

産業医は、少なくとも**毎月1回**、作業場等を巡視し、**作業方法又は衛生状態**に有害の恐れがあるときは、直ちに、労働者の健康障害を防止するために必要な措置を講じなければなりません。

ただし、**事業者から産業医に、毎月1回以上、次の情報が提供されており、事業者の同意を得ているときは、巡視頻度は2か月に1回**で足ります。※5※6

※6 衛生委員会の議事概要を事業者から提供されても、①②に該当しないから、巡視頻度は2か月に1回にならないよ。

①衛生管理者が行う巡視の結果
②労働者の健康障害を防止し、又は労働者の健康を保持するために必要な情報であって、衛生委員会又は安全衛生委員会における調査審議を経て事業者が産業医に提供することとしたもの

6 その他の規定

※7 総括安全衛生管理者や衛生管理者の規定と比較学習すると効果的だよ！

次の規定があります。※7

報　告	事業者は、選任すべき事由が発生した日から**14日以内**に選任し、**遅滞なく**所轄労働基準監督署長に報告しなければならない
代理者	なし
行　政	なし

※8 医師の職務は、そもそも専門性が高いことから、他の人が簡単に代理をすることができないんだよ。だから代理者の規定がないんだ。

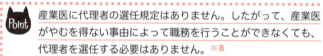

Point　産業医に代理者の選任規定はありません。したがって、産業医がやむを得ない事由によって職務を行うことができなくても、代理者を選任する必要はありません。※8

106 ── 第3章　関係法令（有害業務に係るもの以外のもの）

試験問題を解いてみよう！

問題1 2019年4月（問22）　チェック欄

産業医の職務として、法令に定められていない事項は次のうちどれか。
ただし、次のそれぞれの事項のうち医学に関する専門的知識を必要とするものに限るものとする。
① 衛生教育に関すること。
② 作業環境の維持管理に関すること。
③ 作業の管理に関すること。
④ 労働者の健康障害の原因の調査及び再発防止のための措置に関すること。
⑤ 安全衛生に関する方針の表明に関すること。

解答・解説
①：定めあり
②：定めあり
③：定めあり
④：定めあり
⑤：定めなし
「安全衛生に関する方針の表明に関すること」は、産業医の職務ではありません。

解答1　⑤

問題2 2021年4月（問22）　チェック欄

産業医に関する次の記述のうち、法令上、誤っているものはどれか。
① 常時使用する労働者数が50人以上の事業場において、厚生労働大臣の指定する者が行う産業医研修の修了者等の所定の要件を備えた医師であっても、当該事業場においてその事業を統括管理する者は、産業医として選任することはできない。
② 産業医が、事業者から、毎月1回以上、所定の情報の提供を受けている場合であって、事業者の同意を得ているときは、産業医の作業場等の巡視の頻度を、毎月1回以上から2か月に1回以上にすることができる。
③ 事業者は、産業医が辞任したとき又は産業医を解任したときは、遅滞なく、その旨及びその理由を衛生委員会又は安全衛生委員会に報告しなければならない。
④ 事業者は、産業医が旅行、疾病、事故その他やむを得ない事由によって職務を行うことができないときは、代理者を選任しなければならない。
⑤ 事業者が産業医に付与すべき権限には、労働者の健康管理等を実施するために必要な情報を労働者から収集することが含まれる。

解答・解説
①：正しい
②：正しい
③：正しい
④：誤り
産業医には、代理者の選任規定はありません。
⑤：正しい

解答2　④

5 衛生委員会、安全衛生委員会

重要度 A

衛生委員会の設置や委員の構成についてよく問われます。開催頻度や記録の規定については、数字要件をきちんと覚えましょう。

1 設置

衛生委員会は、衛生管理に関する調査審議を行い、事業者に対して意見を述べる場です。衛生委員会は、**全業種**、**常時50人以上**の労働者を使用している事業場ごとに設置しなければなりません。

 衛生委員会には、業種の限定はありません。全業種に設置義務があります。※1

※1 全業種50人以上を要件にしているのは、衛生管理者、産業医、衛生委員会だよ。

2 委員の構成 （頻出）

衛生委員会の委員は、次の者によって構成されています。

議長
① **総括安全衛生管理者**又は総括安全衛生管理者以外の者で、当該事業場においてその事業の実施を統括管理する者、**これに準ずる者**のうちから事業者が指名した者（1名）
② 衛生管理者のうちから**事業者が指名**した者
③ 産業医のうちから**事業者が指名**した者
④ 当該事業場の労働者で**衛生に関し経験を有するもの**のうちから**事業者が指名**した者

また、事業者は、その事業場の労働者で、**作業環境測定を実施しているものを委員として指名**できます。

※2 準ずる者も対象だから、副工場長や部長代理も衛生委員会の議長になれるんだよ。

- 衛生委員会の議長（①）には、総括安全衛生管理者の他に、事業の実施を統括管理する者や準ずる者もなれます。※2
- 事業者が指名した者であれば、事業場に専属でない産業医や労働衛生コンサルタントである衛生管理者も委員になれます。
- 事業場に複数の衛生管理者がいる場合、事業者が指名した者のみが委員になります。※3

※3 たとえば、事業場に5人の衛生管理者がいて、事業者が指名した者が2名だったときは、2名だけが衛生委員になるんだよ。全員じゃないからね。

衛生委員は、議長を除く委員について、事業者側と労働者側が半数ずつ担当する構成です。※4

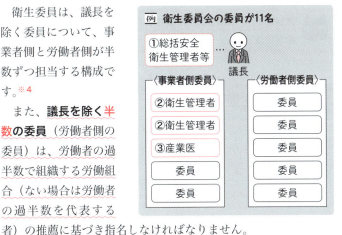

また、**議長を除く半数の委員**（労働者側の委員）は、労働者の過半数で組織する労働組合（ない場合は労働者の過半数を代表する者）の推薦に基づき指名しなければなりません。

※4 たとえば、衛生委員会の委員が11人の場合、議長を除く10人について、事業者側と労働者側の委員が、それぞれ5人ずつ担当するよ。対等な立場で意見を出せるように配慮しているんだね。

3 調査審議事項

衛生委員会の調査審議事項は、次のとおりです。※5

①労働者の健康障害を防止するための基本となるべき対策に関すること
②労働者の健康の保持増進を図るための基本となるべき対策に関すること
③労働災害の原因及び再発防止対策で、衛生に関すること
④①～③のほか、労働者の健康障害の防止及び健康の保持増進に関する重要事項（**付議事項**※6）
- 長時間にわたる労働による健康障害の防止を図るための対策の樹立に関すること
- 労働者の精神的健康の保持増進を図るための対策の樹立に関すること

※5 産業医は、衛生委員会に対して労働者の健康を確保する観点から必要な調査審議を求めることができるんだよ。

※6 会議にかけること、ある事項に付け加えて話し合うことをいうんだよ。

4 その他の規定 頻出

次の規定があります。

開　催	毎月1回以上開催しなければならない
周　知	議事の概要は、委員会開催の都度、遅滞なく、所定の方法によって、周知させなければならない
記録の保存	3年間保存しなければならない

本試験では、開催頻度や記録の保存期間等の数字をひっかけるのが定番です。

5 安全衛生委員会

安全委員会※6及び衛生委員会の両方を設けなければならないときは、それぞれの委員会の設置に変えて、**安全衛生委員会を設置すること**が**できます**。

※6 一定の業種や規模の事業場において、安全管理に関する調査審議を行い、事業者に対して意見を述べる場だよ。

試験問題を解いてみよう！

問題1　2020年10月（問23）　チェック欄 □ □ □

衛生委員会に関する次の記述のうち、法令上、正しいものはどれか。

① 衛生委員会の議長は、衛生管理者である委員のうちから、事業者が指名しなければならない。
② 衛生委員会の議長を除く全委員は、事業場に労働者の過半数で組織する労働組合がないときは、労働者の過半数を代表する者の推薦に基づき指名しなければならない。
③ 衛生管理者として選任しているが事業場に専属ではない労働衛生コンサルタントを、衛生委員会の委員として指名することはできない。
④ 当該事業場の労働者で、衛生に関し経験を有するものを衛生委員会の委員として指名することができる。
⑤ 作業環境測定を作業環境測定機関に委託している場合、衛生委員会の委員として、当該機関に所属する作業環境測定士を指名しなければならない。

解答・解説

①：誤り
衛生管理者を議長として指名できません。
②：誤り
議長を除く「全委員」ではなく「半数」の委員です。
③：誤り
事業場に専属でない労働衛生コンサルタントも委員に指名できます。
④：正しい
⑤：誤り
作業環境測定士を「指名しなければならない」ではなく、「指名できる」です。

解答1　④

安全衛生教育

重要度 C

教育項目がポイントです。省略できる項目や、一部の項目を省略できる業種を押さえましょう。

1 雇入れ時の安全衛生教育

1．実施時期、対象者

事業者は、**労働者を雇い入れたとき又は作業内容を変更したとき**は、従事する作業に関する安全又は衛生のための教育を行わなければなりません。この教育の対象は、**全業種**の**すべての労働者**です。

- 労働者数が少ない事業場でも実施義務があります。※1
- 期間の定めのある労働者やパート労働者も対象です。※1

> ※1 雇入れ時の教育では、仕事に直結することを教育するよ。だから、10人未満の事業場でも実施義務があるし、パート労働者も対象だよ。

2．教育項目

教育項目は、次のとおりです。

教育項目		
教育項目	①機械等、原材料等の危険性又は有害性及びこれらの取扱い方法に関すること ②安全装置、有害物抑制装置又は保護具の性能及びこれらの取扱い方法に関すること ③作業手順に関すること ④作業開始時の点検に関すること	業種により省略可 （例） ● 医療業 ● 金融業 ● 警備業 ● 飲食業
	⑤業務に関して発生するおそれのある疾病の原因及び予防に関すること ⑥整理、整頓及び清潔の保持に関すること ⑦事故時等における応急措置及び退避に関すること ⑧業務に関する安全又は衛生のために必要な事項	全業種 省略不可

> 出題頻度が低いので、この表を覚える必要はないよ。

また、上記の教育項目の全部又は一部に関し、十分な知識や技能を有していると認められる労働者については、その事項についての教育を省略することができます。

- 教育項目①〜④を省略できる業種と省略できない業種が具体的に問われます。省略できない業種には、通信業、各種商品小売業（百貨店）、旅館業、ゴルフ場業等が該当します。
- 教育項目①〜④を省略できる業種であっても、⑤〜⑧の項目は、省略できません。

2 記録の保存

雇入れ時の安全衛生教育に関しては、法律上、**記録の保存義務はありません**。

試験問題を解いてみよう！

問題1 ［2種：2021年4月（問6）］ チェック欄 □ □ □

雇入れ時の安全衛生教育に関する次の記述のうち、法令上、正しいものはどれか。

① 常時使用する労働者が10人未満である事業場では、教育を省略することができる。
② 1か月以内の期間を定めて雇用する者については、危険又は有害な業務に従事する者を除き、教育を省略することができる。
③ 飲食店の事業場においては、「作業手順に関すること」についての教育を省略することができる。
④ 旅館業の事業場においては、「作業開始時の点検に関すること」についての教育を省略することができる。
⑤ 教育を行ったときは、教育の受講者、科目等の記録を作成し、1年間保存しなければならない。

解答・解説

①：誤り
教育を省略することはできません。
②：誤り
教育を省略することはできません。
③：正しい
④：誤り
教育を省略することはできません。
⑤：誤り
雇入れ時の安全衛生教育は、記録の保存義務はありません。

| 解答1 | ③ |

112 ── 第3章 関係法令（有害業務に係るもの以外のもの）

7 一般健康診断、健康診断実施後の措置

第3章

重要度 A

雇入れ時の健康診断、定期健康診断を中心に学習を進めましょう。一般健康診断の対象者と実施時期を押さえた学習が効果的です。

1 健康診断の全体像

安衛法では、労働者の健康状態を把握するために、事業者に対し、次の健康診断の実施を義務づけています。第3章では**一般健康診断**※1について学習していきましょう。

一般健康診断
- 雇入れ時の健康診断
- 定期健康診断
- 特定業務従事者の健康診断
- 海外派遣労働者の健康診断
- 給食従業員の検便

有害業務従事者の健康診断
- 特殊健康診断
- 歯科医師による健康診断

※1 一般的な健康状態を確認するものだよ。すべての事業者に実施義務があるよ。

2 雇入れ時の健康診断

雇入れ時の健康診断は、入社の際に行う健康診断です。

1. 対象者等

対象者	常時使用する労働者
実施時期	雇入れ時に実施
結果の記録	健康診断個人票※2を作成し、**5年間**保存
行政への報告	なし

Point
- 健康診断個人票は、すべての事業者に作成・保存義務があります。
- 雇入れ時の健康診断の結果は、事業場の規模にかかわらず行政に報告する必要はありません。

※2 健康診断の結果を個人ごとにまとめたものだよ。
事業者は、労働者の健康を確保する必要があるので、診断結果を記録し、保存しておかなきゃいけないよ。

7 一般健康診断、健康診断実施後の措置 ── 113

2．検査項目

検査項目	医師の判断による省略
既往歴・業務歴の調査	省略不可
自覚症状・他覚症状の有無の検査	
身長、体重、腹囲、視力、**聴力の検査**	
胸部エックス線検査	
血圧の測定	
貧血検査（血色素量・赤血球数）	
肝機能検査	
血中脂質検査	
血糖検査	
尿検査（尿中の糖・蛋白の有無の検査）	
心電図検査	

＊**3か月以内**に医師による健康診断を受けた者が健康診断の結果証明書類を提出した場合、その項目の省略可

- 医師の判断により検査項目を省略することはできません。※3
- 聴力の検査は、**年齢にかかわらず 1,000 ヘルツと 4,000 ヘルツ**の音に係る聴力についてしなければなりません。
- 血液中の尿酸の量の検査は、健康診断項目に含まれていません。

※3 問題文に「医師の判断により○○検査を省略している」と書かれていたら、必ず主語を確認して！「雇入れ時の健康診断」だったら、誤りだからね。

3 定期健康診断 頻出

定期健康診断は、毎年、定期的に行う健康診断です。

1．対象者等

対象者	常時使用する労働者
実施時期	1年以内ごとに1回、定期に実施
結果の記録	**健康診断個人票を作成し、5年間**保存
行政への報告	労働者数が**常時50人以上**の事業者は、**定期健康診断結果報告書**を遅滞なく、**所轄労働基準監督署長**へ提出

雇入れ時の健康診断と比較学習しましょう。健康診断個人票の作成・保存義務がある点は同じですが、行政への報告義務の有無が異なります。※4

※4 定期健康診断結果報告書は、行政が全国の労働者の健康状態等に関する統計を取るために提出させる報告書だよ。だから、「定期的」に行われる健康診断が対象だし、小規模でない「労働者数50人以上」の事業場を対象にしているよ。

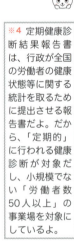

2．検査項目※5

検査項目	医師の判断による省略※6
既往歴・業務歴の調査	省略不可
自覚症状・他覚症状の有無の検査	省略不可
身長、体重、腹囲、視力、**聴力の検査**	身長 20歳以上の者は省略可 腹囲 次の者は省略可 ・40歳未満（除35歳）の者 ・妊娠中の女性等 ・BMIが20未満の者 ・BMIが22未満で、自ら申告した者
胸部エックス線検査 喀痰検査※7	胸部エックス線検査 40歳未満の者のうち、次のいずれにも該当しないものは省略可 ・20歳、25歳、30歳、35歳の者 ・感染症法で結核に係る定期の健康診断の対象とされている施設等で働いている者 ・じん肺法で3年に1回のじん肺健康診断の対象とされている者 喀痰検査 次の者は省略可 ・胸部エックス線検査を省略された者 ・胸部エックス線検査によって病変の発見されない者又は胸部エックス線検査によって結核発病のおそれがないと診断された者
血圧の測定	省略不可
貧血検査（血色素量・赤血球数）	40歳未満の者（除35歳）は省略可
肝機能検査	
血中脂質検査	
血糖検査	
尿検査（尿中の糖・蛋白の有無の検査）	省略不可
心電図検査	40歳未満の者（除35歳）は省略可

＊雇入れ時の健康診断、海外派遣労働者の健康診断又は特殊健康診断を受けた場合、健康診断実施日から1年間に限り、その項目の省略可

- 本試験では、医師の判断により省略できない項目が問われます。「既往歴・業務歴の調査」「自覚症状・他覚症状の有無の検査」「血圧の測定」「尿検査」の4つを押さえましょう。※8
- 聴力の検査は省略できませんが、35歳、40歳及び45歳以上の者を除いて、医師が適当と認める検査に代えることができます。

※5 定期健康診断の検査項目は、喀痰検査を除いて、雇入れ時の健康診断の検査項目と同じだよ。

※6 雇入れ時の健康診断と違って、医師の判断による省略項目があるのが特徴だよ。

※7 呼吸器の病気を調べるための検査で、痰の中にどんな病的な成分が含まれているかを調べるよ。

※8 健康診断に行ったときって、必ずお医者さんの問診と、血圧測定、尿検査をやるよね。あれは、法律上省略できない検査項目だからなんだね。

4 特定業務従事者の健康診断

特定業務従事者の健康診断は、**特定業務に従事する労働者**に対して、**定期健康診断と同じ検査項目**を、**1年に2回行う**健康診断です。※9

対象者	深夜業を含む業務など特定業務に常時従事する労働者
実施時期	・配置替えの際に実施 ・**6か月以内**ごとに1回、定期に実施 ただし、**胸部エックス線及び喀痰検査は、1年以内ごとに1回**、定期の実施で可
結果の記録	健康診断個人票を作成し、5年間保存
行政への報告	労働者数が常時50人以上の事業者は、定期健康診断結果報告書を所轄労働基準監督署長へ提出

 Point 試験対策上、深夜業を含む業務が特定業務に該当することを押さえておけば、他の特定業務は覚えなくても大丈夫です。

※9 たとえば、深夜に働く労働者は、昼間に働く労働者よりも、身体に負担がかかりやすくて健康状態が心配だよね。だから、6か月ごとに一般健康診断を実施して、健康状態を把握しやすいようにしているんだよ。

5 海外派遣労働者の健康診断

海外派遣労働者の健康診断は、海外派遣労働者に対して、派遣前後に、決められた項目の検査を行う健康診断です。

対象者	①**6か月以上海外派遣予定**の労働者 ②**6か月以上海外派遣後**、帰国し国内業務に就く予定の労働者（**一時的に業務に就かせる場合を除く。**）
実施時期	①海外に派遣するとき、②国内業務に就くとき
結果の記録	健康診断個人票を作成し、5年間保存
行政への報告	なし

6 給食従業員の検便

この健康診断は、給食従業員の検便の検査です。

対象者	食堂等における給食の業務に従事する労働者
実施時期	・雇入れの際 ・配置替えの際
結果の記録	健康診断個人票を作成し、5年間保存
行政への報告	なし

7 健康診断実施後の流れ

一般健康診断を実施した後、事業者は、健康診断個人票への記録や行政への報告のほかに、労働者に対し次の措置を行います。

健康診断の結果		
すべての労働者	▶	・健康診断の結果の通知
異常の所見ありの労働者	▶	・医師等からの意見聴取 ・健康診断実施後の措置
健康保持に努める必要ありの労働者	▶	・保健指導等

1．健康診断の結果の通知

事業者は、**健康診断を受けた労働者**に対して、**遅滞なく**、健康診断の結果を通知しなければなりません。※10

> Point
> すべての労働者に通知義務があるので、異常の所見が認められなかった者にも、診断結果を通知しなければなりません。

※10 この規定に違反した場合、罰則の適用があるよ。診断結果を知らせなかったために、病気を発症させたら大変だからね。

2．異常の所見ありと診断された労働者に対する措置

（1）医師等からの意見聴取

事業者は、すべての健康診断の結果、**異常の所見があると診断された労働者**に対し、労働者の健康を保持するために必要な措置について、**医師又は歯科医師の意見を聴かなければなりません**。

実施時期	健康診断実施日から**3か月以内**に実施
記　録	聴取した医師・歯科医師の意見を、健康診断個人票に記載

また、事業者は、医師又は歯科医師から、意見聴取を行う上で必要となる労働者の業務に関する情報を求められたときは、速やかに、提供しなければなりません。

（2）健康診断実施後の措置

事業者は、医師又は歯科医師の意見を勘案し、必要があると認めるときは、次のような就業措置を講じなければなりません。

- 就業場所の変更、作業の転換、労働時間の短縮、深夜業の回数の減少等の措置※11
- 作業環境測定の実施、施設又は設備の設置又は整備、医師・歯科医師の意見の衛生委員会等への報告その他の適切な措置※12

※11 労働者に対して行う措置だよ。たとえば、残業や休日出勤が多いことが原因と考えられる場合、その労働者の労働時間を短くしたり、部署異動をさせるよ。

※12 事業場に対して行う措置だよ。働く環境に問題があると考えられる場合は、空気環境を測定したり、施設の設備を整備したりするよ。

3．健康保持に努める必要ありと診断された労働者に対する措置

　事業者は、一般健康診断の結果、**特に健康の保持に努める必要があると認める労働者**に対し、医師又は保健師による保健指導を行うように努めなければなりません。

第3章

試験問題を解いてみよう！

問題1 2014年4月（問23） チェック欄 □□□

労働安全衛生規則に基づく次の定期健康診断項目のうち、厚生労働大臣が定める基準に基づき、医師が必要でないと認めるときは省略することができる項目に該当しないものはどれか。

① 腹囲の検査
② 心電図検査
③ 肝機能検査
④ 血中脂質検査
⑤ 自覚症状及び他覚症状の有無の検査

解答・解説

①：該当する
②：該当する
③：該当する
④：該当する
⑤：該当しない
自覚症状及び他覚症状の有無の検査は、医師の判断により省略することができません。

解答1　⑤

問題2 2021年4月（問23） チェック欄 □□□

労働安全衛生規則に規定されている医師による健康診断について、法令に違反しているものは次のうちどれか。

① 雇入時の健康診断において、医師による健康診断を受けた後、3か月を経過しない者がその健康診断結果を証明する書面を提出したときは、その健康診断の項目に相当する項目を省略している。
② 雇入時の健康診断の項目のうち、聴力の検査は、35歳及び40歳の者並びに45歳以上の者に対しては、1,000Hz及び4,000Hzの音について行っているが、その他の年齢の者に対しては、医師が適当と認めるその他の方法により行っている。
③ 海外に6か月以上派遣して帰国した労働者について、国内の業務に就かせるとき、一時的な就業の場合を除いて、海外派遣労働者健康診断を行っている。
④ 常時50人の労働者を使用する事業場において、雇入時の健康診断の結果について、所轄労働基準監督署長に報告を行っていない。
⑤ 常時40人の労働者を使用する事業場において、定期健康診断の結果について、所轄労働基準監督署長に報告を行っていない。

解答・解説

①：違反していない
②：違反している
雇入れ時の健康診断項目である聴力の検査は、すべての年齢の者に対して、1,000Hzと4,000Hzの音について行わなければなりません。
③：違反していない
④：違反していない
⑤：違反していない

解答2　②

7　一般健康診断、健康診断実施後の措置　—　119

8 面接指導等、心理的な負担の程度を把握するための検査等（ストレスチェック制度）

重要度 A

長時間労働者の面接指導とストレスチェック制度の高ストレス者に対する面接指導の要件を比較学習しましょう。

1 面接指導等

1．面接指導等の流れ

長時間労働者は健康障害を発症するリスクが高いことから、**医師による面接指導**※1 を行い、その結果を踏まえた措置を講じることが事業者に義務づけられています。具体的な流れは、次のとおりです。

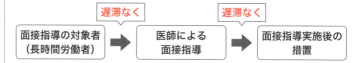

2．面接指導等の対象者

面接指導等の対象者は、次の①～③に該当する長時間労働者です。※2

対象者①	時間外・休日労働時間※3が1か月あたり**80時間を超え**、かつ、**疲労の蓄積が認められる労働者**であって、事業者に**申出**をしたもの
対象者②	**研究開発業務に従事する労働者**であって、時間外・休日労働時間が、1か月あたり**100時間を超える**もの
対象者③	**高度プロフェッショナル制度**※4**の対象労働者**であって、1週間あたりの健康管理時間が40時間を超えた場合におけるその超えた時間について1か月あたり**100時間を超える**もの

事業者は、対象者①と対象者②に対する面接指導を実施するため、タイムカードによる記録、パーソナルコンピュータ等の電子計算機の使用時間の記録等の客観的な方法その他の適切な方法により、労働時間の状況を把握しなければなりません。

※1 問診等によって労働者の心身の状況を把握し、面接によって指導を行うことだよ。

※2 対象者①をしっかり学習しておけば試験対策はバッチリだよ！

※3 時間外労働は、法定労働時間を超えて働くことで、休日労働は、週1日も休みなく働くことだよ。これらの時間を合計して判断するよ（→10 7）。

※4 高度な専門知識を有し、高額な年収要件等を満たす労働者に対し、労働時間の規制を外して働かせる制度だよ（→10 9）。

3．面接指導の実施、及び面接指導の実施後の措置

試験対策上は、対象者①が重要ですので、ここでは対象者①について確認していきましょう。

面接指導の実施	・申出があったとき、遅滞なく実施 ・産業医は、申出をしない労働者に対して、面接指導の申出をするよう勧奨※5可
医師からの意見聴取	遅滞なく
記　録	面接指導の結果を記録し、5年間保存

※5 そのことをするようにすすめることだよ。

面接指導の結果の記録は、次の事項を記載したものでなければなりません。

①面接指導の実施年月日
②面接指導を受けた**労働者の氏名**
③面接指導を行った**医師の氏名**
④面接指導を受けた**労働者の疲労の蓄積の状況**
⑤面接指導を受けた**労働者の心身の状況**
⑥面接指導の結果に基づき、労働者の健康を保持するために必要な措置について**医師から聴取した意見**

事業者は、医師の意見を勘案し、必要があると認めるときは、次のような就業措置、医師の意見の衛生委員会への報告その他の適切な措置を実施しなければなりません。

就業場所の変更、作業の転換、労働時間の短縮、深夜業の回数の減少等の措置

- 面接指導を行う医師は、産業医に限られません。
- 健康診断実施後の措置と比較学習しましょう。
- 「面接指導を受けた**労働者の家族の状況**」は、記載しなければならない事項ではありません。

2 心理的な負担の程度を把握するための検査等 ※6

1．心理的な負担の程度を把握するための検査等の流れ

心理的な負担の程度を把握するための検査（以下「ストレスチェック」といいます。）は、労働者に自らのストレス状況について気づきを促すとともに、ストレスの高い労働者のメンタル不調を未然に防ぐ目的で行われます。具体的な流れは、次のとおりです。

> ※6 本試験では、ストレスチェックでなく、心理的な負担の程度を把握するための検査等という名称で出題されるよ。

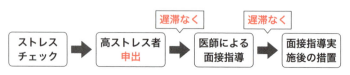

2．ストレスチェックの実施

対象となる事業場		常時50人以上の労働者を使用する事業者※7
対象者		常時使用する労働者
実施時期		**1年以内**ごとに1回、定期に実施
ストレスチェック	実施者	医師等（①**医師**、②**保健師**、③法定の研修を修了した**歯科医師**、**看護師**、**精神保健福祉士**、**公認心理師**）
	検査項目	①心理的な負担の原因に関する項目 ②心理的な負担による心身の自覚症状に関する項目 ③他の労働者による労働者への支援に関する項目
	通知	遅滞なく、医師等から**労働者**に対し通知

> ※7 労働者数が50人未満の事業者は、ストレスチェックの実施は努力義務だよ。

Point
- すべての事業者に実施義務があるわけではありません。
- ストレスチェックの実施者のうち、③を覚えましょう。
- ストレスチェックの結果は、衛生管理者には行かず、直接、ストレスチェックを受けた労働者に通知されます。※8

> ※8 個人情報だから、直接、労働者に結果が通知されるんだね。

3．高ストレス者に対する面接指導

対象者及び実施方法は、次のとおりです。

対象者	高ストレス者（検査の結果、心理的な負担の程度が高い者であって、面接指導を受ける必要があると検査を行った医師等が認めた者）
実施	・**申出**があったとき、**遅滞なく**実施 ・検査を行った**医師等**は、申出をしない労働者に対して、面接指導の申出をするよう**勧奨**可※9

> ※9 この取扱いは、長時間労働者の面接指導における 対象者① と同じだね。

4．高ストレス者に対する面接指導実施後の措置

面接指導実施後の措置は、次のとおりです。

医師からの意見聴取	遅滞なく
記　録	面接指導の結果を記録し、5年間保存

事業者は、医師の意見を勘案し、必要があると認めるときは、次のような就業措置、医師の意見の衛生委員会への報告その他の適切な措置を実施しなければなりません。

> 就業場所の変更、作業の転換、労働時間の短縮、深夜業の回数の減少等の措置

5．定期報告

労働者数が常時50人以上の事業者は、1年以内ごとに1回、定期に、ストレスチェックと面接指導の実施状況について、所轄労働基準監督署長に報告しなければなりません。

- 面接指導を行う医師は、産業医に限られません。
- 面接指導の結果について、健康診断個人票に記載しなければならないという規定はありません。
- 定期報告の対象は、「常時使用する労働者数」が50人以上の事業者です。「面接指導を受けた労働者数」ではありません。

試験問題を解いてみよう！

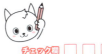

問題1　2019年4月（問24）

労働時間の状況等が一定の要件に該当する労働者に対して、法令により実施することとされている医師による面接指導の結果に基づく記録に記載しなければならない事項として定められていないものは、次のうちどれか。

① 面接指導を行った医師の氏名
② 面接指導を受けた労働者の氏名
③ 面接指導を受けた労働者の家族の状況
④ 面接指導を受けた労働者の疲労の蓄積の状況
⑤ 面接指導の結果に基づき、労働者の健康を保持するために必要な措置について医師から聴取した意見

解答・解説

①：定めあり
②：定めあり
③：定めなし
労働者の家族の状況は、記録の記載事項として定められていません。
④：定めあり
⑤：定めあり

解答1　③

9 労働安全衛生規則の衛生基準、事務所衛生基準規則

重要度 A

数字要件を中心に覚えていきましょう。
労働安全衛生規則は、具体例が出題されるので、試験問題を参考に対応できるようにしましょう！

事務所※1の作業環境は、安衛則と事務所衛生基準規則で定める衛生基準に従って整えていきます。※2

1 労働安全衛生規則の衛生基準

1. 気積・換気

(1) 気積

労働者を常時就業させる屋内作業場の気積※3を、設備の占める容積及び床面から**4m**を超える高さにある空間を除き、労働者1人について**10m³**以上としなければなりません。

> 例 常時50人の労働者を就業させる屋内作業場の気積が、4mを超える高さの空間を除いて600m³となっている場合は衛生基準に違反していますか？※4
> → 違反していない （500m³以上あれば基準を満たす）

(2) 換気

換気が十分行われる性能を有する設備を設けたとき以外は、窓その他の開口部の直接外気に向かって開放することができる部分の面積が、**常時床面積の20分の1以上**になるようにしなければなりません。

> 例 窓その他の開口部の直接外気に向かって開放できる部分の面積が常時床面積の15分の1の場合は衛生基準に違反していますか？※5
> → 違反していない （1/15＞1/20のため基準を満たす）

> Point 本試験では、このような具体例が出題されます。

※1 この項目の対象は、事務所だよ。だから、工場や店舗には適用されないよ。

※2 事務所における衛生基準は、事務所に附属する食堂・炊事場を除いて、労働安全衛生規則は適用されず、事務所衛生基準規則が適用されるよ。

※3 事務所内の空気の総量だよ。

※4 問題を解くときは「労働者数×10m³」で必要な気積を計算するとよいよ。

※5 問題文を読むときに、単純に数字だけを見て、異なるからバツってしちゃだめだよ。1/15は1/20より大きいから基準を満たしているんだよ。

124 — 第3章 関係法令（有害業務に係るもの以外のもの）

2．採光・照明関係
(1) 照度
労働者を常時就業させる場所の作業面の照度※6を、下記の基準に適合させなければなりません。

> 〈作業区分〉　　〈基準〉※7
> **精密な作業** ➡ **300ルクス以上**
> 普通の作業　➡ 150ルクス以上
> **粗な作業** ➡ **70ルクス以上**

※6 物体の表面にどれだけの光が届いているかを表すもので、単位はルクスを使うよ（⇒第2章3❷）。

※7 たとえば、300ルクスがキッチン周りの照明（やや暗め）で、100ルクスが夜の街灯下の明るさだよ。

(2) 採光・照明
① 採光及び照明は、明暗の対照が著しくなく、かつ、まぶしさを生じさせない方法によらなければなりません。
② 労働者を常時就業させる場所の照明設備について、**6か月以内ごとに1回**、定期に、点検しなければなりません。

 本試験では、照度の基準が具体的に問われます。

3．休養関係
(1) 休憩設備
労働者が有効に利用することができる休憩の設備を設けるように努めなければなりません。

(2) 休養室等
常時50人以上又は常時女性30人以上の労働者を使用するときは、労働者が**臥床**※8することのできる休養室又は休養所を、男性用と女性用に区別して設けなければなりません。

※8 横になることだよ。

> 例　男性5人と女性35人の労働者を使用している事業場で、労働者が臥床できる休養室を男女別に設けていない場合は衛生基準に違反していますか？
> ➡　違反している

 本試験では、上記のような具体例が出題されます。

4．清掃等の実施

① 日常行う清掃のほか、大掃除を、**6か月以内ごとに1回**、定期に、統一的に行わなければなりません。

② **ねずみ、昆虫**等の発生場所、生息場所、侵入経路、被害の状況について、**6か月以内ごとに1回**、定期に、統一的に調査を実施し、その結果に基づき、発生を防止するため必要な措置を講じなければなりません。

 実施頻度を押さえましょう。どちらも「6か月以内ごとに1回」です。※9

※9 照明設備の点検の頻度も6か月以内ごとに1回だったね。あわせて押さえよう！

5．食堂・炊事場、栄養士の配置

（1）食堂・炊事場

事業場に附属する食堂・炊事場のおもな基準は次のとおりです。

① 食堂の床面積は、食事の際の1人について、**1㎡以上**としなければなりません。※10

② 炊事従業員**専用の休憩室及び便所**を設けなければなりません。

③ 炊事場には、炊事場専用の履物を備え、**土足のまま立ち入らせてはなりません**。

※10 たとえば、床面積が1人あたり0.8㎡だったら、衛生基準違反になるね。

 ②は、専用の休憩室と便所のどちらか一方では基準違反です。

（2）栄養士の配置

事業場において、労働者に対し、1回100食以上又は1日250食以上の給食を行うときは、栄養士を置くように努めなければなりません。

※11 労働安全衛生規則と同じ規定もあるので、ここでは、事務所衛生基準規則特有の規定をみていくよ。

2　事務所衛生基準規則※11

1．空気調和設備等による調整

空気調和設備※12 又は**機械換気設備**※13 を設けている場合は、常時労働者を就業させる室（以下、室といいます。）に供給され

※12 空気を浄化し、その温度、湿度、流量を調節して供給できる設備だよ。

※13 空気を浄化し、流量を調節して供給できる設備だよ。

る空気が次の基準に適合するよう設備調整が必要です。※14

浮遊粉じん量	0.15mg/m³以下
一酸化炭素の含有率	原則 100万分の10以下 外気が汚染されて困難な場合 100万分の20以下
二酸化炭素の含有率	100万分の1,000以下
ホルムアルデヒドの量	0.1mg/m³以下
気流	0.5m/秒以下
気温（空気調和設備の場合）	17℃以上28℃以下
相対湿度（空気調和設備の場合）	40%以上70%以下

※含有率…1気圧、温度25℃とした場合の空気中に占める割合

> 例
> ① 空気調和設備等を設けている場合は、空気中に占める二酸化炭素の含有率が100万分の 1,000 以下となるように、当該設備を調整しなければならない。
> ② ①の設備により室に流入する空気が、特定の労働者に直接、継続して及ばないようにし、かつ、室の気流を 0.5 m/秒以下としなければならない。

 上記のような、数字要件を穴抜きした問題が出題されます。

※14 第2章2の空気環境にも、同じ内容が載っているよ。（→第2章2 2）

2．燃焼器具

① 燃焼器具（発熱量が著しく少ないものを除きます。以下同じです。）※15 を使用する室等には、排気筒、換気扇その他の換気のための設備を設けなければなりません。

② 燃焼器具を使用するときは、**毎日**、当該器具の異常の有無を点検しなければなりません。

※15 石油ストーブやガスストーブ等が該当するよ。石油やガスを燃焼する際に空気を必要とする火を扱う器具のことさ。

3．作業環境測定等

① **中央管理方式の空気調和設備を設けている建築物の事務室**については、**2か月以内ごとに1回**、定期に、**空気中の一酸化炭素・二酸化炭素の含有率**、室温・外気温、相対温度を測定しなければなりません。

② 室の建築、大規模の修繕、大規模の模様替を行ったとき

9　労働安全衛生規則の衛生基準、事務所衛生基準規則 — 127

は、ホルムアルデヒドの濃度を、その室の使用開始後、**所定の期間に1回**、測定しなければなりません。

4．点検等

（1）機械による換気のための設備

機械による換気のための設備について、はじめて使用するとき、分解して改造・修理を行なったとき、**2か月以内ごとに1回**、定期に、異常の有無を点検しなければなりません。

（2）空気調和設備

空気調和設備を設けている場合、次の措置を講じなければなりません。※16

> ①冷却塔及び冷却水について、使用開始時及び使用を開始した後、原則として1か月以内ごとに1回、定期に、汚れの状況を点検し必要に応じ清掃及び換水等を行う
> ②**加湿装置**について、使用開始時及び使用を開始した後、原則として**1か月以内ごとに1回**、定期に、汚れの状況を点検し、必要に応じ、その清掃等を行う
> ③**空気調和設備内に設けられた排水受け**について、使用開始時及び使用を開始した後、原則として**1か月以内ごとに1回**、定期に、汚れ及び閉塞の状況を点検し、必要に応じ、その清掃等を行う
> ④**冷却塔、冷却水の水管及び加湿装置の清掃**を、それぞれ**1年以内ごとに1回**、定期に行う

※16 病原体によって室内の空気が汚染されることを防止するために必要なんだね。

 実施頻度が問われます。正確に覚えましょう！

試験問題を解いてみよう！

問題1　2021年4月（問25）　チェック欄 □□□

ある屋内作業場の床面から4mをこえない部分の容積が150㎥であり、かつ、このうちの設備の占める分の容積が55㎥であるとき、法令上、常時就業させることのできる最大の労働者数は次のうちどれか。

① 4人
② 9人
③ 10人
④ 15人
⑤ 19人

解答・解説

設問の場合、屋内作業場の気積は、**95㎥（150㎥－55㎥）** になるので、就業させることができる最大の労働者数は「**9人**」（95㎥÷10㎥）です。

解答1　②

問題2　2020年10月（問25）　チェック欄 □□□

事業場の建築物、施設等に関する措置について、労働安全衛生規則の衛生基準に違反しているものは次のうちどれか。

① 常時50人の労働者を就業させている屋内作業場の気積が、設備の占める容積及び床面から4mを超える高さにある空間を除き400㎥となっている。
② ねずみ、昆虫等の発生場所、生息場所及び侵入経路並びにねずみ、昆虫等による被害の状況について、6か月以内ごとに1回、定期に、統一的に調査を実施し、その調査結果に基づき、必要な措置を講じている。
③ 常時男性5人と女性25人の労働者が就業している事業場で、女性用の臥床ができる休養室を設けているが、男性用には、休養室の代わりに休憩設備を利用させている。
④ 事業場に附属する食堂の床面積を、食事の際の1人について、1.1㎡となるようにしている。
⑤ 労働者を常時就業させる場所の作業面の照度を、精密な作業については750ルクス、粗な作業については200ルクスとしている。

解答・解説

①：**違反している**
50人の労働者を就業させる屋内作業場の気積は、**500㎥以上**必要です。
②：違反していない
③：違反していない
④：違反していない
⑤：違反していない

解答1　①

9　労働安全衛生規則の衛生基準、事務所衛生基準規則

10 労働基準法の概要、労働時間・休憩・休日

重要度 A

労働時間・休憩・休日の基本を理解しましょう。
労働時間・休憩・休日の規定の適用除外者と、適用除外の範囲を理解しましょう。

1 労働基準法の概要

労働基準法（以下、「労基法」といいます。）は、労働時間や休憩、休日、給料の支払い等の**労働条件の最低基準**を定め、**使用者**[※1]に守らせることで、**労働者**[※2]を**保護**することを目的とした法律です。労基法は、労働者を1人以上使用する事業に適用されます。

使用者は、労基法の規定を守らなければならず、違反した場合には、罰則が適用されたり、違反部分が無効になり労基法の規定に自動修正されます。[※3]

> ※1 人を雇う側のことだよ。使用者の定義は、事業主よりも広く、これによって、法律を遵守させたり、違反時に責任を取らせる範囲を広くしているんだよ。

> ※2 労働者は、雇われる側だよ。労基法では、事業に使用される者で、賃金を支払われる者と定義しているよ。

> ※3 たとえば、1日の労働時間を20時間で契約しても、1日8時間（労基法の規定）に自動修正されちゃうのさ。

2 労使協定

労使協定とは、使用者と労働者代表との間で締結される書面による協定です。労使協定には、本来は法違反となる行為を行っても、例外的に法違反にならない法律上の効果（免罰効果）があります。

 労使協定は、法律上では「労働者の過半数で組織する労働組合がある場合においてはその労働組合、労働者の過半数で組織する労働組合がない場合においては労働者の過半数を代表する者との書面による協定」と定められています。本試験では、この表現で出てくる場合と、労使協定として出てくる場合があります。

3 監督機関

労基法を施行する行政機関には、次のものがあります。

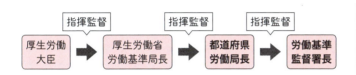

4 労働時間

1．労働時間（原則）

　労働時間とは、労働者が使用者の指揮命令の下に置かれた時間をいい、一般的には、拘束時間（始業時刻から終業時刻までの時間）から休憩時間を除いた時間となります。

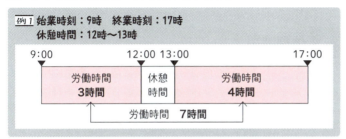

　また、労働者が2以上の事業場で勤務する場合[※4]には、**それぞれの時間を通算した時間が、労働時間**となります。

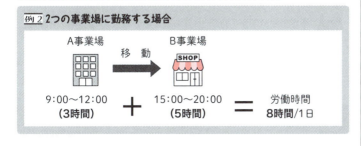

> ※4 本試験では「事業場を異にする場合」という表現で出題されるよ。

2．法定労働時間等

(1) 法定労働時間

　労基法では労働時間の上限時間を定めており、この時間を**法定労働時間**といいます。[※5]

> ※5 法定労働時間を超えて労働することは、原則として禁止されているんだ。

10　労働基準法の概要、労働時間・休憩・休日 —— 131

法定労働時間	原　則	1日8時間	かつ ※6	週40時間
	特例対象事業	1日8時間		週44時間

※6「かつ」は併せるという意味だよ。だから、労働時間は1日の限度と1週間の限度の要件を両方満たさないとダメなんだ。たとえば、1日7時間、週6日勤務の場合、週の労働時間が42時間になるから認められないんだよ。

特例対象事業には、常時10人未満の労働者を使用する商業、映画演劇の事業（映画の製作の事業を除く）、保健衛生の事業、接客娯楽業が該当します。

(2) 所定労働時間

各事業場で定める労働時間を、**所定労働時間**といいます。※7

※7 たとえば、前頁の例1の事業場では、所定労働時間は7時間だね。

5 休憩時間

休憩時間は、**労働時間の途中に、一斉に与え、自由に利用**させることが原則です。また、休憩時間の長さは次表のとおりです。

労働時間	休憩時間
6時間以下	不要
6時間超え8時間以下	少なくとも45分
8時間超え	少なくとも1時間

 所定労働時間が7時間30分の事業場の場合、45分間の休憩時間で足りますが、労働時間を1時間延長したときは、8時間を超えるため1時間の休憩時間を与える必要があります。

6 休日

1．法定休日等

(1) 法定休日

労基法では、**少なくとも毎週1日の休日**※8か、又は**4週間を通じて4日以上の休日**※9を与えなければならないと規定されており、この休日を**法定休日**といいます。

※8 週1日の休みは、日曜日や祝日である必要はないよ。

※9 毎週休日を与えることが難しい場合は、就業規則等（⇒14）で起算日を定めて採用すれば、1・2週目に休日を2日ずつ、3・4週目に休日なし、ってこともOKだよ。

（2）所定休日

法定休日以外に使用者が労働者に与える休日を**所定休日**といいます。

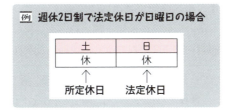

2．休日の振替と代休

休日の振替	就業規則等に規定を定め、**事前に**休日と労働日を入れ替えること	休日労働にならない
代　休	休日に労働させた**後に**、他の労働日を休日にすること	休日労働となる

7 時間外労働と休日労働 〈頻出〉

1．時間外労働・休日労働が認められる場合

労基法では原則として**時間外労働**※10や**休日労働**※11（以下、時間外労働等といいます。）を禁止しています。しかし、下記の場合は例外として時間外労働等を認めています。※12

時間外労働等が認められる場合	36協定の締結・届出	労使協定※13（→**2**）を締結し、所轄労働基準監督署長に届け出た場合
	非常災害時	災害等による臨時の必要がある場合
	臨時の公務	公務のために臨時の必要がある場合

 時間外労働等が認められる方法は、36協定の締結・届出だけではありません。上表の3通りの方法が該当します。

2．時間外労働の上限規制

36協定を締結した場合であっても、労基法上、時間外労働の上限は、原則として**1か月45時間**、**1年360時間**となり、臨時的な特別の事情がなければ、この時間を超えることはできません。※14

また、新技術、新商品等の研究開発業務や高度プロフェッショナル制度の対象者（→**9**）は、上限規制の適用が除外されます。

※10 法定労働時間を超える労働のことだよ。

※11 法定休日に労働させることだよ。つまり、1週間に1日の休みもなく働くことだよ。

※12 時間外労働等をさせたときは、通常よりも高い賃金（割増賃金）を払う必要があるんだよ。

※13 時間外労働に係る労使協定は労基法第36条に規定されているから「サブロクキョウテイ」と呼ぶんだ。

※14 この規定に違反した場合は、罰則が適用されるよ。

10　労働基準法の概要、労働時間・休憩・休日 ── 133

3．労働時間延長の制限業務

坑内労働等の健康上特に有害な業務の労働時間の延長は**1日2時間**を超えてはなりません。おもな業務は次のとおりです。

①多量の高熱物体を取り扱う業務、著しく暑熱な場所における業務
②**多量の低温物体を取り扱う業務**、著しく寒冷な場所における業務
③**異常気圧下における業務**
④ボイラー製造等強烈な騒音を発する場所における業務
⑤**鉛**、水銀、一酸化炭素、その他これらに準ずる有害物**の粉じん**、蒸気又はガスを**発散する場所における業務**

 本試験では、制限業務に該当する業務が具体的に問われます。表の健康上特に有害な業務をきちんと覚えましょう。※15

8 労働時間、休憩及び休日に関する規定の適用除外

次のいずれかに該当する労働者には、**労働時間、休憩**及び**休日**の規定が適用されません。

①農業又は水産業（㊙林業）の事業に従事する者
②**事業の種類にかかわらず監督若しくは管理の地位にある者（管理監督者）**※16 又は機密の事務を取り扱う者（以下、「管理監督者等」といいます。）※17
③**監視又は断続的労働に従事する者**で、使用者が行政官庁（**所轄労働基準監督署長**）**の許可**を受けたもの

- ①②は当然に適用が除外されますが、③は「所轄労働基準監督署長の許可」を受けて初めて適用が除外されます。
- 適用除外になるのは、労働時間、休憩、休日に関する規定のみです。**年次有給休暇**（→**12**）や**深夜業**※18**の規定**は**適用**されます。

※15 ひっかけで「給湿を行う紡績又は織布の業務」「病原体によって汚染された物を取り扱う業務」が出るから注意だよ！

※16 管理監督者は、部長や工場長など労働条件の決定その他労務管理について経営者と一体的な立場にある者をいうんだよ。

※17 機密の事務を取り扱う者には、秘書が該当するよ。

※18 深夜の時間帯である22時から翌日の5時までの間、労働者を働かせることだよ。

9 高度プロフェッショナル制度

高度プロフェッショナル制度は、高度の専門的知識等を有し、職務の範囲が明確で、一定の年収要件を満たす労働者を対象に、労働時間、休憩、休日及び深夜の割増賃金規定の適用を除外する制度です。

試験問題を解いてみよう！

問題1　2021年4月（問26）　チェック欄 □□□

労働基準法における労働時間等に関する次の記述のうち、正しいものはどれか。

ただし、「労使協定」とは、「労働者の過半数で組織する労働組合（その労働組合がない場合は労働者の過半数を代表する者）と使用者との書面による協定」をいう。

① 1日8時間を超えて労働させることができるのは、時間外労働の労使協定を締結し、これを所轄労働基準監督署長に届け出た場合に限られている。
② 労働時間に関する規定の適用については、事業場を異にする場合は労働時間を通算しない。
③ 所定労働時間が7時間30分である事業場において、延長する労働時間が1時間であるときは、少なくとも45分の休憩時間を労働時間の途中に与えなければならない。
④ 監視又は断続的労働に従事する労働者であって、所轄労働基準監督署長の許可を受けたものについては、労働時間、休憩及び休日に関する規定は適用されない。
⑤ フレックスタイム制の清算期間は、6か月以内の期間に限られる。

解答・解説

①：誤り
36協定の締結・届出に限られません。
②：誤り
事業場を異にする場合でも、労働時間は通算されます。
③：誤り
労働時間が延長された結果、8時間を超えた場合は、1時間の休憩時間を与えなければなりません。
④：正しい
⑤：誤り
「6か月以内」ではなく「3か月以内」に限られます。

| 解答1 | ④ |

10　労働基準法の概要、労働時間・休憩・休日 ── 135

11 変形労働時間制等

重要度 B

1か月単位の変形労働時間制とフレックスタイム制が出題されます。
それぞれの制度の内容と必要な手続きを押さえましょう。

1 変形労働時間制等の種類

　変形労働時間制とは、業務の繁閑に応じて、一定期間の労働時間を調整することができる制度です。※1 変形期間に応じて、「1か月単位」「1年単位」「1週間単位（非定形的）」の3種類があります。

　フレックスタイム制とは、一定期間（清算期間）について定めた総労働時間の中で、労働者が自由に始業及び終業の時刻を選択して働くことができる制度です。※2

※1 変形労働時間制の労働時間は、使用者が定めるよ。繁忙期は労働時間を長く、閑散期は短く定めることができるし、あらかじめ労働時間を長く定めた日は割増賃金を払う必要がないんだ。

※2 フレックスタイム制の労働時間は、労働者が決めるんだよ。

【変形可能な期間】

変形労働時間制
- 1か月単位 …… 1か月以内
- 1年単位 …… 1か月超1年以内
- 1週間単位（非定形的） …… 1週間

フレックスタイム制 …………………… **3か月以内**

　労働者を変形労働時間制により働かせる場合には、育児を行う者など特別の配慮が必要な者に対して、これらの者が育児等に必要な時間を確保できるような配慮をしなければなりません。

- 変形労働時間制を採用した場合でも、妊産婦が請求した場合には、管理監督者を除き、法定労働時間を超えて労働させることはできません。（→13 ❷）
- 妊産婦についても、フレックスタイム制による労働をさせることができます。

2 1か月単位の変形労働時間制

1か月単位の変形労働時間制は、特定された週又は日において法定労働時間(**1週40時間等、1日8時間**)を超えて労働させることができる制度です。

変形期間	1か月以内の期間
採用要件	**労使協定又は就業規則等**に一定事項を定める
労働時間の特定	変形期間を平均し、1週間あたりの労働時間が法定労働時間(40時間等)を超えない範囲内で各週、各日の労働時間を特定する※3
所轄労働基準監督署長への届出	**労使協定** ➡ 必要※4 ※就業規則は就業規則の変更として届出が必要

- 労使協定の締結又は就業規則の定めのどちらか一方により、採用できます。
- 労使協定での採用では、所轄労働基準監督署長へ届出が必要です。

※3 1か月単位の変形労働時間制は、変形期間を平均して法定労働時間(週40時間等)内であれば、あらかじめ定めた日や週の労働時間に上限はないよ。

※4 届出が必要なのは、労働者に不利益かどうかを行政が確認するためだよ。

3 フレックスタイム制

フレックスタイム制は、一定期間(清算期間)について定めた総労働時間数になるように、労働者が日々の始業・終業時刻や労働時間を自由に決めることができる制度です。※5

清算期間	**3か月以内**の期間
採用要件	**労使協定及び就業規則等**に一定の事項を定める
定める事項	労使協定 対象労働者の範囲、清算期間、総労働時間等の定め、標準となる1日の労働時間、有効期間の定め(清算期間が1か月を超える場合)等 就業規則 始業・終業の時刻を労働者の決定に委ねる旨の定め
所轄労働基準監督署長への届出	労使協定 清算期間が1か月以内 ➡ **不要** 　　　　　清算期間が**1か月を超える場合** ➡ 必要 ※就業規則は就業規則の変更として届出が必要

※5 たとえば、清算期間を1か月、その間の総労働時間数を160時間と決めた場合、1か月で160時間になるように、労働者が日々の始業・終業時刻や労働時間を決めるんだ。

11 変形労働時間制等 — 137

>
> - 労使協定の締結と就業規則の定めの両方が必要です。
> - 労使協定は、清算期間が1か月以内であれば、所轄労働基準監督署長へ届出は不要です。

試験問題を解いてみよう！

問題1　2016年4月（問26）　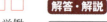

1か月単位の変形労働時間制に関する次の記述のうち、労働基準法上、誤っているものはどれか。

ただし、常時使用する労働者数が10人以上の規模の事業場の場合とし、「労使協定」とは、「労働者の過半数で組織する労働組合（その労働組合がない場合は労働者の過半数を代表する者）と使用者との書面による協定」をいう。

① この制度を採用する場合には、労使協定又は就業規則により、1か月以内の一定の期間を平均し1週間当たりの労働時間が40時間を超えないこと等、この制度に関する定めをする必要がある。

② この制度を採用した場合には、この制度に関する定めにより特定された週又は日において1週40時間又は1日8時間を超えて労働させることができる。

③ この制度に関する定めをした労使協定は所轄労働基準監督署長に届け出る必要はないが、就業規則は届け出る必要がある。

④ この制度を採用した場合であっても、妊娠中又は産後1年を経過しない女性が請求した場合には、監督又は管理の地位にある者等労働時間に関する規定の適用除外者を除き、当該女性に対して法定労働時間を超えて労働させることはできない。

⑤ この制度で労働させる場合には、育児を行う者等特別な配慮を要する者に対して、これらの者が育児等に必要な時間を確保できるような配慮をしなければならない。

解答・解説

①：正しい
②：正しい
③：誤り
1か月単位の変形労働時間制の定めをした労使協定は、所轄労働基準監督署長に届け出る必要があります。
④：正しい
⑤：正しい

解答1　③

12 年次有給休暇

重要度 B

年次有給休暇の付与日数がよく問われています。
また、年次有給休暇を与えることができるさまざまな
ルールを確認しましょう。

1 年次有給休暇の発生要件

年次有給休暇（以下、「休暇」といいます。）とは、労働日に休んでも賃金が減額されない休暇のことです。休暇は、次の2要件を満たすことで、**当然に発生します**。※1※2

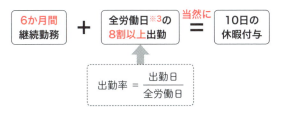

出勤率を算定する際に、下記の期間は、実際に出勤しなくても**出勤したものとみなして、出勤日に加えます**。※4

> ①業務上の傷病による療養のため休業した期間
> ②産前産後の休業期間
> ③**育児休業・介護休業**を取得した期間
> ④年次有給休暇を取得した期間
> ⑤労働者の責めに帰すべき事由によらない不就労日

2 年次有給休暇の付与日数

休暇は、雇入れ日から起算して6か月経過した日に付与され、その日から起算した継続勤続年数1年ごとに、付与されます。※5

> 例　雇入日が4月1日の場合
> 初めて休暇が付与される日　　　10月1日
> その後の休暇付与日　　　　　　毎年10月1日

※1 労働者の心身の疲労を回復させ、ゆとりある生活を保障する目的のお休みだよ。だから、発生要件を満たせば、法律上当然に与えられるよ。

※2 管理監督者等にも、休暇の規定は適用されるよ。

※3 働く義務がある日のことだよ。

※4 労働者の故意過失ではないこれらの休業日を出勤日に加えることで、有利に取り扱っているんだ。

※5 ただし、1年間の出勤率が8割未満の場合は、その後の1年間は休暇が付与されないんだ。

休暇の付与日数は、次のとおりです。

1．原則

勤続年数	6か月	1年 6か月	2年 6か月	3年 6か月	4年 6か月	5年 6か月	6年 6か月以上
付与日数	10日	11日	12日	14日	16日	18日	20日

2．所定労働日数が少ない労働者に対する付与日数（比例付与）

　パートタイム労働者など、所定労働日数が少ない労働者には、原則の付与日数よりも少ない日数で休暇が付与されます。具体的には、**所定労働時間が週30時間未満で、かつ、所定労働日数が週4日以下**（年間の所定労働日数が216日以下）の労働者が該当します。

| 所定労働日数 || 勤続年数 |||||||
週	年間	6か月	1年 6か月	2年 6か月	3年 6か月	4年 6か月	5年 6か月	6年 6か月以上
4日	169〜216日	7日	8日	9日	10日	12日	13日	15日
3日	121〜168日	5日	6日	6日	8日	9日	10日	11日
2日	73〜120日	3日	4日	4日	5日	6日	6日	7日
1日	48〜72日	1日	2日	2日	2日	3日	3日	3日

- 具体例が出題されたときに、原則と比例付与のどちらの対象になるのかを判断できるようにしましょう。※6
- 本試験では、休暇の付与日数が具体的に問われます。※7

※6 たとえば、所定労働時間が6時間の場合、週5日勤務の労働者は「原則」の対象、週4日勤務の労働者は「比例付与」の対象だよ。

※7 たとえば、週の所定労働時間が25時間、所定労働日数が4日の労働者が3年6ヵ月継続勤務した場合、その後の1年間に付与される休暇は10日だよ。

3 年次有給休暇の単位

　休暇は、原則として1日を単位として付与されます。ただし、労使協定を締結した場合は、**1年に5日を限度**として、**時間単位**で休暇を付与することができます。

第3章

4 年次有給休暇を与える時季等

1．時季指定権と時季変更権

① 休暇は、労働者の請求する時季[※8]に与えなければなりません。労働者が休暇を取得したい時季を決めることができる権利を時季指定権といいます。

② 使用者は、労働者から請求があったときは、これを拒むことはできません。ただし、労働者から請求された時季に休暇を与えることが事業の正常な運営を妨げる場合に限り、他の時季に与えることができます。この権利を時季変更権といいます。

※8 特定の月日の他に、シーズンを加えた時期も含むから、「時季」だよ。

2．計画的付与

労使協定により、休暇を与える時季に関する定めをした場合は、**休暇のうち5日を超える部分**については、その定めにより休暇を与えることができます。[※9]

労使協定の締結が必要です。労使協定は、本試験では、「労働者の過半数で組織する労働組合がある場合においてはその労働組合、労働者の過半数で組織する労働組合がない場合においては労働者の過半数を代表する者との書面による協定」という表現で出てきます。

※9 計画的付与って、夏休みや年末年始を利用して、会社全体や部門ごとに一斉に休みをとって、休暇を消化させるしくみだよ。

3．休暇の時季指定（使用者による時季指定）

休暇が10日以上付与される労働者に対して、使用者は**年5日の休暇**を、休暇を付与した日から1年以内に、時季を指定して労働者に取得させなければなりません。[※10]

5 年次有給休暇の賃金

休暇取得日の賃金は、次の①～③のいずれかの方法で支払う義務があります。また、労使協定により③を定めた場合は、③が最優先されます。

※10 本来、休暇は労働者自身が請求して取得するものだけど、休暇を請求しない労働者もいるので、使用者が、時季を指定して休暇を取得させるルールができたんだよ。

12 年次有給休暇 ― 141

①平均賃金
②所定労働時間労働した場合に支払われる通常の賃金
③健康保険法の標準報酬月額の30分の1（労使協定で定めた場合）

 休暇取得日の賃金は、「最低賃金額」や「平均賃金の100分の60相当額」ではありません。

6 その他の規定

次の規定があります。

時効	休暇の権利は、**2年**を経過したときは、時効によって消滅する
不利益取扱い	使用者は、休暇を取得した労働者に対して、賃金の減額その他不利益な取扱いをしないようにしなければならない

試験問題を解いてみよう！

問題1 2017年4月（問27）　チェック欄 □ □ □

週所定労働時間が32時間で、週所定労働日数が4日である労働者であって、雇入れの日から起算して3年6か月継続勤務した労働者に対して、その後1年間に新たに与えなければならない年次有給休暇日数として、法令上、正しいものは①〜⑤のうちどれか。

ただし、その労働者はその直前の1年間に全労働日の8割以上出勤したものとする。

① 10日
② 11日
③ 12日
④ 13日
⑤ 14日

解答・解説

設問の労働者には原則の日数が付与されるので、⑤14日が正しいです。

解答1　⑤

13 年少者・女性の保護

重要度 A

第3章

女性の保護に関する規定のうち、特に妊産婦に関する保護規定を押さえるようにしましょう。また、育児時間は要注意です。

1 年少者の保護

1．未成年者・年少者・児童

労基法では、精神的、肉体的に未熟であることから、未成年者・年少者・児童に対して、さまざまな保護規定を設けています。※1

年齢区分		保護規定
満20歳未満	未成年者	・労働契約締結の保護 ・賃金の請求権
満18歳未満	年少者	・労働時間・休日・深夜業の制限 ・坑内労働の禁止 ・危険有害業務の就業制限等
満15歳到達年度末	児童	・使用禁止（例外あり）

※満15歳到達年度末…満15歳に達した日以後の最初の3月31日が終了していない者

※1 児童は、すべての保護規定が適用されるようになっているよ。

2．年少者に係る危険有害業務の就業制限

年少者※2は、次の（1）（2）の業務への就業が禁止されています。

（1）重量物を取り扱う業務

年齢及び性		重量（単位kg）	
		断続作業	継続作業
満16歳未満	女	12	8
	男	15	10
満16歳以上 満18歳未満	女	**25**	15
	男	**30**	20

※2 本試験では、年少者じゃなくて「満18歳に満たない者」という表現で出題されるよ。

 Point 10kgの重量物を断続的に取り扱う業務は、禁止されていません。

13 年少者・女性の保護 — 143

（2）危険有害な業務

①さく岩機、鋲打機等身体に著しい振動を与える機械器具を用いて行う業務
②土石、獣毛等のじんあい又は粉末を著しく飛散する場所における業務
③異常気圧下における業務
④多量の高熱物体を取り扱う業務及び著しく暑熱な場所における業務
⑤多量の低温物体を取り扱う業務及び著しく寒冷な場所における業務
⑥強烈な騒音を発する場所における業務　など

> **Point** 本試験では、就業制限業務に該当する業務と該当しない業務がそれぞれ問われます。該当しない業務には、「赤外線又は紫外線にさらされる業務」や、「超音波にさらされる業務」があります。※3

※3 本試験では、女性の就業制限規定とあわせて出題されることもあるよ。

2 女性の保護

労基法では、母性保護の観点から、**妊産婦**※4である女性労働者に対して、さまざまな保護規定を設けています。

※4 「妊婦」と「産婦（産後1年を経過しない女性）」の総称だよ。

1．産前産後の休業

産前産後の期間については、原則として次のように就業が制限されています。

産前休業	使用者は、**6週間**（多胎妊娠※5の場合には**14週間**）以内に出産する予定の女性が休業を請求した場合においては、その者を就業させてはならない
産後休業	原則 使用者は、**産後8週間**を経過しない女性を**就業させてはならない** 例外 **産後6週間**を経過した女性が請求した場合において、**医師が支障がないと認めた業務**に就かせることは差し支えない

※5 2人以上の赤ちゃんを同時に妊娠することだよ。多胎妊娠は、母体の負担がとても大きいので、産前休業を長くしているんだよ。

出産日※6
産前休業 産後休業

※6 出産日は、産前休業に含むんだ。

> **Point** 数字要件が問われます。赤字部分をしっかり覚えましょう。

2. 軽易な業務への転換

使用者は、**妊娠中の女性**が**請求**した場合には、他の軽易な業務に転換させなければなりません。※7

対象は妊婦のみです。管理監督者等である妊婦も対象になります。

※7 お腹の赤ちゃんに影響がないように身体的に楽な仕事に変更するのさ。だから、対象は妊婦だけなんだよ。

3. 妊産婦に係る労働時間等の制限

妊産婦が請求した場合には、次の労働時間の制限があります。

制限内容		妊産婦	
		原則	管理監督者
変形労働時間制	1週又は1日の法定労働時間を超えて働かせること※8	禁止	就業可能
時間外労働休日労働	時間外労働・休日労働を行わせること	禁止	就業可能
深夜業	**深夜の時間帯**※9に働かせること	禁止	禁止

- **フレックスタイム制**は、労働者が始業・終業の時刻を決めることができる制度なので、**就業禁止の対象となりません。**
- 管理監督者等に対しても深夜業の規定は適用されるため、管理監督者である妊産婦が請求したときは、深夜業が禁止されます（⊃10）。

※8 つまり、変形労働時間制を適用していても、請求があれば週40時間、1日8時間までにしなきゃいけないんだよ。

※9 22時から翌日の5時までだよ。

4. 育児時間

育児時間とは、**生児**※10への授乳時間です。

生後満1年に達しない生児を育てる女性労働者が請求したときは、休憩時間の他に、**1日2回それぞれ少なくとも30分**の育児時間が与えられます。

育児期間は、**労働者が請求する時間**に与える必要があります。※11

※10 生まれたばかりの子って意味だよ。

※11 育児時間は、労働時間の途中に与える必要はないんだ。だから、出勤を遅らせたり、退勤を早めることもできるんだよ。

- 対象となる生児の年齢に注意しましょう！ 生後満1年を超え満2年に達しない生児は対象ではありません。
- 請求がない場合は、育児時間を与える必要はありません。
- 育児時間を有給・無給とするかは労使当事者の自由に委ねられるため、育児時間は有給でなくても差し支えありません。

5．生理休暇

使用者は、生理日の就業が著しく困難な女性が休暇を請求したときは、生理日に就業させてはなりません。

3 妊産婦に係る危険有害業務の就業制限

妊産婦は、坑内労働や、重量物取扱業務、危険有害業務の就業が禁止されています。おもな就業禁止業務は次のとおりです。このうち①②の業務はすべての女性労働者の就業が禁止されています。※12

> ※12 ①②の業務は、女性の妊娠又は出産に係る機能に有害なためすべての女性が就業禁止だよ。

×…禁止、申出×…申出により禁止、○…就業可能

業　務	女性	妊婦	産婦
①重量物を取り扱う業務	×	×	×
②一定の有害物質を発散する場所における業務	×	×	×
③多量の高熱物体を取り扱う業務、著しく暑熱な場所における業務	○	×	申出×
④多量の低温物体を取り扱う業務、著しく寒冷な場所における業務	○	×	申出×
⑤異常気圧下における業務	○	×	申出×
⑥さく岩機、鋲打機等身体に著しい振動を与える機械器具を用いて行う業務	○	×	×
⑦深さ・高さが5メートル以上の場所等における業務	○	×	○

上表①は、年齢区分に応じて右表の重量以上の重量物を取り扱う業務です。

年齢	重量（単位kg）	
	断続作業	継続作業
満16歳未満	12	8
満16歳以上満18歳未満	25	15
満18歳以上	30	20

第3章

Point
- 妊婦は、申出の有無にかかわらず、すべての業務が就業禁止です。
- 20kg以上の重量物を継続的に取り扱う業務は、すべての女性労働者の就業が禁止されています。
- 産婦※13は、申出により禁止される業務が問われます。

※13 本試験では、産婦じゃなくて「満18歳以上で産後8週間を経過したが1年を経過しない女性」という表現で出てくるよ。

試験問題を解いてみよう！

問題1 【2020年4月（問27）】 チェック欄 □ □ □

常時10人以上の労働者を使用する事業場において、労働基準法に基づく妊産婦に関する次の記述のうち、誤っているものはどれか。

ただし、労使協定とは、「労働者の過半数で組織する労働組合（その労働組合がない場合は労働者の過半数を代表する者）と使用者との書面による協定」をいい、また、管理監督者等とは、「監督又は管理の地位にある者等、労働時間、休憩及び休日に関する規定の適用除外者」をいうものとする。

① 時間外・休日労働に関する労使協定を締結し、これを所轄労働基準監督署長に届け出ている場合であって、妊産婦が請求した場合には、管理監督者等の場合を除き、時間外・休日労働をさせてはならない。
② 1か月単位の変形労働時間制を採用している場合であって、妊産婦が請求した場合には、管理監督者等の場合を除き、1週40時間、1日8時間を超えて労働させてはならない。
③ フレックスタイム制を採用している場合には、1週40時間、1日8時間を超えて労働させることができる。
④ 1年単位の変形労働時間制を採用している場合であって、妊産婦が請求した場合には、管理監督者等の場合を除き、1週40時間、1日8時間を超えて労働させてはならない。
⑤ 妊産婦が請求した場合には、管理監督者等の場合を除き、深夜業をさせてはならない。

解答・解説

①：正しい
②：正しい
③：正しい
④：正しい
⑤：誤り
管理監督者等である妊産婦も含めて、深夜業が禁止されます。

| 解答1 | ⑤ |

13 年少者・女性の保護

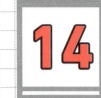

14 就業規則

重要度 C

就業規則の作成の流れを理解しましょう。
就業規則の必要記載事項が、絶対的必要記載事項なのか相対的必要記載事項なのかをわけて覚えるようにしましょう。

1 就業規則とは

就業規則は、使用者が労働条件や職場のルール等を定め、書面にしたものです。**常時10人以上の労働者**[※1]**を使用する使用者**は、**就業規則を作成**し、**所轄労働基準監督署長に届け出**なければなりません。就業規則の記載内容を**変更**したときも、**同様**です。

> ※1 労働者には、パート社員やアルバイトも含まれるよ。

2 就業規則の作成の流れ

使用者は、就業規則を作成又は変更するときは、**労働者代表の意見を聴かなければなりません。** また、就業規則の届出をする場合は、**労働者代表の意見書を添付**しなければなりません。

就業規則の作成・変更 → 労働者代表の意見聴取 →（届出）→ 労働基準監督署長

 Point 労働者代表の「**意見聴取**」であって「**同意**」でない点に注意しましょう。[※2]

> ※2 労働者代表の意見を聴くことが必要で、必ずしも同意を得る必要はないよ。だから、「就業規則の内容に反対です。」という意見でも構わないんだよ。

3 周知方法

就業規則の周知方法は、次のとおりです。[※3]

①常時各作業場の見やすい場所に掲示又は備え付け
②書面交付
③磁気テープ、磁気ディスク等に記録し、かつ、労働者が記録内容を常時確認できる機器を各作業場に設置

> ※3 周知方法は、法律上定められているよ。

第3章

4 就業規則の必要記載事項

就業規則の必要記載事項は、次のとおりです。

絶対的必要記載事項 ※4	①始業及び終業の時刻、休憩時間、休日、休暇並びに交替制の場合には就業時転換に関する事項 ②賃金の決定、計算及び支払の方法、賃金の締切り及び支払の時期並びに昇給に関する事項 ③退職に関する事項（解雇の事由を含む。）
相対的必要記載事項 ※4	①退職手当に関する事項 ②臨時の賃金等（賞与）、最低賃金額に関する事項 ③食費、作業用品などの負担に関する事項 ④**安全及び衛生に関する事項** ⑤職業訓練に関する事項 ⑥災害補償、業務外の傷病扶助に関する事項 ⑦**表彰、制裁に関する事項** ⑧その他全労働者に適用される事項

※4 本試験では、絶対的必要記載事項は、「必ず就業規則に定めておくこと」で、相対的必要記載事項は、「これに関する定めをする場合には就業規則に定めておく必要があること」で出題されるよ。

試験問題を解いてみよう！

問題1　2016年10月（問27）　チェック欄 □□□

労働基準法により作成が義務付けられている就業規則に関する次の記述のうち、誤っているものはどれか。

① 就業規則の作成又は変更の手続きとして、事業場の労働者の過半数で組織する労働組合（その労働組合がない場合は労働者の過半数を代表する者）の同意が必要である。
② 退職に関する事項（解雇の事由を含む。）については、必ず就業規則に定めておく必要がある。
③ 休日及び休暇に関する事項については、必ず就業規則に定めておく必要がある。
④ 安全及び衛生に関する事項については、これに関する定めをする場合には就業規則に定めておく必要がある。
⑤ 就業規則は、常時作業場の見やすい場所へ掲示すること、各労働者に書面を交付すること等の一定の方法によって、労働者に周知させなければならない。

解答・解説

①：誤り
「同意」ではなく「意見を聴くこと」が必要です。
②：正しい
③：正しい
④：正しい
⑤：正しい

解答1　①

14　就業規則　149

第4章

労働衛生
（有害業務に係るもの）

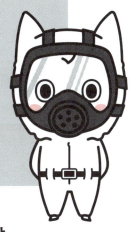

■ この章で学ぶこと

この章では、有害な作業環境が労働者の心身に与える影響等と、その対策について学習します。化学物質の特性や有害性、危険物や有害物質を取扱う労働者の心身に与える影響等を学習し、有害業務に関する作業環境の管理や、作業管理、健康管理についてそれぞれ学びます。

◆ 試験の特徴

この章からの出題数は10問です。化学物質の名称や健康障害における疾病名等が多く出題されるため、苦手に思う方も多いようですが、試験問題を上手に活用して、正解肢を中心に覚えていきましょう。「局所排気装置」や「労働衛生保護具」は確実に得点したい項目です。

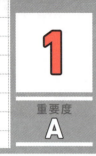

1 化学物質の状態

重要度 A

ガス、蒸気、粉じんに該当する化学物質名を覚えることが得点につながるポイントです。

1 化学物質の分類

化学物質のうち、人の健康に害を及ぼす可能性のある物質を**有害物質**といいます。有害物質は、その性質や状態、取扱い方法によって、**気体状の物質**である**ガス**、**蒸気**と、**粒子状の物質**である**ミスト**、**粉じん**、**ヒューム**にわかれます。

2 気体状の物質（気体）

気体状の物質には、**ガス**と**蒸気**が該当します。

	性状	化学物質名
ガス	常温・常圧（25℃、1気圧）で気体のもの	塩素、塩化ビニル、アンモニア、ホルムアルデヒド、硫化水素、塩化水素、二酸化硫黄、臭化メチル 等
蒸気	常温・常圧で液体又は固体の物質が蒸気圧に応じて揮発※1又は昇華※2して気体となっているもの	二硫化炭素、アクリロニトリル、アセトン、フェノール、水銀、硫酸ジメチル、ニッケルカルボニル、トリクロロエチレン 等

※1 通常の温度で、液体が気体になることだよ。

※2 固体が液体にならずに直接気体になることだよ。

 本試験では、ガスや蒸気に該当する具体的な化学物質名が出題されます。特に、蒸気に該当する化学物質名を中心に覚えましょう。※3

※3 暗記が苦手な人は、まず「アセトン＝蒸気」を最優先で覚えよう。

3 粒子状の物質

粒子状の物質には、**ミスト**、**粉じん**、**ヒューム**が該当します。**ミスト**は**液体の微粒子**で、**粉じん**と**ヒューム**は**固体の微粒子**です。

1．液体

	性状	化学物質名
ミスト	液体の微粒子が、空気中に浮遊しているもの（粒径5～100μm）※4	**クロム酸**、コールタール、硝酸、硫酸 等

※4 μm（マイクロメートル）は第1章1 3 を参照しよう。

2．個体

	性状	化学物質名
粉じん（ダスト）	固体に研磨、切削、粉砕等の機械的な作用を加えて発生した固体微粒子で、空気中に浮遊しているもの（粒径1～150μm）	**ジクロロベンジジン**※5、オルト-トリジン、石綿 等
ヒューム	気体が空気中で凝固や化学変化を起こし固体の微粒子となり、空気中に浮遊しているもの（粒径0.1～1μm）	溶融金属の表面から発生する酸化鉛、酸化カドミウム 等

※5「ジクロロベンジジン」は、法律上では「ジクロルベンジジン及びその塩」というよ（→第5章 4）。

Point ヒュームとミストの粒径を比較すると、ヒュームの方がミストよりも微細です。（ヒュームの粒径＜ミストの粒径）

試験問題を解いてみよう！

問題1 2021年4月（問12）　チェック欄 ☐ ☐ ☐

次の化学物質のうち、常温・常圧（25℃、1気圧）の空気中で蒸気として存在するものはどれか。

ただし、蒸気とは、常温・常圧で液体又は固体の物質が蒸気圧に応じて揮発又は昇華して気体となっているものをいうものとする。

① 塩化ビニル
② ジクロロベンジジン
③ トリクロロエチレン
④ 二酸化硫黄
⑤ ホルムアルデヒド

解答・解説

①塩化ビニル、④二酸化硫黄、⑤ホルムアルデヒドはガスとして、②ジクロロベンジジンは粉じんとして存在します。

解答1　③

2 化学物質等による危険性又は有害性の調査

重要度 A

本試験では、長文の問題が出題されます。試験問題で出題されている所に目を通すようにしましょう。

1 化学物質等による危険性又は有害性の調査とは

　安衛法では、事業者に対して、化学物質等による危険性又は有害性の調査（以下、「リスクアセスメント」といいます。）の実施と、その結果に基づく必要措置の実施を努力義務規定として定めています。そのための基本的な考えや具体的な手順等が指針に定められています。

2 リスクアセスメントの定義・対象事業場

定義	リスクアセスメントとは、**化学物質やその製剤のもつ危険性や有害性**（**ハザード**という。）を特定し、それによる労働者への危険又は健康障害を生じるおそれの程度を見積り、リスク低減対策を検討することをいう
対象	化学物質を製造したり、取り扱うすべての事業場が対象となる。業種や、事業規模は問われない

Point　ハザードの定義に注意しましょう。ハザードとは、危険性又は有害性のことをいいます。

3 リスクアセスメントの実施時期

　リスクアセスメントは、法律上※1、次の場合に実施することが義務づけられています。

※1　実施時期は、法律の定めの他に、指針にも努力義務規定として定められているよ。

① 化学物質等を原材料等として**新規に採用**し又は**変更**するとき
② 化学物質等を**製造**し、又は取り扱う業務に係る**作業の方法や手順を新規に採用**したり、**変更**するとき
③ 化学物質等による危険性又は有害性等について変化が生じたり、変化が生じるおそれがあるとき

また、リスクアセスメントの実施に当たっては、化学物質等に係る**安全データシート（SDS）**※2や、**作業標準、作業手順書、作業環境測定結果**等の資料を入手し、その情報を活用します。

※2 化学物質等を譲渡・提供する際に、提供する相手側に対して提供するための文書だよ。安全データシートには、その化学物質等の危険性・有害性や取扱いに関する情報等を記載するんだ。

4 リスクアセスメントの実施手順

リスクアセスメントは、次の手順で進めます。

ステップ1	ステップ2	ステップ3	ステップ4	ステップ5
化学物質等による危険性・有害性の特定	リスク※3の見積もり	リスク低減措置の内容の検討	リスク低減措置の実施	労働者へリスクアセスメント結果の周知

 最初に実施するのは、化学物質等による危険又は有害性を特定することです。

1．化学物質等による危険性又は有害性の特定

化学物質等による危険性又は有害性の特定は、**リスクアセスメント等の対象となる業務を洗い出した上で**、国際連合から勧告として公表された「**化学品の分類及び表示に関する世界調和システム（GHS）**」等に示されている分類に則して行います。

2．リスクの見積もり

化学物質等を製造・取扱う業務ごとに次のいずれかの方法又は併用によってリスクを見積もります。

※3 ここでは、リスクの意味を、①ステップ1により特定された化学物質等による危険性・有害性、②その化学物質等を取り扱う作業方法、設備等により業務に従事する労働者に危険を及ぼし、又は労働者の健康障害を生ずるおそれの程度と、危険又は健康障害の程度としているよ。

2 化学物質等による危険性又は有害性の調査 — 155

> ① 化学物質等が労働者に危険を及ぼし、又は化学物質等により労働者の健康障害を生ずるおそれの程度（発生可能性）と、危険又は健康障害の程度（重篤度）を考慮して行う方法※4
> ② 化学物質等への労働者のばく露濃度※5と化学物質等の有害性の程度を考慮する方法
> ③ ①又は②に準ずる方法

リスクを見積もるおもな方法には、次のものがあります。なお、②の方法では、**実測値による方法が望ましい**とされています。

①の方法	マトリクス法	発生可能性及び重篤度を相対的に尺度化し、それらを縦軸と横軸として、あらかじめ発生可能性及び重篤度に応じてリスクが割りつけられた表を使用する方法
	数値化法	発生可能性及び重篤度を一定の尺度によりそれぞれ数値化し、それらを加算又は乗算等する方法
	枝分かれ図を用いた方法	発生可能性及び重篤度を段階的に分岐していく方法
	コントロール・バンディング	化学物質リスク簡易評価法（コントロール・バンディング）などを用いてリスクを見積もる方法
②の方法	実測値による方法	化学物質等への労働者のばく露濃度を測定した結果を**ばく露限界**※6と比較する方法
	使用量等から推定する方法	数理モデルを用いて、対象業務の作業を行う労働者の周辺の化学物質の気中濃度を推定し、ばく露限界と比較する方法
	尺度化した表を用いる方法	化学物質等への労働者のばく露の程度及び当該化学物質等による有害性を相対的に尺度化し、それらを縦軸と横軸とし、あらかじめばく露の程度及び有害性の程度に応じてリスクが割りつけられた表を使用する方法

- 本試験ではリスクを見積もるおもな方法が出題されます。※7
- 実測値による方法は、測定結果と「**ばく露限界**」を比較するものです。「管理濃度」と比較するのではありません。

※4 疾病にかかるリスクを見積もる場合は①〜③の方法が対象だけど、危険性に係るリスクを見積もる場合は、①と③の方法に限られるよ。

※5 労働者が呼吸する空気中に有害物質がどの程度含まれるかを測定したものさ。

※6 作業現場で、化学物質等にさらされても、空気中の濃度がこの数値以下であれば、ほとんどすべての労働者に健康上の悪影響がみられないと判断される濃度のことだよ。

※7 覚えるべきは、リスクを見積もる方法の名称じゃなくて、その内容だよ。

5 リスク低減措置の検討

リスク低減措置の検討は、リスクアセスメントの結果に基づき、法令に定められた事項を除いて次の優先順位で行います。

第4章

優先度	順位	リスク低減措置の内容
高	1	**危険性又は有害性のより低い物質への代替**
↓	2	化学物質等に係る**機械設備等の密閉化、局所排気装置の設置**等の衛生工学的対策
↓	3	**作業手順の改善、立入禁止等**の管理的対策
低	4	化学物質等の**有害性に応じた有効な保護具の使用**

> ※8 優先順位が最も高いのは「危険性又は有害性のより低い物質への代替等」で、最も低いのは「有効な保護具の使用」だよ。

Point 優先順位を押さえましょう。※8

試験問題を解いてみよう！

問題1　2020年10月（問11）　チェック欄 □□□

厚生労働省の「化学物質等による危険性又は有害性等の調査等に関する指針」において示されている化学物質等による疾病に係るリスクを見積もる方法として、適切でないものは次のうちどれか。

① 発生可能性及び重篤度を相対的に尺度化し、それらを縦軸と横軸として、あらかじめ発生可能性及び重篤度に応じてリスクが割り付けられた表を使用する方法
② 発生可能性及び重篤度を一定の尺度によりそれぞれ数値化し、それらを加算又は乗算等する方法
③ 発生可能性及び重篤度を段階的に分岐していく方法
④ 対象の化学物質等への労働者のばく露の程度及び当該化学物質等による有害性を相対的に尺度化し、それらを縦軸と横軸とし、あらかじめばく露の程度及び有害性の程度に応じてリスクが割り付けられた表を使用する方法
⑤ 調査の対象とした化学物質等への労働者の個人ばく露濃度を測定し、測定結果を厚生労働省の「作業環境評価基準」に示されている当該化学物質の管理濃度と比較する方法

解答・解説

①：正しい
②：正しい
③：正しい
④：正しい
⑤：誤り
測定結果と比較するのは、化学物質の「**管理濃度**」ではなく「**ばく露限界**」です。

解答1　⑤

3 化学物質による健康障害

重要度 A

複数の問題が出題される重要項目です。それぞれの化学物質が引き起こす症状を正しく覚えることが得点につながります。

1 粉じんによる健康障害 頻出

1．じん肺の症状

じん肺とは、**粉じん**（⊃1）を吸入することによって、肺に生じた**線維増殖性変化**※1 **を主体とする疾病**です。

じん肺の自覚症状は、初期にはあまりみられませんが、進行すると、咳、痰、呼吸困難等がみられます。じん肺がある程度進行すると、粉じんへのばく露を中止しても肺の病変が進行する性質があります。

 じん肺のキーワードは、「**線維増殖性変化**」です。「炎症性病変」ではありません。

※1 微細な粉じんを吸入すると、肺の奥まで到達して、それを排除するために肺の組織が炎症を起こし、少しずつ破壊されて線維状の組織に変化するんだ。これを線維増殖性変化っていうんだよ。線維状の組織になると、酸素交換がしにくくなるんだ。

2．合併症

じん肺になると合併症を生じやすくなります。現在、法律では**肺結核**、**結核性胸膜炎**、**続発性気胸**、**続発性気管支炎**、**続発性気管支拡張症**、**原発性肺がん**が、合併症として指定されています。

 間質性肺炎や慢性閉塞性肺疾患（COPD）は、じん肺の合併症として指定されていません。※2

※2 合併症として指定されているのは、6つだけだよ。

3．粉じんの種類とじん肺

（1）けい肺

けい肺は、**鉱物性**粉じんに含まれる**遊離けい酸**（SiO_2）を吸入することによって生じるじん肺です。
けい肺結節という線維性の結節※3 が形成されます。病状が進行してから、咳や痰が始まり、やがて呼吸困難に陥ります。

※3 しこりのことさ。

（2）その他のじん肺

石綿肺	石綿（アスベスト）を吸入することによって生じるじん肺。肺がん、胸膜中皮腫などの重篤な疾病を起こすおそれがある
溶接工肺	溶接に際して発生する酸化鉄ヒュームのばく露によって生じるじん肺
アルミニウム肺	アルミニウムやその化合物によって生じるじん肺
炭素肺	炭素を含む粉じんによって生じるじん肺

 けい肺を中心に学習しましょう。原因となる遊離けい酸は、「鉱物性粉じん」に含まれます。また、石灰化を伴う胸膜肥厚や胸膜中皮腫は、症状として生じません。

2 金属による健康障害

1．金属による健康障害

金属には、次のように特有の症状を起こすものがあります。※4

金属名		おもな症状
鉛		貧血、末梢神経障害※5、腹部の疝痛※6
クロム		皮膚の潰瘍、鼻の粘膜の潰瘍、鼻中隔穿孔 長期によるばく露※7の場合、肺がん、上気道がん
マンガン		筋のこわばり、ふるえ、歩行困難
水銀	金属水銀	感情不安定、幻覚などの精神障害や手指の震え
	無機水銀	腎障害による血尿、蛋白尿、無尿
カドミウム		上気道炎、肺炎、腎機能障害
ベリリウム		急性中毒の場合、皮膚潰瘍、肺炎 慢性中毒の場合、ベリリウム肺が発生
砒素		角化症、黒皮症などの皮膚障害、末梢神経障害

 金属名と症状の組みあわせを正しく覚えましょう。マンガン中毒では「パーキンソン病に似た症状」という言葉が、ベリリウム中毒では「（慢性中毒の場合）ベリリウム肺」という言葉が書かれていれば、正しい組みあわせです。

2．金属熱

金属熱は、金属の溶融作業等で亜鉛や銅などのヒュームを吸入

※4 2〜4の項目は、化学物質による健康障害として混合問題で出題されることもあるよ。

※5 末梢神経障害は、運動神経や感覚神経の障害で、鉛中毒の場合にみられる症状に伸筋麻痺があるんだ。本試験では、直接、伸筋麻痺で出題されることもあるよ。

※6 腹部の臓器が痛むことによって周期的に反復する発作的な腹痛のことだよ。

※7 さらされることだよ。

したときに発生するもので、悪寒、発熱、関節痛などの症状がみられます。※8

3 有機溶剤による健康障害

1．有機溶剤とは

　有機溶剤とは、他の物質を溶かす性質をもつ有機化合物※9で、次のような特徴があります。

> ①**揮発性が高い**ため、蒸気となって、呼吸器から吸収されやすい。蒸気は、**空気よりも重い**。
> ②**脂溶性**※10があり、**皮膚からも吸収される**。脂肪の多い脳などに**入りやすい**。
> ③引火性であるものが多いが、ハロゲン化炭化水素のように難燃性のものもある。

> Point
> ・蒸気は、一般的に空気よりも重いです。
> ・呼吸器の他に、皮膚からも吸収されます。

※8 金属熱は、金属ヒュームによって、肺の蛋白質の変性が起きることに対するアレルギー反応だよ。

※9 炭素を含む化合物のことだよ。

※10 脂肪に溶けやすいってことだよ。

2．有機溶剤による健康障害
（1）共通の症状

　有機溶剤は、脂溶性があることから、体内に入ると脳など神経系に取り込まれやすく、**中枢神経を抑制する働き（中枢神経系抑制作用）**※11や**皮膚や粘膜を刺激する働き**（皮膚粘膜刺激作用）※12があります。

低濃度の繰り返しばく露による慢性中毒の場合
➡ **頭痛、めまい、記憶力減退、不眠などの不定愁訴**※13がみられる
高濃度ばく露による急性中毒の場合
➡ 中枢神経系抑制作用による酩酊状態をきたし、死に至る場合がある

※11 頭痛、めまい、失神、麻酔作用、意識障害などの症状だよ。

※12 結膜炎、湿疹、**皮膚の角化**、亀裂などの症状だよ。

※13 明確な原因がないのに身体の不調を訴えることだよ。

・皮膚粘膜には、黒皮症、鼻中隔穿孔の症状はみられません。
・慢性中毒の症状を優先的に覚えましょう。

160 ── 第4章　労働衛生（有害業務に係るもの）

(2) 特有の症状

物質ごとの特有な症状には、次のものがあります。※14

有機溶剤	おもな症状
二硫化炭素	精神障害、意識障害
メタノール	視力低下、視野狭窄※15
酢酸メチル	
ノルマルヘキサン	末梢神経障害（多発性神経炎）
N，N−ジメチルホルムアミド	頭痛、肝機能障害
ベンゼン	再生不良性貧血、白血病

> **Point** メタノールによる健康障害は、網膜細動脈瘤を伴う脳血管障害ではありません。

※14 本試験では、有機溶剤業務における生物学的モニタリング（→❽❶）に関する問題と混合で出題されることがあるよ。

※15「メ」がつく物質は、メの障害（視覚障害）って覚えよう！

4 ガスによる健康障害

1．刺激性ガスによる健康障害

刺激性ガスは、刺激臭があり、体内に吸引されると炎症反応を起こすものです。次のような特徴と症状があります。

ガス	特徴	おもな中毒症状
二酸化硫黄	無色の気体。水分に溶けると亜硫酸になる。空気よりも重い	急性中毒：咳、眼の痛み 慢性中毒：**慢性気管支炎、歯牙酸蝕症**※16
二酸化窒素	赤褐色の気体。水分に溶けると硝酸と亜硝酸になる	急性中毒：粘膜刺激症状 慢性中毒：慢性気管支炎、歯牙酸蝕症
塩素	黄緑色の気体。刺激臭が強く漂白や消毒剤に使用される	低濃度：粘膜刺激症状 高濃度：気管支炎、肺水腫
弗化水素	無色の気体。刺激臭が強く、水溶性も高い	慢性中毒：骨の硬化、斑状歯※17、歯牙酸蝕症

> **Point**
> - 弗化水素中毒の症状を優先的に押さえましょう！※18
> - 慢性中毒による症状が出題されます。慢性中毒を中心に覚えましょう。

※16 歯が酸によって溶けていく症状のことだよ。

※17 フッ素を過剰摂取することで、歯がまだら模様になることだよ。

※18 弗化水素中毒は、歯や骨に影響が出るんだね。

2．窒息性ガスによる健康障害

窒息性ガスは、体内に吸引されると呼吸を困難にするものです。

3 化学物質による健康障害 ── 161

ガス	特徴	おもな症状
一酸化炭素	エンジンの排気ガス、たばこの煙などに含まれる。空気とほぼ同じ重さで無色・無臭の気体のため、吸入しても気がつかないことが多い	・赤血球中のヘモグロビンと強く結合することで生じる**体内組織の酸素欠乏状態による息切れ、頭痛、虚脱、意識混濁**等 ・濃度や吸入時間によっては死亡に至る場合あり
硫化水素	腐卵臭の気体	低濃度：粘膜刺激症状 高濃度：**意識消失、呼吸麻痺**
シアン化水素（青酸）	アーモンド臭のある無色の気体	細胞内での酸素利用の障害による呼吸困難、痙攣

一酸化炭素中毒の症状は、「酸素欠乏状態による息切れ、頭痛、虚脱、意識混濁等」です。※19「ヘモグロビン合成の障害による貧血や溶血等」ではありません。

※19 一酸化炭素中毒の後遺症として、健忘やパーキンソン症状がみられることがあるよ。

5 化学物質とそれにより発症するおそれのあるがん

作業をする際に、発がん物質にばく露されることによって生じるがんを職業がんといいます。おもなものは次のとおりです。

発がん物質	がんの種類
塩化ビニル	肝血管肉腫
ベンジジン	膀胱がん
ベータ-ナフチルアミン	膀胱がん
コールタール	肺がん、皮膚がん
クロム酸	肺がん、上気道がん
ビス（クロロメチル）エーテル	肺がん
石綿	肺がん、胸膜中皮腫
ベンゼン	白血病

正しい組みあわせを覚えましょう。塩化ビニルとベンゼンは必須です。

試験問題を解いてみよう！

問題1　2020年10月（問14）

粉じんによる健康障害に関する次の記述のうち、誤っているものはどれか。

① じん肺は、粉じんを吸入することによって肺に生じた線維増殖性変化を主体とする疾病である。
② じん肺の自覚症状は、初期にはあまりみられないが、進行すると咳、痰、呼吸困難などがみられる。
③ じん肺の合併症には、間質性肺炎、慢性閉塞性肺疾患（COPD）などがある。
④ 石綿粉じんは、肺がん、胸膜中皮腫などの重篤な疾病を起こすおそれがある。
⑤ 米杉、ラワンなどの木材粉じんは、ぜんそくを起こすことがある。

解答・解説
①：正しい
②：正しい
③：誤り
間質性肺炎、慢性閉塞性肺疾患（COPD）は、じん肺の合併症として指定されていません。
④：正しい
⑤：正しい

解答1　③

問題2　2020年10月（問20）

金属による健康障害に関する次の記述のうち、誤っているものはどれか。

① カドミウム中毒では、上気道炎、肺炎、腎機能障害などがみられる。
② 鉛中毒では、貧血、末梢神経障害、腹部の疝痛などがみられる。
③ マンガン中毒では、筋のこわばり、ふるえ、歩行困難などのパーキンソン病に似た症状がみられる。
④ ベリリウム中毒では、溶血性貧血、尿の赤色化などの症状がみられる。
⑤ クロム中毒では、肺がん、上気道がんなどがみられる。

解答・解説
①：正しい
②：正しい
③：正しい
④：誤り
ベリリウムは、急性中毒の場合には、皮膚潰瘍、肺炎が、慢性中毒の場合には、ベリリウム肺がみられる。
⑤：正しい

解答2　④

問題3 **2021年4月（問13）** チェック欄 □ □ □

有機溶剤に関する次の記述のうち、誤っているものはどれか。

① 有機溶剤は、呼吸器から吸収されやすいが、皮膚から吸収されるものもある。

② メタノールによる障害として顕著なものは、網膜細動脈瘤を伴う脳血管障害である。

③ キシレンのばく露の生物学的モニタリングの指標としての尿中代謝物は、メチル馬尿酸である。

④ 有機溶剤による皮膚又は粘膜の症状としては、皮膚の角化、結膜炎などがある。

⑤ 低濃度の有機溶剤の繰り返しばく露では、頭痛、めまい、物忘れ、不眠などの不定愁訴がみられる。

解答・解説

①：正しい
②：誤り
メタノールによる障害は、「網膜細動脈瘤を伴う脳血管障害」ではなく、「視力低下、視野狭窄」です。
③：正しい
④：正しい
⑤：正しい

解答3 ②

問題4 **2019年4月（問17）** チェック欄 □ □ □

化学物質による健康障害に関する次の記述のうち、誤っているものはどれか。

① 無機水銀による健康障害では、腎障害などがみられる。

② ノルマルヘキサンによる健康障害では、末梢神経障害などがみられる。

③ N,N-ジメチルホルムアミドによる健康障害では、頭痛、肝機能障害などがみられる。

④ 弗化水素による中毒では、脳神経細胞が侵され、幻覚、錯乱などの精神障害などがみられる。

⑤ ベンゼンによる健康障害では、長期間のばく露によって造血器障害が現れ、再生不良性貧血を生じる。

解答・解説

①：正しい
②：正しい
③：正しい
④：誤り
弗化水素中毒（慢性）は、骨の硬化、斑状歯、歯牙酸蝕症等の症状がみられます。
⑤：正しい

解答4 ④

第4章 作業環境における有害因子による健康障害

重要度 A

この項目からは、混合問題が出題されます。それぞれの規定を正しく覚えることで、得点につなげていきましょう。

1 温熱環境による健康障害

1. 高温（暑熱）環境による疾病

高温環境によって生じる身体の適応障害の状態を**熱中症**といいます。熱中症には、次のようなものがあります。

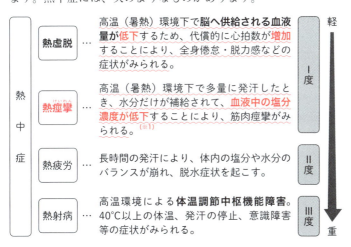

※1 熱痙攣のキーワードは「血液中の塩分濃度の低下」だよ。

熱中症の症状は、Ⅰ度からⅢ度に分類されます。Ⅰ度はめまい、筋肉の硬直等が、Ⅱ度は頭痛、気分の不快、吐き気等が、Ⅲ度は意識障害、痙攣、手足の運動障害等が、それぞれ症状としてみられます。

2. 寒冷環境による疾病

寒冷環境によって生じる身体の適応障害の状態には、次のようなものがあります。

凍瘡 （とうそう）	しもやけのこと。冷えによる血液循環の悪化がおもな原因
凍傷	0℃以下の寒冷化で皮膚組織が凍結壊死を起こしたもの※2
低体温症	低温下の作業で全身が冷やされ、体内温度が35℃以下に低下した状態。意識消失、筋の硬直などの症状がみられる

※2 凍傷のキーワードは、「0℃以下」「皮膚組織の凍結壊死」だよ。

Point
- 凍傷の症状を押さえましょう。凍傷はしもやけではありません。
- 低体温症の体内温度に注意しましょう。「35℃以下」です。

2 騒音環境による健康障害

1．騒音とは

騒音とは、人が感じる不愉快な音※3のことです。

人が聴くことのできる音の周波数は、**20Hz**から**20,000Hz程度**までで、このうち会話の音域は**500Hz**から**2,000Hz程度**といわれています。

騒音レベルを測定するときは、通常、騒音計の周波数補正回路の**A特性**で行い※4、その大きさは**dB（A）**※5で表示します。

また、騒音は常に一定の大きさではなく時間的に変動するので、**一定期間の平均的な騒音の程度を表す**場合は、**等価騒音レベル**を用います。

※3 音は空気の振動だから、大きさや高さを使って表現するんだよ。音の大きさはdB（デシベル）、音の高さはHz（ヘルツ）で表すんだ。

※4 聴覚は、高周波域はよく聞こえ、低周波域は聞き取りにくいという特性があるため、騒音レベルの測定では、この特性を補正しているA特性という回路を使うんだ。

※5 騒音計を使って測定した騒音の大きさは、dB（A）と表現するんだ。

■等価騒音レベルのイメージ

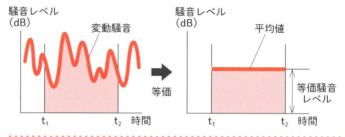

Point
- 等価騒音レベルの定義が重要です。等価騒音レベルは、「**時間的に変動する騒音レベルのエネルギー的な平均値を表す**」ものです。
- 等価騒音レベルは、変動する騒音に対する人間の生理・心理的反応とよく対応しています。

2．騒音による疾病

（1）精神疲労

騒音下では、精神的疲労が生じたり、自律神経系や内分泌系にも影響を与えます。騒音にばく露されたことにより、**交感神経**（⇒第1章11 4）の活動が亢進され、内分泌腺の働きが活発になり、**副腎皮質ホルモン**（⇒第1章7 2）の分泌が増加することがあります。

 騒音によって、副腎皮質ホルモンの分泌は、「増加」します。

（2）騒音性難聴

騒音性難聴とは、長年、一定以上の騒音にばく露されたことによって、永久的に聴力が障害を受けるものです。騒音性難聴は、音を神経に伝達する内耳の蝸牛（⇒第1章12 2）の中の有毛細胞が変性する※6 ことにより起こります。※7

騒音性難聴には、次のような特徴があります。

①初期には気づかないことが多い
②通常、会話音域より高い音域から聴力低下が始まる

また、**騒音性難聴の初期に認められる 4,000Hz（4kHz）付近の音**から始まる聴力低下の型を C^5dip といいます。

 騒音性難聴の原因は、「内耳の蝸牛」の有毛細胞の変性です。「中耳」や「内耳の前庭・半規管」の変性ではありません。

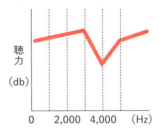

※6 細胞等の機能に障害を負って、徐々に機能を失っていくことだよ。

※7 騒音性難聴は、感音性の難聴で、耳鳴りを伴うことが多いんだよ。

※8 高いエネルギーを持った目に見えない粒子や光のことだよ。物質を通り抜ける性質や、物質の状態を変える性質を持っているんだ。

※9 人体を通り抜けるときに、細胞の中の電子を弾き飛ばして、細胞を破壊する力を持っているのさ。

3 電離放射線による健康障害

1．電離放射線とは

電離放射線とは、放射線※8 のうち、物質を構成する原子を電離する能力をもつもの※9 です。**粒子線**と**電磁波**に分かれます。

（1）放射性同位元素（ラジオアイソトープ）

物質を構成する元素には、電離放射線を放出し、他の元素に変わるものがあります。これを**放射性同位元素（ラジオアイソトープ）**といいます。自然界に存在するものとしては**ウラン**や**ラジウム**等があり、人工的につくられるものとしては、**コバルト60**や**イリジウム192**等があります。

（2）その他の電離放射線

次のようなものがあります。

エックス線（X線）	エックス線装置を用いて発生させる人工の電離放射線	電磁波
ガンマ線（γ線）	コバルト60、イリジウム192等の放射性同位元素から放射される電離放射線	電磁波

 Point エックス線とガンマ線は、どちらも**電磁波**です。

2．電離放射線による疾病
（1）身体的影響と遺伝的影響

電離放射線に被ばく※10したことによって生じる人体への影響には、**身体的影響**※11と**遺伝的影響**※12があります。このうち身体的影響には、被爆後30日以内に症状が出る**急性障害**と、数十年にわたる潜伏期間を経て症状の出る**晩発障害**があります。

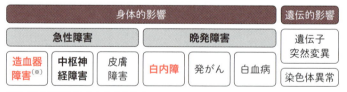

（※）造血器障害から白血病は除く。

 Point 身体的影響のうち、**造血器障害**は**急性障害**に、**白内障**は**晩発障害**に分類されます。

（2）確定的影響と確率的影響

電離放射線に被ばくしたことによる人体への影響は、障害の生

※10 放射線を浴びることだよ。体外から放射線を浴びることを外部被ばくといい、放射性物質を体内に取り入れることによって放射線を浴びることを内部被ばくというんだ。

※11 被ばく者本人の身体に影響が現れることだよ。

※12 被ばく者の子供や孫に影響が現れることだよ。

じる可能性によって、**確定的影響**と**確率的影響**に分けられます。

確定的影響 … 被ばく線量[※13]が<u>しきい値</u>[※14]を超えると発生率及び重症度が線量に対応して増加する。[※15]

確率的影響 … しきい値がなく、被ばく線量の増加に応じて発生確率が増加する。[※15]

```
【確定的影響】
　身体的影響
　　急性障害　　　　晩発障害
　造血器障害(※)　中枢神経障害　皮膚障害　　白内障
　(※)造血器障害から白血病は除く。

【確率的影響】
　身体的影響　　　遺伝的影響
　　晩発障害　　　遺伝子突然変異
　発がん　白血病　染色体異常
```

[※13] 被ばくした放射線の量のことだよ。

[※14] これ以上放射線を浴びると影響が出るという境目になる値のことだよ。

[※15] つまり、確定的影響はしきい値を超えない限り影響が出ないのに対し、確率的影響は、少しの線量であっても影響が出る可能性があるのさ。

> Point
> ・確定的影響と確率的影響の定義を押さえましょう。
> ・**中枢神経障害**は、「確率的影響」ではなく「**確定的影響**」に該当します。

4　非電離放射線による健康障害

　非電離放射線とは、放射線のうち物質を構成する原子を電離する能力をもたないものです。波長の長さによって次のように分類されます。[※16]

【波長の長さ】　　　　【引き起こされる症状】
短　紫外線 ………… **電光性眼炎**、皮膚色素沈着、皮膚がん
可視光線
　　赤外線 ………… **白内障**、皮膚火傷、熱中症
長　**マイクロ波** …… **組織壊死**、深部組織発熱、白内障

[※16] 波長の長さがポイントだよ。一番長いのは「**マイクロ波**」だよ。
逆に紫外線よりも波長の長さが短いのは、「**ガンマ線**」と「**エックス線**」だよ。

> Point
> マイクロ波は、赤外線よりも波長の長い電磁波です。

5　その他の健康障害

1．酸素欠乏症

酸素欠乏等防止規則（以下、「酸欠則」といいます。）（→第5章⑩）

では、**空気中の酸素濃度が18％未満の状態を酸素欠乏**と定め、酸素欠乏の空気を吸入することにより生じる症状が認められる状態を酸素欠乏症としています。

空気中の酸素濃度によって、次の症状がみられます。

空気中の酸素濃度	症状
16％以下	頭痛や吐き気
12％以下	めまい、筋力低下
8％以下	失神昏倒、7～8分以内に死亡
6％以下	瞬時に昏倒※17、呼吸停止、死亡

※17 めまいがして倒れることだよ。

2．減圧症（気圧変化による障害）

減圧症は、潜函（せんかん）作業者や潜水作業者等に発症するもので、高圧下作業からの減圧に伴い、血液中や組織中に溶け込んでいた**窒素が気泡となり、血管を閉塞したり組織を圧迫することにより発症**します。皮膚のかゆみ、関節痛、神経の麻痺等の症状がみられます。

3．振動障害

振動障害は、チェーンソーや削岩機等の振動工具によって生じる**局所振動障害**です。

次の症状がみられます。

末梢神経障害	手指のしびれ等の症状
レイノー現象 （末梢循環障害）	手足の指の血管が急に痙攣して血液が流れにくくなり指の色が蒼白になる現象。**冬季**に現れやすい
筋骨格系障害	関節痛等の症状

- ほとんど無酸素状態の空気を吸入した場合、徐々に窒息の状態になるのではありません。一呼吸で（瞬時に）死亡することが多いです。
- 減圧症は、血液中に溶け込んでいた「**窒素**」の気泡化により生じます。「酸素」の気泡化ではありません。
- レイノー現象は「**末梢循環障害**」に属し、「**冬**」に現れやすい障害です。

第4章

試験問題を解いてみよう！

問題1 2020年4月（問17）　チェック欄 □ □ □

作業環境における有害要因による健康障害に関する次の記述のうち、誤っているものはどれか。

① 窒素ガスで置換したタンク内の空気など、ほとんど無酸素状態の空気を吸入すると徐々に窒息の状態になり、この状態が5分程度継続すると呼吸停止する。

② 騒音性難聴は、騒音にばく露され続けた結果、内耳の有毛細胞が変性し、永久的に聴力が障害を受けるもので、初期には4kHz付近の聴力が低下する。

③ 金属熱は、金属の溶融作業などで亜鉛、銅などの金属の酸化物のヒュームを吸入したときに発生し、悪寒、発熱、関節痛などの症状がみられる。

④ 低体温症は、低温下の作業で全身が冷やされ、体の中心部の温度が35℃程度以下に低下した状態をいい、意識消失、筋の硬直などの症状がみられる。

⑤ 振動障害は、チェーンソー、削岩機などの振動工具によって生じる障害で、手のしびれなどの末梢神経障害やレイノー現象などの末梢循環障害がみられる。

解答・解説

①：誤り
徐々に窒息の状態になるのではありません。ほとんど無酸素状態の空気を吸入すると、**一呼吸で死亡すること**が多いです。
②：正しい
③：正しい
④：正しい
⑤：正しい

解答1　①

4　作業環境における有害因子による健康障害 ― 171

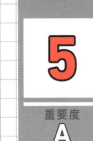

5 作業環境測定

重要度 A

A測定とB測定の定義を覚えましょう。
管理区分の決定では、第1管理区分と第3管理区分に該当する要件を押さえましょう。

1 作業環境測定とは

作業環境測定とは、有害業務を行う作業場の作業環境を客観的に把握するために行う測定です。安衛法で、一定の事業場に対して定期的に実施することが義務づけられています。（◯第5章 5 2）※1
作業環境測定は、次の手順によって行います。

※1 作業環境測定は、作業環境管理の一環として行うものだよ。

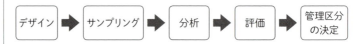

デザイン ➡ サンプリング ➡ 分析 ➡ 評価 ➡ 管理区分の決定

2 作業環境測定の方法 頻出

1．デザイン

デザインとは、測定計画を立てることです。作業環境測定を行うためには、測定対象となる**単位作業場所**の範囲、A測定・B測定の実施方法、測定日時等を具体的に決める必要があります。

(1) 単位作業場所

単位作業場所とは、作業環境測定が必要とされる範囲のことです。作業場の区域のうち労働者の作業中の行動範囲や、有害物の分布等の状況等に基づいて定められます。

(2) A測定・B測定

A測定は、**単位作業場所全体における気中有害物質の濃度の平均的な分布**を知るために行う測定です。一方、B測定は、単位作業場所の**有害物質の発散源に近接**する作業場所における有害物質の**最高濃度**を知るために行う測定です。
たとえば、労働者が有害物質の発散源に近い場所で作業する場

合や、間欠的※2に大量の有害物質を発散させる作業があるような場合は、A測定だけではなく、B測定も行い、総合的に判断することが必要です。※3

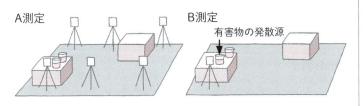

A測定　　　　　B測定　　有害物の発散源

Point　A測定とB測定の定義が入れ替えてひっかけられるので注意しましょう。**A測定**は「平均値」を、**B測定**は「最高値」を知るための測定です。

※2 一定の時間を置いて起こったり止んだりすることさ。

※3 A測定だけだと、発散源に近い場所など局部的に有害物質の濃度が高い所や短時間に濃度が高くなる状況を見逃してしまう可能性があるからB測定もあわせてするんだよ。

2．サンプリング・分析

サンプリングとは、試料※4を採取することです。採取した試料を、作業環境測定基準に従って分析します。

※4 サンプルのことだよ。

3 作業環境測定結果の評価

作業環境測定の結果は、次の基準によって評価されます。

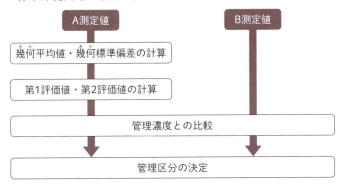

1．評価値の算出

（1）A測定

A測定において得られた個々の値から幾何平均値※5や幾何標準偏差を算出し、第1評価値と第2評価値を求めます。

※5 それぞれのデータの値を掛けあわせて基準となる平均値を算出することだよ。相乗平均ともいうよ。

5 作業環境測定 — 173

第1評価値	単位作業場所におけるすべての測定点の作業時間における気中有害物質の濃度の実現値のうち、**高濃度側から5％に相当する濃度の推定値**[※6]
第2評価値	単位作業場所における気中有害物質の**算術平均濃度**[※7]の推定値[※6]

※6 ここはイメージで捉えよう。第1評価値は作業単位場所の中で有害物質の濃度が上位5％に該当する「高濃度な値」、第2評価値は「平均的な値」だよ。

※7 それぞれのデータの値を足しあわせて基準となる平均値を算出することだよ。

（2）B測定

測定値をそのまま評価値として使用します。

- A測定の第2評価値は、「幾何平均濃度」ではなく、「**算術平均濃度**」の推定値です。
- A測定の第1評価値は常に第2評価値よりも大きくなります。

2．管理濃度

管理濃度は、**有害物質に関する作業環境の状態を単位作業場所の作業環境測定結果から評価するための指標**として設定されたものです。[※8]

※8 管理濃度は、国が定めた「基準値」と捉えよう。作業場の有害物質の濃度がこの値よりも高い状態が続くと労働者が健康障害を生じるリスクが高くなるので、この値よりも低くするようにと、基準濃度を定めているのさ。

管理濃度は、個々の労働者の有害物質へのばく露限界を示すものではありません。

4 管理区分の決定 頻出

管理区分とは作業環境測定の評価基準で、第1管理区分から第3管理区分の3段階の評価があります。第1管理区分が良好な状態、第3管理区分が作業環境が適切でない状態です。

1．A測定のみを実施した場合

A測定の第1評価値及び第2評価値と、管理濃度を比較して管理区分を決定します。

第**4**章

良	第1管理 区　分	**第1評価値**が管理濃度に満たない場合

第1評価値 ＜ 管理濃度
（高濃度値）　（基準値）

	第2管理 区　分	第1評価値が管理濃度以上で、かつ、第2評価が管理 濃度以下の場合

第2評価値 ≦ 管理濃度 ≦ 第1評価値
（平均値）　　（基準値）　　（高濃度値）

悪	第3管理 区　分	第2評価値が管理濃度を超えている場合

管理濃度 ＜ 第2評価値
（基準値）　　（平均値）

２．Ａ測定とＢ測定をあわせて行った場合

　Ａ測定の第１評価値及び第２評価値、Ｂ測定の測定値と管理濃度を比較して管理区分を決定します。

良	第1管理 区　分	**A測定の第1評価値及びB測定の測定値がいずれも管理濃度に満たない場合**

第1評価値・B測定値 ＜ 管理濃度
（高濃度値）　　　　　（基準値）

	第2管理 区　分	A測定の第2評価値が管理濃度以下であり、かつ、 B測定値が管理濃度の1.5倍以下である場合

$$\left(\begin{matrix}第2評価値 ≦ 管理濃度\\（平均値）　　（基準値）\end{matrix}\right)+\left(\begin{matrix}B測定値 ≦ 管理濃度 × 1.5\\（基準値）\end{matrix}\right)$$

悪	第3管理 区　分	**①A測定の第2評価値が管理濃度を超えている場合** **又は** **②B測定の測定値が管理濃度の1.5倍を超えている場合**

①又は② ┌①管理濃度 ＜ 第2評価値
　　　　　　（基準値）　　（平均値）
　　　　　└②管理濃度 × 1.5 ＜ B測定値
　　　　　　（基準値）

5　作業環境測定 ── **175**

- 第1管理区分に該当するのは、A測定の「**第1評価値**」が管理濃度に満たない場合です。「第2評価値」ではありません。
- **A測定の第2評価値が管理濃度を超えている場合は**、B測定の結果に関係なく第3管理区分となります。
- B測定の測定値が管理濃度を超えているだけでは、第3管理区分になりません。「管理濃度の**1.5倍**を超える」という要件をしっかり押さえましょう。

試験問題を解いてみよう！

問題1　2020年10月（問12）　チェック欄□□□

厚生労働省の「作業環境測定基準」及び「作業環境評価基準」に基づく作業環境測定及びその結果の評価に関する次の記述のうち、正しいものはどれか。

① 管理濃度は、有害物質に関する作業環境の状態を単位作業場所の作業環境測定結果から評価するための指標として設定されたものである。
② A測定は、原材料を反応槽へ投入する場合など、間欠的に大量の有害物質の発散を伴う作業における最高濃度を知るために行う測定である。
③ B測定は、単位作業場所における気中有害物質濃度の平均的な分布を知るために行う測定である。
④ A測定の第二評価値及びB測定の測定値がいずれも管理濃度に満たない単位作業場所は、第一管理区分になる。
⑤ B測定の測定値が管理濃度を超えている単位作業場所の管理区分は、A測定の結果に関係なく第三管理区分となる。

解答・解説

①：正しい
②③：誤り
A測定とB測定の定義が入れ替えられています。
④：誤り
A測定の「第二評価値」ではなく「**第一評価値**」で判断します。
⑤：誤り
B測定の測定値が**管理濃度の「1.5倍」を超えている場合**に第三管理区分となります。

| 解答1 | ① |

第4章

6 局所排気装置

重要度 A

局所排気装置の構造が重要です。特に、フードの型式とそれぞれの型式に属するフードの名称を覚える必要があります。

1 局所排気装置とは

　局所排気装置は、有害物質の発生源の近くに吸い込み口（フード）を設けて、一定の状態を保ちながら吸引気流をつくり、ガス、蒸気、粉じん等の有害物が拡散する前に吸引除去する装置です。※1 ※2

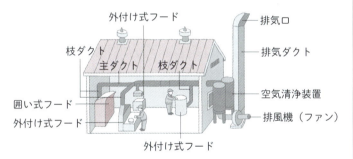

> ※1 有害物質を密閉化できないときに、発散した有害物質に労働者がばく露しないようにするために局所排気装置の設置は有効なんだよ。

> ※2 局所排気装置の基本的な構成は、フード→吸引ダクト（枝ダクト→主ダクト）→空気清浄装置→排風機（ファン）→排気ダクト→排気口となっているよ。

2 局所排気装置の構造

1．フード

　フードは、有害物質を捕捉し装置内へ導くための吸込み口のことで、型式によって、**囲い式**、**外付け式**、**レシーバ式**にわかれます。

（1）囲い式フード

　囲い式フードは、有害物質の発散源を囲い、開口面に吸引気流をつくることで、有害物質が外へ流出することを防ぐものです。

　次のようなものがあります。

6　局所排気装置 —— 177

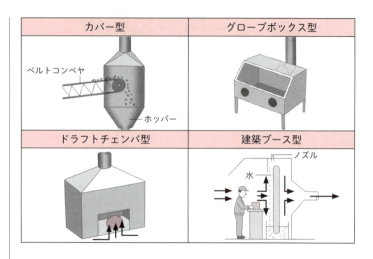

(2) 外付け式フード

外付け式フードは、開口面の外にある有害物質の発散源の周囲に吸引気流をつくり、周りの空気と一緒に有害物質を吸引するものです。次のようなものがあります。

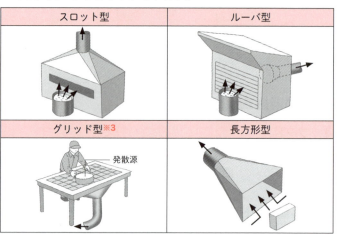

※3 格子とか網目って意味だよ。

(3) レシーバ式フード

レシーバ式フードは、熱浮力による上昇気流や回転に伴う気流に乗って有害物質が飛散するときに、気流の方向に沿って開口面を設置し、有害物質を捕集するものです。次のようなものがあり

ます。

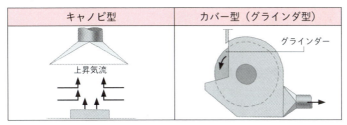

 それぞれのフードがどの型式に分類されるのかを押さえましょう。ドラフトチェンバ型と建築ブース型は、「**囲い式フード**」に分類されます。「**外付け式フード**」ではありません。

（4）排気効果

排気効果が大きいフードの順序は次のとおりです。[※4]

①囲い式カバー型・グローブボックス型➡②囲い式ドラフトチェンバ型➡③囲い式建築ブース型➡④外付け式側方・下方吸引型（**ルーバ型、グリッド型等**）➡⑤外付け式上方吸引型

フードの開口部の周囲に**フランジ**[※5]があると、フランジがないときに比べ、**少ない排風量で大きな制御風速**[※6]が得られます。

 フランジがあると大きな排風量が必要になるのではありません。**必要な排風量は減少**します。

2．ダクト

フードで補足した有害物質や空気を排気口へ運ぶための管をダクトといいます。ダクトを設ける際は、次の点を考慮します。

①ダクトが太すぎると搬送速度が不足し、細すぎると圧力損失[※7]が増大することを考慮して、ダクト径を定める
②ダクトは曲がり部分を少なくするように配管し、**主ダクトと枝ダクトとの合流角度は45°を超えないようにする**
③ダクトの断面については円形や長方形があるが、圧力損失を考えると円形が良い

※4 囲い式は有害物質を直接囲むから、外付け式よりも排気効果が高いんだよ。

※5 フードからツバ上にでっぱった部分で、おおいともいうよ。

※6 有害物質をフード内に補足吸引するために必要な最小の風速のことだよ。

※7 空気等の気流がダクトを通る際に、摩擦によって入口と出口で空気の圧力に差がでる場合に、失ったエネルギーのことをいうんだよ。

6　局所排気装置　179

ダクトの断面積が大きいほど、摩擦が少なくなるので、圧力損失は減少します。

3．空気清浄装置・排風機（ファン）

空気清浄装置は、ダクトから運ばれてきた有害物質を含んだ空気を、外部に排出する前に清浄な空気にするための装置です。

排風機は、フードが有害物質を補足し吸引する動力源です。排風機に有害物質が付着すると、腐食や劣化が起こりやすくなるので、**排風機は、空気清浄装置の後ろに設置**します。

 空気清浄装置と排風機の設置場所の位置関係がポイントです。
ダクト ➡ 空気清浄装置 ➡ 排風機 です。

試験問題を解いてみよう！

問題1　2021年4月（問14）

局所排気装置のフードの型式について、排気効果の大小関係として、正しいものは次のうちどれか。

① 囲い式カバー型＞囲い式建築ブース型＞外付け式ルーバ型
② 囲い式建築ブース型＞囲い式グローブボックス型＞外付け式ルーバ型
③ 囲い式ドラフトチェンバ型＞外付け式ルーバ型＞囲い式カバー型
④ 外付け式ルーバ型＞囲い式ドラフトチェンバ型＞囲い式カバー型
⑤ 外付け式ルーバ型＞囲い式建築ブース型＞囲い式グローブボックス型

解答・解説

排気効果が大きいのは、「**囲い式カバー型＞囲い式建築ブース型＞外付け式ルーバ型**」の順となります。したがって、①が正解です。

| 解答1 | ① |

第4章

7 労働衛生保護具

重要度 A

学習の中心は、呼吸用保護具です。

1 労働衛生保護具とは

労働衛生保護具とは、有害物質等を取り扱う作業の際に、労働者が健康障害を起こすことを防止するために、労働者自身が装着するものです。※1 労働衛生保護具には、呼吸用保護具、遮光保護具、防音保護具、保護クリーム等があります。

※1 労働衛生保護具の使用は、作業管理として行うものだよ。

2 呼吸用保護具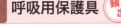

1．呼吸用保護具とは

呼吸用保護具は、**ろ過式**と**給気式**に大別されます。

ろ過式は、吸入する空気をろ過材※2できれいにするもので、給気式は、ボンベ等から呼吸可能な空気を供給するものです。**ろ過式は、酸素濃度が18%未満の場所では、使用できません。**

※2 フィルターのことだよ。

```
                ┌─ ろ過式 ─┬─ 防じんマスク ──┐
                │          ├─ 防毒マスク    ├─ 酸素濃度18%
呼吸用保護具 ──┤          └─ 電動ファン付呼吸用保護具 ┘  未満の場所では使用不可
                │
                └─ 給気式 ─┬─ 送気マスク
                           └─ 自給式呼吸器（空気呼吸器等）
```

ろ過式保護具 …酸素濃度が18%以上の場所で使用する

防じんマスク
（使い捨て式）

防毒マスク

電動ファン付き
呼吸用保護具

7 労働衛生保護具 — 181

給気式保護具 …酸素濃度が18％未満の場所でも使用できる

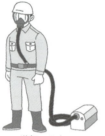
送気マスク

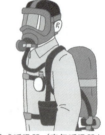
自給式呼吸器（空気呼吸器など）

- 酸素濃度が18％未満の場所では、ろ過式は使用できませんが、給気式は、使用できます。
- 自給式呼吸器には、空気呼吸器などが該当します。

2．防じんマスク

（1）防じんマスクとは

防じんマスクは、空気中に浮遊する**粉じん、ミスト、ヒューム**等の粒子状物質を、ろ過材により除去するものです。

ろ過材には、**取替え式**と**使い捨て式**があり、**有害性の高い物質を取り扱う作業では、取替え式**を使用します。

防じんマスクは、ヒュームに対して有効です。

（2）防じんマスクの選択、使用等にあたっての留意事項

次の事項について留意が必要です。

①防じんマスクは、型式検定合格標章により型式検定合格品[※3]であることを確認すること
②防じんマスクは作業に適したものを選択し、顔面とマスクの面体の高い密着性が要求される有害性の高い物質を取り扱う作業については、**取替え式**の防じんマスクを選ぶこと
③防じんマスクを適正に使用させるため、顔面と面体の接顔部の位置、しめひもの位置及び締め方等を適切にさせること。また、しめひもについては、耳にかけることなく、後

※3 工場で大量に生産される防じんマスクや防毒マスク等については、型式ごとに検定を行い、サンプルチェックをするんだよ。合格すると「型式検定合格証」が交付されるんだ。

頭部において固定させること

④タオル等を当てた上から防じんマスクを使用することや、**面体の接顔部に「接顔メリヤス」**^{※4} **等を使用することは、粉じん等が面体の接顔部から面体内へ漏れ込むおそれがあるため、行わせないこと**^{※5}

⑤ろ過材については、よく乾燥させ、ろ過材上に付着した粉じん等が飛散しない程度に軽くたたいて粉じん等を払い落すこと。なお、ろ過材上に付着した粉じん等を圧縮空気等で吹き飛ばしたり、ろ過材を強くたたくなどの方法によるろ過材の手入れは、ろ過材を破損させるほか、粉じん等を再飛散させることとなるので行わないこと

※4 マスクの付属品のことで、汗による肌荒れを防ぐためのカバーのようなものさ。

※5 接顔メリヤスについては、防じんマスクの着用によって、皮膚に湿しん等を起こすおそれがある場合で、かつ、面体と顔面との密着性が良好であるときは、使用してもよいとされているよ。

3．防毒マスク

（1）防毒マスクとは

　防毒マスクは、空気中の**有害ガス**や**蒸気**を、吸収缶により除去するものです。

　吸収缶は有害ガスの種類に応じて右表の色により色分けされるとともに、色分け以外の方法によってその種類が表示されたものでなければなりません。

吸収缶の種類	色
有機ガス用	黒色^{※6}
一酸化炭素用	赤色
ハロゲンガス用	灰色及び黒色
アンモニア用	緑色
亜硫酸ガス用	黄赤色
シアン化水素用	青色

※6「ユウキ真っ黒」って覚えよう！

（2）防毒マスクの選択、使用等にあたっての留意事項

　次の事項について留意が必要です。

①防毒マスクは、型式検定合格標章により、型式検定合格品であることを確認すること

②ガス又は蒸気状の有害物質が粉じんと混在している作業環境中で防毒マスクを使用するときは、**防じん機能を有する防毒マスク**を選択すること

③2種類以上の有害物質が混在する作業環境中で防毒マスクを使用する場合には、2種類以上の有害物質についてそれぞれ合格した吸収缶を選定すること

7　労働衛生保護具 ─ 183

④防毒マスクは、顔面と面体の接顔部とが適切な位置で密着するよう装着し、しめひもについては、耳にかけることなく後頭部において固定すること
⑤タオル等を当てた上から防毒マスクを使用することや、面体の接顔部に「接顔メリヤス」等を使用することは、有害物質が面体の接顔部から面体内へ漏れ込むおそれがあるため、行わせないこと。

- 有毒ガスの種類と吸収缶の色の組合せを正確に覚えましょう。
- 2種類以上の有害ガスが混在している場合は、「**それぞれ合格した吸収缶**」を使用します。「**最も毒性の強いガス用の防毒マスク**」を使用するのではありません。

4．電動ファン付き呼吸用保護具

電動ファン付き呼吸用保護具は、空気中に浮遊する**粉じん**、**ミスト**、**ヒューム**等の粒子状物質を、ろ過材によって除去し、正常化した空気を電動ファンにより労働者に吸気するものです。

- 電動ファン付き呼吸用保護具はろ過式保護具のため、酸素濃度が18％未満の場所では使用することができません。
- 型式検定合格標章により型式検定合格品であることを確認し、使用することが必要です。

5．送気マスク・空気呼吸器

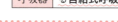

送気マスク	清浄な空気をパイプ、ホースなどにより作業者に供給する呼吸用保護具
空気呼吸器	ボンベに充てんされた清浄な空気を作業者に供給する**自給式呼吸器**

- 送気マスクは、自給式呼吸器ではありません。
- 高濃度の有害ガスに対する場合や、使用しているガスの種類や濃度が不明な場合、混在するすべてのガスの種類に適合する吸収缶がない場合などは、送気マスクか自給式呼吸器を使用します。

3 その他の労働衛生保護具

その他の労働衛生保護具には、次のようなものがあります。

保護具	用途	選択、使用にあたっての留意事項
遮光保護具	溶接作業における紫外線などによる眼の障害を防ぐために使用するもの	遮光度番号が定められており、溶接作業などの作業の種類に応じて適切な遮光度番号のものを使用する
防音保護具	騒音発生場所での作業の際に聴力障害を防止するために使用するもの。耳覆い（イヤーマフ）と耳栓がある	耳覆い又は耳栓のどちらを選ぶかは、作業の性質や騒音の特性で決まる。非常に強烈な騒音に対しては**両者の併用も有効**である
保護クリーム	作業中に有害な物質が直接皮膚に付着しないようにする目的で塗布するもの	化粧用のクリームとは異なるため、使用後は完全に洗い流す必要がある

試験問題を解いてみよう！

問題1　2019年4月（問20）　チェック欄 □ □ □

呼吸用保護具に関する次の記述のうち、誤っているものはどれか。

① 有機ガス用防毒マスクの吸収缶の色は黒色であり、シアン化水素用防毒マスクの吸収缶の色は青色である。
② ガス又は蒸気状の有害物質が粉じんと混在している作業環境中で防毒マスクを使用するときは、防じん機能を有する防毒マスクを選択する。
③ 酸素濃度18％未満の場所で使用できる呼吸用保護具には、送気マスク、空気呼吸器のほか、電動ファン付き呼吸用保護具がある。
④ 送気マスクは、清浄な空気をパイプ、ホースなどにより作業者に供給する呼吸用保護具である。
⑤ 空気呼吸器は、ボンベに充てんされた清浄空気を作業者に供給する自給式呼吸器である。

解答・解説

①：正しい
②：正しい
③：誤り
電動ファン付き呼吸用保護具は、酸素濃度18％未満の場所で使用できません。
④：正しい
⑤：正しい

解答1　③

8 生物学的モニタリング

重要度 A

有機溶剤の種類と検査項目の組みあわせを正確に覚えましょう。

1 生物学的モニタリング

1．生物学的モニタリングとは

生物学的モニタリングとは、有害物質にばく露された労働者から血液や尿を採取して、その中に含まれる有害物質の濃度や代謝物等を測定し、健康への影響等を確認することです。

2．有機溶剤業務における生物学的モニタリング

尿中の有機溶剤の代謝物の量の検査を行います。**有機溶剤**は、**生物学的半減期**※1 が短いので、**尿中の代謝物量の検査**のための**採尿の時刻**は、厳重にチェックする必要があります。有機溶剤の種類と検査項目※2 は、次のとおりです。

※1 体内の有害物質の量が半分に減るまでの時間だよ。

※2 有機溶剤等健康診断において検査を実施するよ。横断的に学習しようね（⇒第5章 6 2）。

有機溶剤の種類	検査項目
キシレン	尿中メチル馬尿酸
トルエン	尿中馬尿酸
ノルマルヘキサン	尿中2,5－ヘキサンジオン
トリクロロエチレン	尿中トリクロロ酢酸又は総三塩化物
スチレン	尿中マンデル酸

3．鉛業務における生物学的モニタリング

鉛は、**血液中の鉛濃度の測定**や、**尿中のデルタアミノレブリン酸の測定**等※3 を行います。鉛は、**生物学的半減期が長い**ので代謝物量の検査のための**血液や採尿の採取時期**は、**任意**で構いません。

※3 鉛健康診断において検査を実施するよ。横断的に学習しようね（⇒第5章 6 2）。

 Point 生物学的半減期が有機溶剤は短く、鉛は長いと覚えましょう。

試験問題を解いてみよう！

問題1　2020年4月（問19）　チェック欄　□□□

特殊健康診断に関する次の文中の　　　内に入れるAからCの語句の組合せとして、正しいものは①～⑤のうちどれか。

「特殊健康診断において、有害物の体内摂取量を把握する検査として生物学的モニタリングがあり、トルエンについては尿中の　A　を測定し、　B　については　C　中のデルタアミノレブリン酸を測定する。」

	A	B	C
①	馬尿酸	鉛	尿
②	馬尿酸	鉛	血液
③	マンデル酸	鉛	尿
④	マンデル酸	水銀	尿
⑤	マンデル酸	水銀	血液

解答・解説
A：馬尿酸
B：鉛
C：尿
解答1　①

問題2　2014年4月（問20）　チェック欄　□□□

特殊健康診断に関する次の記述のうち、誤っているものはどれか。

① 有害業務への配置替えの際に行う特殊健康診断には、業務適性の判断と、その後の業務の影響を調べるための基礎資料を得るという目的がある。
② 特殊健康診断では、対象とする特定の健康障害と類似の他の疾患との判別が、一般健康診断よりも一層強く求められる。
③ 有害物質による健康障害の大部分は、急性発症を除き、初期又は軽度の場合はほとんど無自覚で、諸検査の結果により発見されることが多い。
④ 特殊健康診断における生物学的モニタリングによる検査は、有害物の体内摂取量や有害物による軽度の影響の程度を把握するための検査である。
⑤ 有機溶剤等健康診断における尿の採取は、任意の時期に行ってよいが、鉛は生物学的半減期が短いので、鉛健康診断における尿又は血液の採取時期は、厳重にチェックする必要がある。

解答・解説
①：正しい
②：正しい
③：正しい
④：正しい
⑤：誤り
有機溶剤と鉛に関する採取時期の記述が逆になっています。
有機溶剤の尿の採取時期は**厳重にチェックする**必要があり、鉛の尿又は血液の採取時期は**任意**で構いません。
解答1　⑤

第5章

関係法令
(有害業務に係るもの)

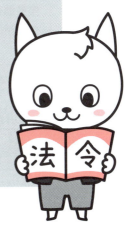

●◆ この章で学ぶこと

この章では、危険物や有害物質を取扱う業務に就く労働者を保護するために、法律等においてどのような規制内容があるのかを学びます。労働安全衛生法や労働基準法のほかに、有機溶剤中毒予防規則や酸素欠乏症等防止規則など有害業務に関する規則からの出題があります。

◆ 試験の特徴

この章からの出題は10問です。第一種衛生管理者試験の中で、最も得点しにくい分野といえるでしょう。「安全衛生管理体制」の事例問題は、基本事項を覚えた上で横断的な理解を必要とします。また、「作業主任者」「譲渡等の制限等」「作業環境測定」については、出題年度が新しい試験問題を使って、出題傾向をつかむようにしましょう。労働基準法は出題数が少ないため、「年少者・女性の保護」を重点的に学習しましょう。

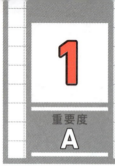

1 作業主任者

重要度 A

作業主任者の選任が必要な具体的作業と、資格要件が問われます。ここをしっかり押さえましょう。

1 選任 頻出

　作業主任者は、一定の作業を行う場合に選任が義務づけられているリーダー的な役割をもった者です。※1 作業主任者は、**都道府県労働局長の免許を受けた者**又は**都道府県労働局長の登録を受けた者が行う技能講習を修了した者**のうちから選任しなければなりません。おもな作業と資格要件は次のとおりです。

※1 作業主任者は、事業場ごとじゃなくて、作業区分ごとに選任するんだよ。

おもな作業	作業主任者名	資格要件
①高圧室内での作業 • 圧気工法により、大気圧を超える気圧下の作業室において行う作業　など	高圧室内作業主任者	免許
②特定化学物質を製造又は取り扱う作業 • 製造工程において硫酸・硝酸を用いて行う洗浄の作業　など	特定化学物質作業主任者	技能講習
③一定の鉛業務に係る作業 • 鉛蓄電池を解体する工程において人力で鉛等を運搬する業務に係る作業　など	鉛作業主任者	技能講習
④酸素欠乏危険場所での作業 • 飼料の貯蔵のために使用しているサイロの内部における作業 • ドライアイスを使用している冷蔵庫の内部における作業 • 酒類を入れたことのある醸造槽の内部における作業　など	酸素欠乏危険作業主任者	技能講習
⑤有機溶剤を製造し取り扱う作業 • 屋内作業場においてトルエンを用いて行う洗浄の作業　など	有機溶剤作業主任者	技能講習
⑥石綿等を取り扱う作業又は石綿分析用試料等を製造する作業	石綿作業主任者	技能講習
⑦エックス線装置を使用する放射線業務に係る作業	エックス線作業主任者	免許
⑧ガンマ線照射装置を用いて行う透過写真撮影の作業	ガンマ線透過写真撮影作業主任者	免許

第5章

- 作業主任者の選任義務のある作業が具体的に問われます。
- ②⑤⑥の作業のうち、**試験研究のために取り扱うものは除かれます。**※2
- 免許によって取得できる資格を覚えましょう。※3

※2 問題文に「試験研究のため」という言葉があったら、作業主任者を選ぶ必要がないと判断しよう。

※3 本試験のひっかけでよく出てくる「潜水の作業」は作業主任者じゃなくて、潜水士の仕事だよ。潜水士は免許によって取得できる資格なんだ。

2 周知

　作業主任者を選任したときは、氏名やその者に行わせる事項を作業場の見やすい場所に掲示するなどして、関係労働者に周知しなければなりません。

試験問題を解いてみよう！

問題1　2020年4月（問2）　チェック欄 □□□

　次の作業のうち、法令上、作業主任者を選任しなければならないものはどれか。
① 鉛蓄電池を解体する工程において人力で鉛等を運搬する業務に係る作業
② 屋内作業場におけるアーク溶接の作業
③ レーザー光線による金属加工の作業
④ 試験研究業務として塩素を取り扱う作業
⑤ 潜水器からの給気を受けて行う潜水の作業

解答・解説
②③④⑤の作業には、**作業主任者の選任義務はありません。**
解答1　①

問題2　2014年10月（問2）　チェック欄 □□□

　労働安全衛生法に基づく技能講習を修了することによって取得できる資格は、次のうちどれか。
① 潜水士の資格
② 高圧室内作業主任者の資格
③ エックス線作業主任者の資格
④ 石綿作業主任者の資格
⑤ ガンマ線透過写真撮影作業主任者の資格

解答・解説
④石綿作業主任者の資格要件は、**技能講習修了**です。
①②③⑤は、**都道府県労働局長の免許**によって取得できる資格です。
解答2　④

1　作業主任者 ── 191

2 特別教育

重要度 A

特別教育を行う業務が具体的に問われます。ここをしっかり押さえましょう。

1 選任 頻出

特別教育とは、一定の危険又は有害な業務に労働者を就かせるときに、その業務について行わなければならない安全衛生教育です。特別教育が必要となるおもな業務には、次のようなものがあります。※1

特別教育が必要な業務
チェーンソーを用いて行う立木の伐木、かかり木の処理、造材の業務
潜水作業者への送気の調節を行うためのバルブ・コックを操作する業務
高圧室内作業に係る業務
酸素欠乏危険場所における作業に係る業務
エックス線装置、ガンマ線照射装置を用いて行う透過写真の撮影の業務
廃棄物の焼却施設においてばいじん・焼却灰その他の燃え殻を取り扱う業務※2
石綿等が使用されている建築物の解体等の作業に係る業務
特定粉じん作業にかかる業務

また、特別教育の科目の全部又は一部について十分な知識や技能を有していると認められる労働者は、その科目についての特別教育を省略することができます。

> Point
> - 本試験では、特別教育を行う業務に該当するもの、該当しないものが具体的に問われます。「**特定化学物質を用いて行う分析の業務**」、「**特定化学物質を取扱う作業に係る業務**」、「**有機溶剤等を入れたことがあるタンクの内部における業務**」は特別教育の対象ではありません。
> - **チェーンソー以外**の振動工具は、特別教育の対象ではありません。※3
> - 「**エックス線回折装置を用いて行う分析の業務**」は、特別教育の対象ではありません。

※1 危険有害業務のうち免許や技能講習の受講が必要なもの以外のものを、特別教育で取り扱うんだよ。外部の専門業者による教育をイメージしよう。

※2 ばいじんは物が燃えたときに飛散するすすなどの微粒子、焼却灰は燃えがらだよ。これらの中には、ダイオキシン等の有害物質が含まれているため、厳重に取り扱うように特別教育を行うんだね。

※3 問題文を読むときは、「チェーンソー」か「チェーンソー以外の振動工具」なのかを必ず確認しよう。

2 記録

特別教育を行ったときは、特別教育の受講者、科目等の記録を作成して、**3年間保存**しておかなければなりません。

試験問題を解いてみよう！

問題1 2021年4月（問5）　チェック欄 □ □ □

次の業務のうち、労働者を就かせるとき、法令に基づく安全又は衛生のための特別の教育を行わなければならないものはどれか。

① チェーンソーを用いて行う造材の業務
② エックス線回折装置を用いて行う分析の業務
③ 特定化学物質を用いて行う分析の業務
④ 有機溶剤等を入れたことがあるタンクの内部における業務
⑤ 削岩機、チッピングハンマー等チェーンソー以外の振動工具を取り扱う業務

解答・解説

①：行う
チェーンソーを用いて行う造材の業務は特別教育の対象です。
②：行わない
③：行わない
④：行わない
⑤：行わない

解答1　①

問題2 2017年4月（問6）　チェック欄 □ □ □

次の業務に労働者を就かせるとき、法令に基づく安全又は衛生のための特別の教育を行わなければならないものに該当しないものはどれか。

① 石綿等が使用されている建築物の解体等の作業に係る業務
② 潜水作業者への送気の調整を行うためのバルブ又はコックを操作する業務
③ 特定化学物質のうち第二類物質を取り扱う作業に係る業務
④ 廃棄物の焼却施設において焼却灰を取り扱う業務
⑤ エックス線装置を用いて行う透過写真の撮影の業務

解答・解説

①：該当する
②：該当する
③：該当しない
特定化学物質を取り扱う作業に係る業務は特別教育の対象ではありません。
④：該当する
⑤：該当する

解答2　③

3 機械等に関する規制

重要度 A

譲渡等の制限等では、規制の対象となる機械等が具体的に問われます。また、定期自主検査では、検査の実施頻度を押さえましょう。

1 機械等に関する規制

危険・有害な作業を必要とする機械等については、危険性の程度に応じた規制が設けられています。

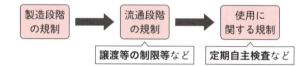

製造段階の規制 → 流通段階の規制 → 使用に関する規制

譲渡等の制限等 など　　定期自主検査 など

2 譲渡等の制限等 頻出

次の機械等については、厚生労働大臣が定める規格・安全装置を具備しなければ、**譲渡**、**貸与**、**設置**してはなりません。[※1]

- ろ過材及び面体を有する防じんマスク
- 防毒マスク（一酸化炭素用、アンモニア用、亜硫酸ガス用、ハロゲンガス用、有機ガス用）[※2]
- 電動ファン付き呼吸用保護具
- 再圧室
- 潜水器
- 波高値による定格管電圧が10キロボルト以上のエックス線装置のうち一定のもの（特定エックス線装置 など）
- ガンマ線照射装置のうち一定のもの（工業用ガンマ線照射装置 等）
- 排気量40㎤以上の内燃機関を内蔵するチェーンソー

※1 この規定は、危険・有害な作業を必要とする一定の機械等を流通させる段階で規制するものだよ。

※2 硫化水素用防毒マスクは規制の対象じゃないよ。

本試験では、制限等の対象となる機械等が問われる場合と、対象とならない機械等が問われる場合があります。対象とならない機械等（ひっかけ）には、**送気マスク**、**酸素呼吸器**、**放射線測定器**、**一酸化炭素検定器**、防振手袋、**化学防護服**、**放射性物質による汚染を防止するための防護服**、空気呼吸器などがあります。

3 定期自主検査

定期自主検査とは、事業者が定期的に行う機械等の自主検査です。対象となる機械等は、厚生労働省令で定める次のものです。

対象となる機械等	検査の実施頻度
①局所排気装置（→第4章6）	1年以内ごとに1回
②**プッシュプル型換気装置**※3	
③除じん装置	
④排ガス処理装置	
⑤排液処理装置	
⑥**特定化学設備**※4及びその付属設備	**2年以内**ごとに1回
⑦ガンマ線照射装置で透過写真の撮影に用いられるもの	1か月以内ごとに1回

- 全体換気装置は、定期自主検査の対象ではありません。※5
- 検査の実施頻度が1年以内ごとに1回でないものが問われます。**特定化学設備**をチェックしましょう。

また、次の機械等は、定期自主検査の対象ではありません。

（×）木材加工用丸のこ盤を使用する作業場所に設けた局所排気装置
（×）エタノールを使用する作業場所に設けた局所排気装置
（×）アンモニアを使用する作業場所に設けたプッシュプル型換気装置
（×）一酸化炭素を含有する気体を排出する製造設備の排気筒に設けた排ガス処理装置

定期自主検査を行ったときは、その結果を記録し、**3年間保存**しておかなければなりません。

※3 有害物の発散源を挟んで向き合うように吹出口と吸込口を設けた装置のことだよ。吹出口から空気を吹き出して（プッシュ）、汚染された空気を吸込口まで運び吸引（プル）するよ。

※4 特定化学物質を製造し、取り扱う設備のうち一定のものをいうよ。

※5 検査対象とならない機械等が問われたときは、最初に文末を確認しよう。全体換気装置があればそれが正解だよ。

試験問題を解いてみよう！

問題1　2020年10月（問5）

厚生労働大臣が定める規格を具備しなければ、譲渡し、貸与し、又は設置してはならない機械等に該当するものは次のうちどれか。

① 防振手袋
② 化学防護服
③ 送気マスク
④ 放射線測定器
⑤ 特定エックス線装置

解答・解説

譲渡等の制限等の対象となる機械に該当するのは、⑤「**特定エックス線装置**」です。

解答1　⑤

問題2　2018年4月（問7）

次の設備又は装置のうち、法令に基づく定期自主検査の実施頻度が1年以内ごとに1回とされていないものはどれか。

① 硫酸を取り扱う特定化学設備
② トルエンを用いて洗浄を行う屋内の作業場所に設置したプッシュプル型換気装置
③ 鉛化合物を製造する工程において鉛等の溶融を行う屋内の作業場所に設置した局所排気装置
④ 弗化水素を含有する気体を排出する製造設備の排気筒に設置した排ガス処理装置
⑤ セメントを袋詰めする屋内の作業箇所に設置した局所排気装置に設けた除じん装置

解答・解説

①「**硫酸を取り扱う特定化学設備**」の定期自主検査の実施頻度は、**2年以内ごとに1回**です。

解答2　①

196 ── 第5章　関係法令（有害業務に係るもの）

4 製造等禁止物質・製造許可物質

重要度 A

製造等禁止物質と製造許可物質の物質名が問われます。しっかり覚えましょう。

1 有害物質に関する規制

化学物質は、人体に有害なものが多いため、その物質の危険度に応じた規制が設けられています。※1

製造段階の規制
- 労働者に重度の健康障害を生じる物質 → 製造等の禁止
- 労働者に重度の健康障害を生じるおそれのある物質 →  製造の許可

※1 使用するとがん等の健康障害が生じることが明らかな物質は、一番厳しい「製造等の禁止」で規制して、有害性が高く健康障害を生じるおそれのある物質は「製造の許可」で規制しているんだ。

2 製造等の禁止 ※2

次の物質は、労働者に重度の健康障害を生じさせるため、**製造、輸入、譲渡、提供、又は使用してはなりません**。ただし、試験研究のため、製造、輸入、使用する場合は、例外的に認められます。

①黄りんマッチ
②**ベンジジン及びその塩**
③4-アミノジフェニル及びその塩
④石綿（**石綿分析用試料等**※3を除く。）
⑤4-ニトロジフェニル及びその塩
⑥ビス（クロロメチル）エーテル
⑦ベータ-ナフチルアミン及びその塩
⑧ベンゼンを含有するゴムのりで、その含有するベンゼンの容量がゴムのりの溶剤の5％を超えるもの
⑨上記②③⑤⑥⑦をその重量の1％を超えて含有し、又は④をその重量の0.1％を超えて含有する製剤その他の物

※2 本試験では「製造し、輸入し、譲渡し、提供し、又は使用することが、原則として禁止されているもの」という表現で出るよ。

※3 石綿を分析するためのサンプルや、石綿の調査に関する知識・技能習得のための教育用に使用されるものだよ。

3 製造の許可

次の物質は、労働者に重度の健康障害を生じさせるおそれがあ

4 製造等禁止物質・製造許可物質 —— 197

※4 許可は、禁止されている法律上の行為の禁止を解除するという意味だよ。

※5 出題頻度が高い②⑤⑥⑦は物質名の頭文字をとって、⑦ジベベで覚えよう!

るため、**製造**しようとするときは、あらかじめ、**厚生労働大臣の許可**※4を受けなければなりません。※5

> ①ジクロルベンジジン及びその塩
> ②アルファ-ナフチルアミン及びその塩
> ③塩素化ビフェニル（PCB）
> ④オルト-トリジン及びその塩
> ⑤ジアニシジン及びその塩
> ⑥ベリリウム及びその化合物
> ⑦ベンゾトリクロリド
> ⑧石綿分析用試料等

試験問題を解いてみよう!

問題1　2015年10月（問9）　チェック欄 □ □ □

次の化学物質のうち、労働安全衛生法により、製造し、輸入し、譲渡し、提供し、又は使用することが、原則として禁止されているものはどれか。

① オーラミン
② ベンジジン及びその塩
③ ジクロルベンジジン及びその塩
④ オルト-トリジン及びその塩
⑤ 五酸化バナジウム

解答・解説

製造等禁止物質が問われています。答えは、②「ベンジジン及びその塩」です。③④は「製造許可物質」です。

解答1	②

問題2　2020年4月（問4）　チェック欄 □ □ □

次の化学物質のうち、これを製造しようとする者が、あらかじめ、厚生労働大臣の許可を受けなければならないものはどれか。

① クロロメチルメチルエーテル
② ベーター-プロピオラクトン
③ エチレンイミン
④ パラ-ニトロクロルベンゼン
⑤ ジアニシジン

解答・解説

製造許可物質が問われています。答えは、⑤「ジアニシジン」です。

解答2	⑤

第5章

5 作業環境測定

重要度 A

出題のポイントは、測定頻度と指定作業場に該当するかどうかの2点です。

1 作業環境測定とは

作業環境測定（→第4章5）とは、事業場の作業環境の実態を把握し、必要な対策を立てるための情報を得る目的で行う測定です。※1 ※2

2 対象作業場 【頻出】

作業環境測定の対象となるおもな作業場は、次のとおりです。
このうち、作業環境測定を行う場合に、**作業環境測定士に実施させなければならない作業場**を**指定作業場**といいます。※3

　　　　　　　　　　　　　　　　　　　　　　　…指定作業場

	対象	項目	測定頻度
1	土石、岩石、鉱物、金属又は炭素の粉じんを著しく発散する屋内作業場で一定のもの ● **特定粉じん作業を常時行う屋内作業場** ● 常時セメントを袋詰めする作業を行う屋内作業場　など	空気中の粉じん濃度、遊離けい酸含有率	**6か月**以内ごとに1回
2	暑熱、寒冷又は多湿の屋内作業場で一定のもの ● **多量のドライアイスを取り扱う業務を行う屋内作業場** ● 溶融ガラスからガラス製品を成型する業務を行う屋内作業場　など	気温、湿度、ふく射熱	**半月**以内ごとに1回
3	著しい騒音を発する屋内作業場で一定のもの ● チッパーによりチップする業務を行う屋内作業場　など	等価騒音レベル	**6か月**以内ごとに1回

※1 安衛法では、作業環境測定の定義を「作業環境の実態を把握するため空気環境その他の作業環境について行うデザイン、サンプリング及び分析（解析を含む）」としているよ。

※2 有害物質が含まれている空気環境で労働者が働いていたら、健康障害を引き起こすよね。だから、事業場の空気環境等を定期的に測定するんだ。

※3 本試験では、「作業環境測定士に測定を実施させなければならないもの」という表現で出題されるよ。

　　　　　　　　　　　　　　　　　　　　　　□ …指定作業場

	対象		項目	測定頻度
4	坑内作業場	炭酸ガスが停滞する作業場	炭酸ガスの濃度	1か月以内ごとに1回
		28℃を超える作業場	気温	半月以内ごとに1回
		通気設備のある作業場	通気量	**半月以内ごとに1回**
5	放射線業務を行う作業場	イ　放射線業務を行う管理区域	外部放射線による線量当量率	1か月以内ごとに1回
		ロ　**放射性物質を取り扱う作業室**	空気中の放射性物質の濃度	**1か月**以内ごとに1回
		ハ　坑内の核原料物質の掘採の業務を行う作業場		
6	特定化学物質（第1類・第2類物質）を製造し、又は取り扱う屋内作業場		第1類・第2類物質の空気中における濃度	6か月以内ごとに1回
7	石綿等を取り扱い、又は試験研究のため製造する屋内作業場など		空気中の石綿の濃度	6か月以内ごとに1回
8	一定の鉛業務を行う屋内作業場 ●**鉛蓄電池の解体工程において鉛等を切断する業務を行う屋内作業場** ●**鉛ライニングの業務を行う屋内作業場**　など		空気中における鉛の濃度	1年以内ごとに1回
9	酸素欠乏危険場所において作業を行う場合の当該場所 ●**パルプ液を入れている槽の内部**　など		第1種⇒酸素濃度 第2種⇒酸素及び硫化水素の濃度	作業開始前ごと
10	有機溶剤（第1種・第2種）を製造し、又は取り扱う屋内作業場 ●**有機溶剤等を製造する工程で有機溶剤等の混合の業務を行う屋内作業場**　など		有機溶剤の濃度	6か月以内ごとに1回

 作業環境測定の対象作業場が具体的に出題されます。

第5章

試験問題を解いてみよう！

問題1　2021年4月（問3）

有害業務を行う作業場について、法令に基づき、定期に行う作業環境測定と測定頻度との組合せとして、誤っているものは次のうちどれか。

① 非密封の放射性物質を取り扱う作業室における空気中の放射性物質の濃度の測定　………1か月以内ごとに1回
② チッパーによりチップする業務を行う屋内作業場における等価騒音レベルの測定　………　6か月以内ごとに1回
③ 通気設備が設けられている坑内の作業場における通気量の測定　……………………………　半月以内ごとに1回
④ 鉛ライニングの業務を行う屋内作業場における空気中の鉛の濃度の測定　………………　1年以内ごとに1回
⑤ 多量のドライアイスを取り扱う業務を行う屋内作業場における気温及び湿度の測定　……　1か月以内ごとに1回

解答・解説

①：正しい
②：正しい
③：正しい
④：正しい
⑤：誤り
「1か月以内ごとに1回」ではなく、「半月以内ごとに1回」です。

解答1　⑤

問題2　2020年4月（問6）

次の法定の作業環境測定を行うとき、作業環境測定士に測定を実施させなければならないものはどれか。

① チッパーによりチップする業務を行い著しい騒音を発する屋内作業場における等価騒音レベルの測定
② パルプ液を入れてある槽の内部における空気中の酸素及び硫化水素の濃度の測定
③ 有機溶剤等を製造する工程で有機溶剤等の混合の業務を行う屋内作業場における空気中のトルエン濃度の測定
④ 溶融ガラスからガラス製品を成型する業務を行う屋内作業場における気温、湿度及びふく射熱の測定
⑤ 通気設備が設けられている坑内の作業場における通気量の測定

解答・解説

指定作業場が問われています。
③は、第2種有機溶剤を製造し、又は取り扱う屋内作業場の業務に該当するので、**指定作業場**です。

解答2　③

5　作業環境測定　— 201

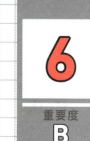

6 特殊健康診断

重要度 B

特殊健康診断の実施頻度と健康診断個人票の保存期間が問われます。特殊健康診断項目については、鉛健康診断と有機溶剤等健康診断を中心に見ていきましょう。

1 有害業務に従事する労働者の健康診断

有害業務に常時従事する労働者に対しては、一般健康診断（⇒第3章7）に加えて、※1 次の健康診断を行わなければなりません。

有害業務従事者の規制 → 医師による特別項目の健康診断（特殊健康診断）
→ 歯科医師による健康診断

※1 たとえば、放射線業務等を行う労働者には、特定業務従事者の健康診断の他に、電離放射線健康診断を6か月以内ごとに1回、実施していくんだよ。

2 医師による特別項目の健康診断（特殊健康診断）

1．特殊健康診断の種類等

特殊健康診断のおもな種類は、次のとおりです。※2

特殊健康診断	実施頻度	保存期間
高気圧業務健康診断	6か月以内ごとに1回	5年間
電離放射線健康診断	6か月以内ごとに1回	30年間
特定化学物質健康診断（⇒9）	6か月（一部の検査は1年）以内ごとに1回	5年間 特別管理物質 30年間
鉛健康診断	6か月（一部の業務は1年）以内ごとに1回	5年間
有機溶剤等健康診断（⇒8）	**6か月以内ごとに1回**	5年間
石綿健康診断（⇒13）	**6か月以内ごとに1回**	**40年間**

※2 たとえば、有機溶剤等健康診断の実施頻度と保存期間は、有機溶剤中毒予防規則（⇒8）で出題されるよ。それぞれの規則とリンクさせて覚えよう。

Point **定期**で行う**特殊健康診断**は、その結果について、所轄労働基準監督署長へ報告することが義務づけられています。※3

※3 報告義務の判断ポイントは、「定期」かどうかだよ！ たとえば、有機溶剤等健康診断は、雇入れの際と配置替えの際、定期に行うけれども、報告義務があるのは、定期に行うものだけなんだ。

202 — 第5章 関係法令（有害業務に係るもの）

2．健康診断項目※4 ※5

特殊健康診断の診断項目は、業種や有害物質の種類によって、異なります。おもな健康診断項目は、次のとおりです。

（1）高気圧業務健康診断

対象：高圧室内業務、潜水業務
①既往歴及び高気圧業務歴の調査、②関節、腰、下肢の痛み、耳鳴り等の自覚症状又は他覚症状の有無の検査、③四肢の運動機能の検査、④鼓膜及び聴力の検査、⑤血圧の測定、尿中の糖及び蛋白の有無の検査、⑥肺活量の測定

（2）電離放射線健康診断

対象：放射線業務
①被ばく歴の有無の調査と評価、②白血球数及び白血球百分率の検査、③赤血球数の検査及び血色素量又はヘマトクリット値の検査、④白内障に関する眼の検査、⑤皮膚の検査

（3）鉛健康診断

対象：鉛業務
①業務歴の調査、②作業条件の簡易な調査、③鉛による自覚症状・他覚症状の既往歴の有無の調査、血液中の鉛の量及び尿中のデルタアミノレブリン酸の量の既往の検査結果の調査、④鉛による自覚症状又は他覚症状と通常認められる症状の有無の検査、⑤血液中の鉛の量の検査、⑥尿中のデルタアミノレブリン酸の量の検査※6

（4）有機溶剤等健康診断

対象：有機溶剤業務（第3種有機溶剤等はタンク等の内部における業務に限る。）
①業務歴の調査、②作業条件の簡易な調査、③有機溶剤による健康障害の既往歴、自覚症状・他覚症状の既往歴の有無の調査、④有機溶剤による自覚症状又は他覚症状と通常認められる症状の有無の検査

また、一定の有機溶剤（含有物も含みます。）は、上記に加えて、**尿中の有機溶剤の代謝物の量の検査**、肝機能検査、貧血検査、眼底検査についても実施しなければなりません。尿中の有機溶剤の代謝物の量の検査は、対象物質によって検査項目が異なります。おもなものは、次のとおりです。※6

※4 本試験では特殊健康診断ではなく「特別の項目について行う健康診断」という表現で出題されるよ。

※5 検査項目は覚えにくいけど、試験問題を利用して、出題パターンをつかもうね。

※6 （3）（4）は生物学的モニタリング（→第4章❽）と一緒に学習しよう。

対象物質	検査項目
キシレン	尿中メチル馬尿酸
トルエン	尿中馬尿酸
ノルマルヘキサン	尿中2,5-ヘキサンジオン

Point 尿中の有機溶剤の代謝物の量の検査項目が問われます。対象物質と検査項目を組みあわせて覚えましょう。

（5）石綿健康診断

対象：石綿の粉じんを発散する場所における業務
①業務歴の調査、②石綿によるせき、たん、息切れ、胸痛等の他覚症状・自覚症状の既往歴の有無の検査、③せき、たん、息切れ、胸痛等の他覚症状・自覚症状の有無の検査、④胸部X線直接撮影による検査

3 歯科医師による健康診断

次の有害業務に常時従事する労働者に対して、歯科医師による健康診断を行わなければなりません。

対象	塩酸、硝酸、硫酸、亜硫酸、弗化水素、**黄りん**その他歯や支持組織に有害な物のガス、蒸気、粉じんを発散する場所での業務※7
実施	雇入れの際、配置替えの際、6か月以内ごとに1回

※7 塩酸、硝酸、硫酸、亜硫酸は「酸」とまとめて覚えよう。

試験問題を解いてみよう！

問題1　2018年10月（問3）　チェック欄 □ □ □

有害業務とそれに従事する労働者に対して特別の項目について行う健康診断の項目の一部との組合せとして、法令上、正しいものは次のうちどれか。

① 高圧室内業務 …… 尿中のウロビリノーゲンの検査
② 有機溶剤業務 …… 赤血球中のプロトポルフィリンの量の検査
③ 放射線業務 ……… 尿中の潜血の有無の検査
④ 潜水業務 ………… 血液中の尿酸の量の検査
⑤ 鉛業務 …………… 尿中のデルタアミノレブリン酸の量の検査

解答・解説
⑤が正しい組み合わせです。
鉛業務の健康診断項目には、「**尿中のデルタアミノレブリン酸の量の検査**」があります。
解答1　⑤

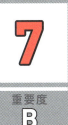

7 健康管理手帳

第5章

重要度 B

健康管理手帳が交付される業務が問われます。ここを押さえましょう。

1 健康管理手帳とは

がんその他の重度の健康障害を発生させるおそれのある業務に従事したことがあり、一定の要件に該当する労働者が、離職の際又は離職後に都道府県労働局長に申請することで交付されるものが、健康管理手帳です。健康管理手帳の交付を受けると、指定された医療機関で、定められた項目についての健康診断を国費（無料）で受けることができます。[※1]

2 健康管理手帳の交付対象業務

健康管理手帳のおもな交付対象業務は、次のとおりです。

ベンジジン及びその塩を製造又は取り扱う業務	3か月以上従事した者
ベーターナフチルアミン及びその塩を製造又は取り扱う業務	3か月以上従事した者
ジアニシジン及びその塩を製造又は取り扱う業務	3か月以上従事した者
粉じん作業に係る業務	じん肺管理区分が管理2又は管理3の者
クロム酸及び重クロム酸並びにこれらの塩を製造又は取り扱う業務	4年以上従事した者
ビス（クロロメチル）エーテルを製造し、又は取り扱う業務	**3年以上**従事した者
ベンゾトリクロリドを製造又は取り扱う業務	3年以上従事した者
塩化ビニルを重合する業務	4年以上従事した者
石綿等の製造又は取扱いの業務及びそれらに伴い石綿の粉じんを発散する場所における業務	石綿等が吹きつけられた建築物の解体の作業に1年以上従事し、かつ、初めて石綿等の粉じんにばく露した日から10年以上経過している者

[※1] 在職者については、事業者に健康診断を実施する義務があるけど、退職者については、事業者に実施義務がないので、有害業務に就いていた労働者が、退職後も健康診断を受けることができるように、健康管理手帳があるんだよ。

- 本試験では健康管理手帳の交付対象となる者・ならない者の両パターンが出題されます。交付対象とならない業務として「水銀を取り扱う業務」を覚えておきましょう。
- 粉じん作業に係る業務のうち、じん肺管理区分が管理1の者は交付対象ではありません。

試験問題を解いてみよう！

問題1 2019年10月（問9）

次の有害業務に従事した者のうち、離職の際に又は離職の後に、法令に基づく健康管理手帳の交付対象となるものはどれか。
① ビス（クロロメチル）エーテルを取り扱う業務に3年以上従事した者
② 硝酸を取り扱う業務に5年以上従事した者
③ 鉛化合物を製造する業務に7年以上従事した者
④ ベンゼンを取り扱う業務に10年以上従事した者
⑤ 粉じん作業に従事した者で、じん肺管理区分が管理一の者

解答・解説

①「ビス（クロロメチル）エーテルを取り扱う業務に3年以上従事した者」は健康管理手帳の交付対象です。

解答1 ①

第5章

8 有機溶剤中毒予防規則

重要度 A

本試験の出題パターンが数種類あるため、押さえるべき項目が多いのが特徴です。試験問題を上手に使って学習しましょう。

1 有機溶剤中毒予防規則とは

　有機溶剤中毒予防規則（以下、「有機則」といいます。）は、有機溶剤（⇒第4章3）を取り扱う際に生じる中毒を防止する目的で定められたものです。有機則の対象となるのは、**有機溶剤**と**有機溶剤含有物**※1 です。有機溶剤のうちおもなものは次のとおりです。※2

※1 有機溶剤と有機溶剤以外の物との混合物で、有機溶剤を混合物の重量の5%を超えて含有するものだよ。

※2 物質名を覚える必要はないよ。

		危険度
第1種有機溶剤	1,2-ジクロルエチレン、二硫化炭素など	高
第2種有機溶剤	アセトン、キシレン、酢酸エチル、酢酸メチル、トルエン、ノルマルヘキサン、メタノールなど	↕
第3種有機溶剤	ガソリン、コールタールナフサなど	低

2 設備 【頻出】

　有機溶剤等※3 業務を行う設備の要件は、次のとおりです。

第1種・第2種有機溶剤等に係る設備	屋内作業場等において**第1種有機溶剤等又は第2種有機溶剤等に係る有機溶剤業務**に労働者を従事させる場合は、作業場所に、**密閉設備、局所排気装置**（⇒第4章6）、**プッシュプル型換気装置**※4 を設けなければならない
第3種有機溶剤等に係る設備	タンク等の内部において、第3種有機溶剤等に係る有機溶剤業務に労働者を従事させる場合は、作業場所に、**密閉設備、局所排気装置、プッシュプル型換気装置、全体換気装置**※5 を設けなければならない
	タンク等の内部において、**吹付けによる**第3種有機溶剤等に係る有機溶剤業務に労働者を従事させるときは、作業場所に、**密閉設備、局所排気装置、プッシュプル型換気装置**を設けなければならない

※3 有機溶剤と有機溶剤含有物をあわせて有機溶剤等だよ。

※4 プッシュプル型換気装置の説明は33を参照しよう。

※5 作業場内の空気を全体的に換気する装置だよ。

8 有機溶剤中毒予防規則 —— 207

タンク等の内部において、労働者を「吹付け」による第3種有機溶剤等に係る有機溶剤業務に従事させる場合、その設備として、全体換気装置を設置することは有機則違反です。

3 換気装置の性能等

1．排気口

① 局所排気装置、プッシュプル型換気装置、全体換気装置又は排気管等の排気口は、直接外気に向かって開放しなければなりません。

② **空気清浄装置を設けていない屋内作業場**に設けた**局所排気装置**、プッシュプル型換気装置又は排気管等で、厚生労働大臣が定める濃度以上の有機溶剤を排出するものは、**排気口の高さを、屋根から 1.5m 以上**としなければなりません。

 ②の数字要件が重要です。具体例で問われることもあります。※6

※6 たとえば、排気口の高さを屋根から2mとしている場合は、違反ではないよ。

※7 飛散する有害物質をフード内に吸引するために必要な最小風速だよ。1m/Sは、1秒間に1メートルの速さという意味だよ。

2．局所排気装置の性能

局所排気装置は、フードの型式に応じた制御風速※7 を出し得る能力を有するものでなければなりません。

型　式		制御風速（m/S）
囲い式フード		0.4
外付け式フード	側方吸引型	0.5
	下方吸引型	0.5
	上方吸引型	1.0

 囲い式フードと外付け式フードでは制御風速が異なります。どちらも出題されますが、まずは、囲い式フードの場合、型式に関係なく一律0.4m/Sとなっている点を覚えましょう。

4 管理等 頻出

1．有機溶剤作業主任者

屋内作業場等において有機溶剤業務を行う場合には、適用除外に該当する場合と試験又は研究の業務を行う場合を除き、有機溶剤作業主任者技能講習修了者のうちから、有機溶剤作業主任者を選任し、一定の職務を行わせなければなりません（⇒1）。

- すべての有機溶剤業務（第1種、第2種、第3種）において、選任義務があります。
- 有機溶剤作業主任者は、「免許（第1種衛生管理者免許）」ではなく、「技能講習」を修了した者のうちから選任します。
- 試験又は研究の業務を行う場合には、選任は不要です。

2．定期自主検査

局所排気装置、プッシュプル型換気装置については、1年を超える期間使用しない場合を除き、1年以内ごとに1回、定期に、所定の事項について定期自主検査を行わなければなりません（⇒3）。

また、定期自主検査の結果は、3年間保存しなければなりません。

- 実施頻度に注意しましょう。6か月以内ごとではありません。
- 局所排気装置、プッシュプル型換気装置を1年を超える期間使用しない場合は、1年以内ごとに、定期に実施する必要はありません。

3．有機溶剤等の区分の表示

屋内作業場等において有機溶剤業務に労働者を従事させるときは、作業中の労働者が容易に知ることができるよう、有機溶剤等の区分を色分け及び色分け以外の方法により、見やすい場所に表示しなければなりません。※8

色分けの区分	
第1種有機溶剤等	赤色
第2種有機溶剤等	黄色
第3種有機溶剤等	青色

※8 色分けは、信号と同じと覚えよう。赤色は、一番危険な第1種、黄色は次に危険な第2種、青色は一番安全な第3種だよ。

第2種有機溶剤等の色分け表示が**黄色**という点を覚えましょう。

5 作業環境測定等

第1種有機溶剤及び**第2種有機溶剤**に係る有機溶剤業務を行う屋内作業場においては、**6か月以内ごとに1回**、空気中の有機溶剤の濃度を定期的に測定し、所定の事項について記録し、**3年間保存**しなければなりません（⇒5）。

- 第3種有機溶剤に係る有機溶剤業務を行う屋内作業場は対象ではありません。
- 作業環境測定は、「**作業環境測定士**」が行います。※9
- 測定の頻度に注意しましょう。1年以内ごとではありません。

※9 有機溶剤（第1種・第2種）を製造し、取り扱う屋内作業場は、指定作業場に該当するからだよ。

6 有機溶剤等健康診断（特殊健康診断）

屋内作業場等（第3種有機溶剤等にあっては、タンク等の内部に限る。）における有機溶剤業務に常時従事する労働者については、**雇入れの際**、当該業務への**配置替えの際及びその後6か月以内ごとに1回**、定期に、医師による特別の項目についての健康診断を行わなければなりません（⇒6）。

また、健康診断の結果を記録し、**5年間保存**しなければなりません。

- 対象業務は、屋内作業場等における第1種有機溶剤等・第2種有機溶剤等に係る有機溶剤業務（すべて）と、第3種有機溶剤等に係る有機溶剤業務のうちタンク等の内部における業務（限定）になります。
- 実施頻度に注意しましょう。1年以内ごとではありません。

7 保護具 頻出

1．送気マスクの使用

次の業務に労働者を従事させるときは、**送気マスク**(→第4章7)を使用させなければなりません。

> ①**有機溶剤等を入れたことのあるタンクで有機溶剤の蒸気が発散するおそれのあるものの内部における業務**
> ②有機溶剤業務に要する時間が短時間であり、かつ、密閉設備、局所排気装置、プッシュプル型換気装置及び全体換気装置を設けないで行うタンク等の内部における業務

2．送気マスク又は有機ガス用防毒マスクの使用

次の業務に労働者を従事させるときは、送気マスク又は有機ガス用防毒マスクを使用させなければなりません。

> ①全体換気装置を設けて第3種有機溶剤等に係る有機溶剤業務を行うタンク等の内部における業務（吹付けによる有機溶剤業務等を除く。）
> ②密閉設備、局所排気装置及びプッシュプル型換気装置を設けないで臨時に有機溶剤業務を行うタンク等の内部における業務
> ③密閉設備及び局所排気装置を設けないで短時間吹付けによる有機溶剤業務を行う屋内作業場等のうちタンク等の内部以外の場所における業務　など

密閉設備、局所排気装置、プッシュプル型換気装置を設置し、稼働させているときは、送気マスクや有機ガス用防毒マスクを使用していなくても違反ではありません。

3．保護具の数等

保護具は、同時に就業する労働者の人数と同数以上を備え、常時有効かつ清潔に保持しなければなりません。

8 空容器の処理

有機溶剤等を入れてあった空容器で有機溶剤の蒸気が発散するおそれのあるものについては、**容器を密閉するか、又は容器を屋外の一定の場所に集積して**おかなければなりません。

試験問題を解いてみよう！

問題1　2020年4月（問5）　チェック欄 □ □ □

屋内作業場において、第二種有機溶剤等を使用して常時洗浄作業を行う場合の措置として、法令上、正しいものは次のうちどれか。

ただし、有機溶剤中毒予防規則に定める適用除外及び設備の特例はないものとする。

① 作業場所に設ける局所排気装置について、外付け式フードの場合は 0.4 m/s の制御風速を出し得る能力を有するものにする。
② 作業中の労働者が有機溶剤等の区分を容易に知ることができるよう容器に赤色の表示をする。
③ 作業場における空気中の有機溶剤の濃度を、1年以内ごとに1回、定期に、測定する。
④ 作業に常時従事する労働者に対し、1年以内ごとに1回、定期に、有機溶剤等健康診断を行う。
⑤ 作業場所に設けたプッシュプル型換気装置について、1年を超える期間使用しない場合を除き、1年以内ごとに1回、定期に、自主検査を行う。

解答・解説

①：誤り
外付け式フードの場合は、**側方吸引型・下方吸引型**で「**0.5 m/s**」、上方吸引型で「**1.0 m/s**」となります。
②：誤り
第2種は「**赤色**」ではなく「**黄色**」の表示です。
③④：誤り
③④はいずれも、「**1年以内**」ではなく「**6か月以内ごとに1回、定期に**」行います。
⑤：**正しい**

解答1　⑤

9 特定化学物質障害予防規則

第5章

重要度 B

作業環境測定、特定化学物質健康診断では、記録の保存期間が特別管理物質とそれ以外の物質で異なる点が重要です。その他、用後処理が、穴抜きの問題で出題されます。

1 特定化学物質障害予防規則とは

特定化学物質障害予防規則（以下、「特化則」といいます。）は、化学物質による労働者の健康障害を予防する目的で定められたものです。特化則で管理すべき物質を**特定化学物質**[※1]といいます。

特定化学物質	第1類物質	がん等の慢性障害を引き起こす物質のうち、特に有害性が高く、製造工程で厳重な管理（製造許可）を必要とするもの	製造許可物質（→ 4）
	第2類物質	がん等の慢性障害を引き起こす物質のうち、第1類物質に該当しないもの	クロム酸及びその塩、オルト-フタロジニトリル　など
	第3類物質	大量漏えいにより急性中毒を引き起こす物質	塩化水素（塩酸）、硫酸　など

※1 労働者に健康障害を生じさせる又はその可能性が高い物質として安衛令に定められた化学物質だよ。

 第1類物質は**製造許可物質**であるため、製造する際は、あらかじめ物質ごとに、かつ、製造するプラントごとに**厚生労働大臣の許可**を受けなければなりません。

また、特定化学物質のうち、人体に遅発性効果の健康障害を与える、又は治ゆが著しく困難な疾病を引き起こす化学物質を**特別管理物質**と定め、厳しく規制しています。[※2]

2 第1類物質の取扱いに係る設備

第1類物質を容器に入れ、容器から取り出し、又は反応槽等へ投入する作業を行うときは、**密閉設備**、**囲い式フード**の局所排気装置又は**プッシュプル型換気装置**を設けなければなりません。

※2 特別管理物質は、使用することで、がんになることが明らかで、人体に症状が出るのが遅かったり、完治させることが難しい健康障害を起こす化学物質なんだ。

9　特定化学物質障害予防規則　── 213

局所排気装置は、「外付け式」ではなく「囲い式」フードでなければなりません。※3

3 用後処理 頻出

特化則には、特定化学物質の**用後処理**※4として、除じん、排ガス処理、**排液処理**、残さい物処理及びぼろ等の処理について、次の規定があります。

1．除じん※5

第２類物質の粉じんを含有する気体を排出する製造設備の排気筒や、第１類物質又は第２類物質の粉じんを含有する気体を排出する局所排気装置、プッシュプル型換気装置には、**粉じん**（→第4章3）**の粒径**※6**に応じて有効な除じん方式**による除じん装置を設けなければなりません。

〇…有効　×…無効

除じん方式	粉じんの粒径（μm）※7		
	5未満	5以上〜20未満	20以上
ろ過除じん方式 →フィルターで濾して取る方式	〇	〇	〇
電気除じん方式 →電気的吸引により粉じんを捕集する方式	〇	〇	〇
スクラバによる除じん方式 →水などの液体を噴射し、粉じんを加湿凝集させて捕集する方式	×	〇	〇
マルチサイクロンによる除じん方式 →粉じんを含んでいる空気を円筒内で渦巻状に回転させ、遠心力により粉じんと空気を分離させる方式	×	×	〇

- 有効な除じん方式は、粉じんの粒径によって異なります。スクラバ又はサイクロンのいずれかの方式に限られません。
- ヒューム（→第4章1）に有効な除じん方式は、**ろ過又は電気除じん方式**です。

※3 有害性が高い物質だから、排気効果が高い囲い式フードにするんだよ。

※4 使った後の処理のことだよ。特定化学物質は有害物質だから使用後の処理方法も規制するんだ。

※5 空気中の細かなちりやほこり等を取り除くことだよ。

※6 粉じんの粒の大きさだよ。

※7 μm（マイクロメートル）は、第１章1 3を参照しよう。

2．排液処理

次の特定化学物質を含む排液は、その種類に応じて有効な方式の排液処理装置を設け、有効に稼働しなければなりません。

物　質	処理方法
アルキル水銀化合物	**酸化・還元方式**※8
塩酸	**中和方式**※9
硫酸	**中和方式**
シアン化カリウム	酸化・還元方式、**活性汚泥方式**※10
シアン化ナトリウム	**酸化・還元方式**、活性汚泥方式
ペンタクロルフェノール及びそのナトリウム塩	**凝集沈でん方式**※11

 Point 穴抜き問題で問われます。シアン化ナトリウムに有効な処理方式をしっかり覚えましょう。

※8 酸化剤や還元剤を投入することでいろいろな物質を分離させる方式だよ。

※9 中和剤を使って、物質を分離させる方式だよ。

※10 微生物を大量に含む泥を汚水に混ぜ、空気を吹き込むことで、微生物が水中の汚れを分解していく方式だよ。

※11 凝集剤を加えて、浮遊物や溶解物を集め、沈でんさせて除去する方式だよ。

4　立入禁止措置

次の作業場には、関係者以外の者が立ち入ることを禁止し、かつ、その旨を見やすい箇所に表示しなければなりません。

①**第1類物質又は第2類物質のうち一部を除いたものを製造し、又は取り扱う作業場**
②特定化学設備を設置する作業場又は特定化学設備を設置する作業場以外の作業場で第3類物質等を一定以上取り扱うもの

5　管理等

1．作業環境測定

第1類物質及び第2類物質を製造し、又は取り扱う屋内作業場については、**6か月以内ごとに1回**、定期に、作業環境測定を行い、次の期間、その記録を保存しなければなりません。

原　則	3年間
特別管理物質を製造する作業場	**30年間**

9　特定化学物質障害予防規則　215

> Point 作業環境測定結果等を保存すべき期間が、**原則は3年間**ですが、**特別管理物質は30年間**となる点に注意しましょう。※12

※12 特別管理物質による健康障害は、症状が出るのが遅いため、記録を長く保存する必要があるんだ。

2．休憩室

第1類物質又は第2類物質のうち一部を除いたものを常時、製造し、又は取り扱う作業に労働者を従事させるときは、作業を行う作業場以外の場所に休憩室を設けなければなりません。

3．喫煙等の禁止

第1類物質又は第2類物質のうち一部を除いたものを製造し、又は取り扱う作業場で労働者が喫煙し、又は飲食することを禁止し、かつ、その旨を当該作業場の見やすい箇所に表示しなければなりません。

4．作業の記録

特別管理物質を製造し、又は取り扱う作業場において常時作業に従事する労働者について、1か月を超えない期間ごとに次の事項を記録し、30年間保存しなければなりません。

①労働者の氏名
②従事した作業の概要及び作業に従事した期間
③特別管理物質により著しく汚染される事態が生じたときは、その概要及び事業者が講じた応急の措置の概要

6 特定化学物質健康診断（特殊健康診断）

第1類物質又は第2類物質のうち一部を除いたものの製造又は取扱いの作業、及び製造等禁止物質を試験研究のため製造又は使用する業務に常時従事する労働者に対し、**雇入れの際**、その業務への**配置替えの際**、及び**6か月**（一部の検査は1年）**以内ごとに1回**、定期に、医師による特別の項目についての健康診断を行わなければなりません。また、健康診断の結果を健康診断個人票に記録し、右の期間、保

原則	5年間
特別管理物質に係る健康診断の結果	**30年間**

存しなければなりません（➡ ⑥）。

 健康診断結果の保存期間が、**原則は5年間**ですが、**特別管理物質に係るものは30年間**となる点に注意しましょう。

7 報告

特別管理物質を製造し、又は取り扱う事業者は、**事業を廃止**しようとするときは、**特別管理物質等関係記録等報告書**に次の記録等を添えて所轄労働基準監督署長に提出しなければなりません。

①作業環境測定の記録又はその写し
②作業の記録又はその写し
③特定化学物質健康診断個人票又はその写し

試験問題を解いてみよう！

問題1 2018年10月（問5）

次の文中の□□□内に入れるA及びBの語句の組合せとして、正しいものは①〜⑤のうちどれか。

「特定化学物質障害予防規則には、特定化学物質の用後処理として、除じん、排ガス処理、 A 、残さい物処理及びぼろ等の処理の規定がある。その中の A については、シアン化ナトリウムの場合には、 B 方式若しくは活性汚泥方式による A 装置又はこれらと同等以上の性能を有する A 装置を設けなければならないと規定されている。」

	A	B
①	浄化処理	中和
②	浄化処理	吸収
③	浄化処理	凝集沈殿
④	排液処理	吸着
⑤	排液処理	酸化・還元

解答・解説
A：排液処理
B：酸化・還元
解答1 ⑤

10 酸素欠乏症等防止規則

重要度 A

酸素欠乏危険場所のうち、第2種酸素欠乏危険場所が問われます。その他、作業環境測定や、換気・保護具の使用等を押さえておきましょう。

1 酸素欠乏症等防止規則とは

酸欠則は、酸素欠乏症や硫化水素中毒を防止する目的で定められたものです。まずは、定義を確認しましょう。

酸素欠乏	空気中の酸素の濃度が18%未満である状態※1
酸素欠乏等	酸素欠乏状態又は空気中の硫化水素(→第4章 3 4)の濃度が100万分の10(10ppm)を超える状態
酸素欠乏症	酸素欠乏の空気を吸入することにより生ずる症状が認められる状態
硫化水素中毒	硫化水素の濃度が100万分の10(10ppm)を超える空気を吸入することにより生ずる症状が認められる状態
酸素欠乏症等	酸素欠乏症又は硫化水素中毒のこと

※1 通常の酸素濃度は、約21%だよ。人の身体に悪影響がない酸素濃度の限界が18%なんだ。酸素濃度が16%以下になると、頭痛、吐き気などの自覚症状が生じて、最悪、死に至ることもあるので、酸素欠乏は危険なんだ。

2 酸素欠乏危険作業

酸素欠乏危険場所における作業を**酸素欠乏危険作業**といいます。

酸素欠乏危険作業
- 第1種酸素欠乏危険作業 … 酸素欠乏危険作業のうち第2種酸素欠乏危険作業以外の作業
- 第2種酸素欠乏危険作業 … 酸素欠乏危険作業のうち**硫化水素中毒**にかかるおそれのある場所として厚生労働大臣が定める場所における作業

おもな酸素欠乏危険場所は次のとおりです。この場所における作業が酸素欠乏危険作業に該当します。

■おもな酸素欠乏危険場所

第1種酸素欠乏危険場所	腐泥層に接する井戸の内部
	相当期間密閉されていた鋼製のタンクの内部
	第一鉄塩類を含有している地層に接するたて坑の内部
	魚油その他空気中の酸素を吸収する物質を入れてあるタンクの内部
	果菜の熟成のために使用している倉庫の内部
	酒類を入れたことのある醸造槽の内部
	ドライアイスを使用して冷蔵を行っている保冷貨物自動車の内部
	ヘリウム、アルゴン等の不活性の気体を入れたことのあるタンクの内部
第2種酸素欠乏危険場所	**海水が滞留している又は海水が滞留したことのあるピット**※2**や暗きょ**※3**の内部**
	汚水その他腐敗しやすい物質を入れたことがある槽、ピット、暗きょの内部

> **Point** 第2種酸素欠乏危険作業が問われます。上表の第2種酸素欠乏危険場所の具体例を覚えましょう。※4

※2 穴や溝のことだよ。

※3 地下に埋没したり、蓋をして外から見えなくなっている水路のことだよ。

※4 キーワードは「**海水**」と「**汚水**」だよ。このキーワードがつく場所は、第2種酸素欠乏危険場所なんだ。

3 作業環境測定 頻出

酸素欠乏危険作業を行う作業場については、**その日の作業を開始する前に**、作業場における次の濃度を測定し、その記録を3年間保存しなければなりません（⇒5）。

第1種酸素欠乏危険作業	空気中の**酸素濃度**
第2種酸素欠乏危険作業	空気中の**酸素濃度**及び**硫化水素濃度**

> **Point**
> ・測定の時期がポイントです。「作業開始後」ではありません。※5
> ・**第1種酸素欠乏危険作業では空気中の「酸素濃度」、第2種酸素欠乏危険作業では、空気中の「酸素濃度及び硫化水素濃度」の測定が必要です。「二酸化炭素の濃度」や「亜硫酸ガスの濃度」は測定の対象ではないので注意しましょう。**

※5 これから作業する場所の酸素濃度や硫化水素濃度を測定して危険度を把握するため、測定は作業前じゃなきゃダメなんだ。

10 酸素欠乏症等防止規則 — 219

4 換気・保護具の使用等

1．換気

　酸素欠乏危険作業に労働者を従事させる場合は、**第1種酸素欠乏危険作業**にあっては空気中の酸素濃度を**18％以上**に、**第2種酸素欠乏危険作業**にあっては空気中の酸素濃度を**18％以上、かつ、硫化水素濃度を100万分の10（10ppm）以下**に保つように換気する必要があります。この場合、**純酸素**を使用してはなりません。

 純酸素を使用してはならない点がひっかけられます。※6

※6 純酸素は、可燃性が高くて、換気の際に、爆発事故を起こしかねないので、使用しちゃいけないんだ。

2．保護具の使用等

　爆発、酸化等を防止するため換気することができない場合又は作業の性質上換気することが著しく困難な場合は、同時に就業する労働者の人数と同数以上の**空気呼吸器**、**酸素呼吸器**又は**送気マスク**（⇒第4章**7**）を備え、労働者にこれを使用させなければなりません。※7

※7 これらの保護具は、外気を吸わず、ボンベ等の給気源の酸素で呼吸することができるから換気ができない場所で使用できるんだよ。

 防毒マスクは、酸素濃度が18％未満の場所では使用することができないため、使用対象ではありません。

5 酸素欠乏危険作業主任者

　酸素欠乏危険作業（⇒**2**）については、次の者のうちから酸素欠乏危険作業主任者を選任しなければなりません。

第1種酸素欠乏危険作業	・酸素欠乏危険作業主任者技能講習 ・酸素欠乏・硫化水素危険作業主任者技能講習を修了した者
第2種酸素欠乏危険作業	・**酸素欠乏・硫化水素危険作業主任者技能講習を修了した者**※8

※8 第2種酸素欠乏危険作業は、硫化水素中毒にかかるおそれのある場所での作業だから、酸素欠乏危険作業主任者技能講習のみ修了した者は、第2種の作業主任者にはなれないんだよ。

酸素欠乏危険作業が具体的に出題され、何の技能講習を修了した者から作業主任者を選任する必要があるのかを問われます。判断できるようにしましょう。※9

※9 たとえば、海水が滞留しているピットの内部における作業は、第2種酸素欠乏危険作業にあたるので、酸素欠乏・硫化水素危険作業主任者技能講習を修了した者のうちから作業主任者を選任する必要があるんだよ。

6 特別教育

酸素欠乏危険作業に係る業務に労働者を就かせるときは、労働者に対し、次の科目について特別教育を行う必要があります。

①酸素欠乏（第2種酸素欠乏危険作業の場合は、酸素欠乏等）の発生の原因
②酸素欠乏症（第2種酸素欠乏危険作業の場合は、酸素欠乏症等）の症状
③空気呼吸器等の使用の方法
④事故の場合の退避及び救急蘇生の方法
⑤その他酸素欠乏症（第2種酸素欠乏危険作業の場合は、酸素欠乏症等）の防止に関し必要な事項

• 防毒マスクの使用方法は、特別教育の科目ではありません。
• 酸素欠乏危険作業が具体的に出題され、第1種と第2種のどちらの酸素欠乏危険作業に係る特別教育が必要かを問われます。判断できるようにしましょう。※10

※10 たとえば、汚水を入れたことがあるピットの内部における作業は、第2種酸素欠乏危険作業にあたるので、第2種酸素欠乏危険作業に係る特別教育を行う必要があるんだよ。

7 その他の防止措置

防止措置として次の規定があります。

人員の点検	酸素欠乏危険作業に労働者を従事させるときは、労働者を当該作業を行う場所に入場させ、及び退場させる時に、人員を点検しなければならない
監視人等	酸素欠乏危険作業に労働者を従事させるときは、常時作業の状況を監視し、異常があったときに直ちに酸素欠乏危険作業主任者及びその他の関係者に通報する者を置く等異常を早期に把握するために必要な措置を講じなければならない
設備の改造等の作業	し尿等を入れてあり、又は入れたことのあるポンプ等の設備の改造、修理、清掃等を行う場合において、これらの設備を分解する作業に労働者を従事させるときは、硫化水素中毒の防止について必要な知識を有する者のうちから指揮者を選任し、作業を指揮させなければならない

試験問題を解いてみよう！

問題1　2018年4月（問6）

酸素欠乏症等の防止等に関する次の記述のうち、法令上、誤っているものはどれか。

ただし、空気呼吸器等とは、空気呼吸器、酸素呼吸器又は送気マスクをいう。

① 第一種酸素欠乏危険作業については、その日の作業開始後速やかに、当該作業場における空気中の酸素の濃度を測定しなければならない。

② 酸素欠乏危険作業に労働者を従事させる場合で、当該作業を行う場所において酸素欠乏等のおそれが生じたときは、直ちに作業を中止し、労働者をその場所から退避させなければならない。

③ 酸素欠乏症等にかかった労働者を酸素欠乏等の場所において救出する作業に労働者を従事させるときは、当該救出作業に従事する労働者に空気呼吸器等を使用させなければならない。

④ タンクの内部その他通風が不十分な場所において、アルゴン等を使用して行う溶接の作業に労働者を従事させるときは、作業を行う場所の空気中の酸素の濃度を18％以上に保つように換気し、又は労働者に空気呼吸器等を使用させなければならない。

⑤ 労働者が酸素欠乏症等にかかったときは、遅滞なく、その旨を当該作業を行う場所を管轄する労働基準監督署長に報告しなければならない。

解答・解説

①：誤り
作業環境測定は、その日の「作業開始前」に行う必要があります。
②：正しい
③：正しい
④：正しい
⑤：正しい

解答1　①

第5章

11 電離放射線障害防止規則

重要度 B

専門的な知識が必要な規則ですが、出題される項目が限定されています。よく出る問題は必ず解けるようにしましょう。

1 電離放射線障害防止規則とは

電離放射線障害防止規則は、電離放射線（⇒第4章4 3）による健康障害を防止するための安全基準を定めたものです。

2 管理区域の明示

放射線業務を行うときは、**管理区域**[※1]を標識によって明示し、必要のある者以外の者を立ち入らせてはなりません。管理区域には、次の区域が該当します。

①外部放射線による実効線量と空気中の放射性物質による実効線量との合計が**3か月間**につき**1.3 mSv**[※2]を超えるおそれのある区域
②放射性物質の表面密度が法令に定める表面汚染に関する限度の10分の1を超えるおそれのある区域

「外部放射線による実効線量」とは、作業場所の空間に存在する放射線の量を実効線量[※3]で評価したものをいい、「空気中の放射性物質による実効線量」とは、作業場所の空間に存在する放射線物質の量を体内に取り入れた場合に人体が受ける実効線量を評価したものをいいます。これらの合計が**3か月間**につき**1.3mSv**を超える区域が、①の管理区域です。

なお、①の外部放射線による実効線量の算定は、**1cm 線量当量**[※4]によって行います。

Point 本試験では穴抜き問題が出題されます。赤字の数字要件をしっかり覚えましょう。

※1 放射線被ばくのおそれのある区域を、一般区域から物理的に隔離した区域のことだよ。

※2 mSv（ミリシーベルト）は、放射線の単位で、人体にどれだけ影響する放射線量なのかを示したもので、1Svの1000分の1にあたるんだよ。

※3 放射線の種類等や、身体の組織や臓器によって、放射線を受けたときの人体への影響は異なるんだ。これらを考慮して算出する放射線量のことを実効線量というんだよ。

※4 **外部被ばく**による、**実効線量**を**評価**するために用いられる**単位**のことだよ。

11 電離放射線障害防止規則 — 223

3 放射線業務従事者の被ばく限度

放射線業務従事者が受ける線量には、限度が定められています。おもな被ばく限度は次のとおりです。※5

※5 本試験では穴抜き式で出題されるよ。赤字の数字要件をしっかり覚えよう！

①男性又は妊娠する可能性がないと診断された女性が受ける実効線量の限度は、緊急作業に従事する場合を除き、**5年間につき100 mSv**を超えず、かつ、**1年間につき50 mSv**

②女性（妊娠する可能性がないと診断されたもの等を除く。）の受ける実効線量の限度は、3か月間につき5mSv

試験問題を解いてみよう！

問題1　2020年4月（問7）　チェック欄 □ □ □

電離放射線障害防止規則に基づく管理区域に関する次の①及び②の文中の　　　内に入れるAからCの語句又は数値の組合せとして、正しいものは①〜⑤のうちどれか。

① 管理区域とは、外部放射線による実効線量と空気中の放射性物質による実効線量との合計が　A　間につき　B　を超えるおそれのある区域又は放射性物質の表面密度が法令に定める表面汚染に関する限度の10分の1を超えるおそれのある区域をいう。

② ①の外部放射線による実効線量の算定は、　C　線量当量によって行う。

	A	B	C
①	1か月	1.3mSv	70μm
②	1か月	5mSv	1cm
③	3か月	1.3mSv	70μm
④	3か月	1.3mSv	1cm
⑤	3か月	5mSv	70μm

解答・解説

A：3か月
B：1.3mSv
C：1cm

解答1　④

12 粉じん障害防止規則

重要度 **A**

粉じん作業のうち、特定粉じん作業が頻出です。設備等や管理関係を学習する際は、特定粉じん作業を中心に覚えていきましょう！

1 粉じん障害防止規則とは

　粉じん障害防止規則（以下、「粉じん則」といいます。）は、じん肺（→第4章③）の原因となる粉じんの発生を抑制し、労働者が粉じんにばく露されることを防止するための基準を定めたものです。※1

2 粉じん作業と特定粉じん作業 【頻出】

　粉じん作業は粉じん則で定められており、おもな作業は次のとおりです。このうち、**粉じん発生源**※2が、特定粉じん発生源であるものを**特定粉じん作業**といいます。※3

粉じん作業	屋内のガラスを製造する工程において、原料を溶解炉に投げ入れる作業
	耐火物を用いた炉を解体する作業
	屋内において研磨剤を用いて手持式動力工具により金属等を研磨等する箇所における作業
	タンクの内部において金属をアーク溶接する作業
特定粉じん作業	屋内において**セメント**、**フライアッシュ**※4、**粉状のアルミニウム**等を袋詰めする箇所における作業
	屋内において研磨剤を用いて動力（手持式動力工具又は可搬式動力工具によるものを除く。）により、金属等を研磨等する箇所における作業

- 特定粉じん作業を覚えましょう。
- 研磨剤を用いて動力により金属等を研磨等する箇所における作業は、手持式動力工具又は可搬式動力工具の場合は特定粉じん作業に該当しません。

※1 じん肺は、長期間粉じんを吸入することによって生じる職業性疾病だけど、この病変を回復させる有効な手法は確立されていないんだ。だから、労働者が粉じんにばく露されることを防止するためにこの規則があるんだよ。

※2 粉じんが発生する場所のことをいうよ。

※3 本試験では「特定粉じん発生源」で問われる場合と、「特定粉じん作業」で問われる場合があるよ。

※4 石炭を燃やす際に生じる灰の一種だよ。

第5章

12 粉じん障害防止規則 ― 225

3 設備等の基準 頻出

1．特定粉じん発生源に係る措置

<u>特定粉じん発生源</u>については、粉じんの発散を防止するため、特定粉じん発生源ごとに、次のいずれかの措置又はこれと同等以上の措置を講じなければなりません。※5

> ①衝撃式削岩機を湿式型とすること
> ②<u>湿潤な状態に保つための設備</u>を設置すること
> ③<u>密閉設備</u>を設置すること
> ④<u>局所排気装置</u>を設置すること
> ⑤<u>プッシュプル型換気装置</u>を設置すること

※5 ③の1.と2.は比較学習しよう！

2．換気の実施等

<u>特定粉じん作業以外</u>の<u>粉じん作業</u>を行う屋内作業場については、<u>全体換気装置による換気の実施</u>又はこれと同等以上の措置を講じなければなりません。※5

3．除じん装置の設置

一定の特定粉じん発生源の局所排気装置には、粉じんの種類に応じて定められた除じん装置又はこれらと同等以上の性能を有する除じん方式による除じん装置を設置しなければなりません（⇒ 9 3 ）。

粉じんの種類	除じん方式
<u>ヒューム</u>（⇒第4章 1 ）	• ろ過除じん方式　• 電気除じん方式
ヒューム以外の粉じん	• マルチサイクロンによる除じん方式　• ろ過除じん方式　• スクラバによる除じん方式　• 電気除じん方式

> • 特定粉じん発生源に係る措置に全体換気装置の設置は含まれていません。
> • 特定粉じん作業かそれ以外の作業かによって、必要とする措置が異なる点に注意しましょう。
> • 除じん方式が、ヒュームとヒューム以外の粉じんによって定められている点が、ポイントです。※6

※6 ヒュームは固体の微粒子で粒子が小さいから、ろ過除じん方式か電気除じん方式じゃないとダメなんだ。

4 管理関係 頻出

1．休憩設備
粉じん作業に労働者を従事させるときは、坑内等特殊な作業場でやむを得ない事由がある場合を除き、粉じん作業を行う作業場以外の場所に休憩設備を設けなければなりません。

2．清掃の実施
粉じん作業を行う屋内の作業場所については、毎日1回以上、清掃を行わなければなりません。

 特定粉じん作業に限らず、**すべての粉じん作業が対象**です。

5 作業環境測定等

常時特定粉じん作業を行う屋内作業場については、**6か月以内ごとに1回**、定期に、空気中の粉じん濃度を測定し、測定結果等を記録して、**7年間保存しなければなりません**（⇒5）。

 測定の頻度に注意しましょう。1年以内ごとではありません。

試験問題を解いてみよう！

問題1　2021年4月（問9）　チェック欄 □□□

粉じん作業に係る次の粉じん発生源のうち、法令上、特定粉じん発生源に該当するものはどれか。

① 屋内の、ガラスを製造する工程において、原料を溶解炉に投げ入れる箇所
② 屋内の、耐火物を用いた炉を解体する箇所
③ 屋内の、研磨材を用いて手持式動力工具により金属を研磨する箇所
④ 屋内の、粉状のアルミニウムを袋詰めする箇所
⑤ 屋内の、金属をアーク溶接する箇所

解答・解説

①②③⑤は**粉じん発生源**に該当しますが、**特定粉じん発生源**には該当しません。

解答1　④

13 石綿障害予防規則

重要度 B

実施頻度と保存期間を中心に押さえていきましょう。

1 石綿障害予防規則とは

石綿障害予防規則（以下、「石綿則」といいます。）は、石綿（アスベスト）の安全な取扱いと障害予防に関する基準を定めたものです。※1 石綿則では、石綿及び石綿をその重量の0.1％を超えて含有しているものを石綿等といいます。

> ※1 石綿による健康障害の予防については他の法律で規制されていたんだけど、石綿を含む建材を使った建築物の解体作業等が増加したことに伴って、石綿によるばく露防止対策を徹底するためにこの規則ができたんだよ。

2 定期自主検査

局所排気装置、プッシュプル型換気装置、除じん装置については、原則として、**1年以内ごとに1回**、定期に、一定の事項について自主検査を行い、検査の結果等を記録して**3年間保存**しなければなりません（⇒ 3）。

3 作業の記録

石綿等の取扱い若しくは試験研究のための製造又は石綿分析用試料等の製造に伴い石綿の粉じんを発散する場所において常時作業に従事する労働者について、1か月を超えない期間ごとに、作業の概要、作業に従事した期間等を記録し、労働者が事業場において作業に従事しないこととなった日から**40年間保存**しなければなりません。※2

> ※2 作業の記録も、作業環境測定も、記録の保存義務は40年間だよ。

4 作業環境測定等

石綿等を取り扱い、又は試験研究のため等製造する屋内作業場については、**6か月以内ごとに1回**、定期に、空気中の石綿の濃度を測定するとともに、測定結果等を記録して**40年間保存**しな

228 — 第5章 関係法令（有害業務に係るもの）

ければなりません（⮕5）。※2

 測定の頻度に注意しましょう。1年以内ごとではありません。

5 その他の規定

休憩室	石綿等を常時取り扱い、若しくは試験研究のため製造する作業又は石綿分析用試料等を製造する作業に労働者を従事させるときは、作業を行う作業場以外の場所に休憩室を設けなければならない
清掃の実施	**石綿等を常時取り扱い**、若しくは試験研究のため製造する作業場又は石綿分析用試料等を製造する作業場及び休憩室の床等については、水洗する等粉じんの飛散しない方法によって、**毎日1回以上**、掃除を行わなければならない
喫煙等の禁止	石綿等を取り扱い、若しくは**試験研究のため製造する作業場**又は石綿分析用試料等を製造する作業場で労働者が喫煙し、又は飲食することを禁止し、かつ、その旨を当該作業場の見やすい箇所に表示しなければならない

 清掃の実施頻度に注意しましょう。1週間に1回ではありません。

6 報告

　石綿等を取り扱い、若しくは試験研究のため製造する事業者又は石綿分析用試料等を製造する事業者は、**事業を廃止**しようとするときは、**石綿関係記録等報告書**に次の書類を添えて、所轄労働基準監督署長に提出しなければなりません。

> ①作業の記録
> ②**作業環境測定の記録**
> ③**石綿健康診断個人票**又はその写し

 定期自主検査の記録を添付する必要はありません。

13　石綿障害予防規則　229

試験問題を解いてみよう！

問題1　2016年4月（問6）

石綿障害予防規則に基づく措置に関する次の記述のうち、誤っているものはどれか。

① 石綿等を取り扱う屋内作業場については、6か月以内ごとに1回、定期に、作業環境測定を行うとともに、測定結果等を記録し、これを40年間保存しなければならない。

② 石綿等の粉じんが発散する屋内作業場に設けた局所排気装置については、原則として、1年以内ごとに1回、定期に、自主検査を行うとともに、検査の結果等を記録し、これを3年間保存しなければならない。

③ 石綿等の取扱いに伴い石綿の粉じんを発散する場所における業務に常時従事する労働者に対し、雇入れ時又は配置替え時及びその後6か月以内ごとに1回、定期に、特別の項目について医師による健康診断を行い、その結果に基づき、石綿健康診断個人票を作成し、これを当該労働者が常時当該業務に従事しないこととなった日から40年間保存しなければならない。

④ 石綿等の取扱いに伴い石綿の粉じんを発散する場所において、常時石綿等を取り扱う作業に従事する労働者については、1か月を超えない期間ごとに、作業の概要、従事した期間等を記録し、これを当該労働者が常時当該作業に従事しないこととなった日から40年間保存する必要がある。

⑤ 石綿等を取り扱う事業者が事業を廃止しようとするときは、石綿関係記録等報告書に、石綿等に係る作業の記録及び局所排気装置、除じん装置等の定期自主検査の記録を添えて所轄労働基準監督署長に提出しなければならない。

解答・解説

①：正しい
②：正しい
③：正しい
④：正しい
⑤：誤り

添付書類は、「定期自主検査の記録」ではなく、「作業環境測定の記録」、「石綿健康診断個人票」等です。

解答1　⑤

索　引

英字

AED（自動体外式除細動器） ・・・・・・・・・・・・・・・・・ 82
Ａ測定 ・・・・・・・・・・・・・・・・・・・・・・・・・・・・・・ 172, 173
BMI ・・・・・・・・・・・・・・・・・・・・・・・・・・・・・・・・・・・・・ 21
Ｂ測定 ・・・・・・・・・・・・・・・・・・・・・・・・・・・・・・ 172, 173
WBGT ・・・・・・・・・・・・・・・・・・・・・・・・・・・・・・・・・・ 52

あ行

アデノシン三リン酸（ATP） ・・・・・・・・・・・・ 19, 31
アドレナリン ・・・・・・・・・・・・・・・・・・・・・・・・・・・・ 23
アミラーゼ ・・・・・・・・・・・・・・・・・・・・・・・・・・・・・・ 15
アルブミン ・・・・・・・・・・・・・・・・・・・・・・・・・・・・ 2, 18
安全衛生委員会 ・・・・・・・・・・・・・・・・・・・・・・・・ 110
安全衛生管理体制 ・・・・・・・・・・・・・・・・・・・・・・ 94
安全衛生推進者 ・・・・・・・・・・・・・・・・・・・・・・・・ 102
異化 ・・・・・・・・・・・・・・・・・・・・・・・・・・・・・・・・・・・・ 19
育児時間 ・・・・・・・・・・・・・・・・・・・・・・・・・・・・・・ 145
医師による特別項目の健康診断 ・・・・・・・・・ 202
石綿関係記録等報告書 ・・・・・・・・・・・・・・・・・・ 229
石綿健康診断 ・・・・・・・・・・・・・・・・・・・・・・・・・・ 204
石綿作業主任者 ・・・・・・・・・・・・・・・・・・・・・・・・ 190
石綿障害予防規則 ・・・・・・・・・・・・・・・・・・・・・・ 228
一次救命処置 ・・・・・・・・・・・・・・・・・・・・・・・・・・ 80
一次予防 ・・・・・・・・・・・・・・・・・・・・・・・・・・・・・・ 73
１か月単位の変形労働時間制 ・・・・・・・・・・・ 137
遺伝的影響 ・・・・・・・・・・・・・・・・・・・・・・・・・・・・ 168
因果関係 ・・・・・・・・・・・・・・・・・・・・・・・・・・・・・・ 65
インスリン ・・・・・・・・・・・・・・・・・・・・・・・・・・・・ 23
衛生委員会 ・・・・・・・・・・・・・・・・・・・・・・・・・・・・ 108
衛生管理者 ・・・・・・・・・・・・・・・・・・・・・・・・・・・・ 98
衛生管理者の業務 ・・・・・・・・・・・・・・・・・・・・・・ 101
衛生工学衛生管理者 ・・・・・・・・・・・・・・・・・・・・ 100
衛生推進者 ・・・・・・・・・・・・・・・・・・・・・・・・・・・・ 102
栄養士の配置 ・・・・・・・・・・・・・・・・・・・・・・・・・・ 126
栄養素の消化吸収 ・・・・・・・・・・・・・・・・・・・・・・ 14
液体 ・・・・・・・・・・・・・・・・・・・・・・・・・・・・・・・・・・ 153
液体成分 ・・・・・・・・・・・・・・・・・・・・・・・・・・・・・・・ 2
エックス線作業主任者 ・・・・・・・・・・・・・・・・・・ 190
エネルギー代謝率 ・・・・・・・・・・・・・・・・・・・・・・ 20

遠視 ・・・・・・・・・・・・・・・・・・・・・・・・・・・・・・・・・・ 41
延髄 ・・・・・・・・・・・・・・・・・・・・・・・・・・・・・・・・・・ 35
エンテロトキシン ・・・・・・・・・・・・・・・・・・・・・・ 63
黄色ブドウ球菌 ・・・・・・・・・・・・・・・・・・・・・・・・ 63
横紋筋 ・・・・・・・・・・・・・・・・・・・・・・・・・・・・・・ 7, 30
温熱環境 ・・・・・・・・・・・・・・・・・・・・・・・・・・・・・・ 52
温熱環境による健康障害 ・・・・・・・・・・・・・・・ 165
温熱性発汗 ・・・・・・・・・・・・・・・・・・・・・・・・・・・・ 25

か行

海外派遣労働者の健康診断 ・・・・・・・・・・・・・ 116
外耳 ・・・・・・・・・・・・・・・・・・・・・・・・・・・・・・・・・・ 42
外出血 ・・・・・・・・・・・・・・・・・・・・・・・・・・・・・・・・ 83
化学損傷の場合の応急手当 ・・・・・・・・・・・・・・ 86
化学物質等による危険性又は有害性の調査
　　・・・・・・・・・・・・・・・・・・・・・・・・・・・・・・・・・・ 154
化学物質とそれにより発症する
　　おそれのあるがん ・・・・・・・・・・・・・・・・・ 162
化学物質の分類 ・・・・・・・・・・・・・・・・・・・・・・・・ 152
蝸牛 ・・・・・・・・・・・・・・・・・・・・・・・・・・・・・・・・・・ 42
各種施設における受動喫煙防止対策 ・・・・・・ 78
確定的影響 ・・・・・・・・・・・・・・・・・・・・・・・・・・・・ 169
角膜 ・・・・・・・・・・・・・・・・・・・・・・・・・・・・・・・・・・ 39
確率的影響 ・・・・・・・・・・・・・・・・・・・・・・・・・・・・ 169
囲い式フード ・・・・・・・・・・・・・・・・・・・・・・・・・・ 177
ガス ・・・・・・・・・・・・・・・・・・・・・・・・・・・・・・・・・・ 152
ガスによる健康障害 ・・・・・・・・・・・・・・・・・・・・ 161
合併症 ・・・・・・・・・・・・・・・・・・・・・・・・・・・・・・・・ 158
カテコールアミン（神経伝達物質） ・・・・・・・ 45
カバー型 ・・・・・・・・・・・・・・・・・・・・・・・・・・・・・・ 178
硝子体 ・・・・・・・・・・・・・・・・・・・・・・・・・・・・・・・・ 40
空容器の処理 ・・・・・・・・・・・・・・・・・・・・・・・・・・ 212
換気 ・・・・・・・・・・・・・・・・・・・・・・・・・・・ 55, 124, 220
換気の実施等 ・・・・・・・・・・・・・・・・・・・・・・・・・・ 226
乾球温度 ・・・・・・・・・・・・・・・・・・・・・・・・・・・・・・ 52
杆状体 ・・・・・・・・・・・・・・・・・・・・・・・・・・・・・・・・ 40
間接圧迫法 ・・・・・・・・・・・・・・・・・・・・・・・・・・・・ 84
感染経路 ・・・・・・・・・・・・・・・・・・・・・・・・・・・・・・ 60
完全骨折 ・・・・・・・・・・・・・・・・・・・・・・・・・・・・・・ 87

索　引 — 231

肝臓の構造	17	空気清浄装置	180
肝臓の働き	17	空気調和設備等による調整	126, 128
カンデラ	57	くも膜下出血	89
冠動脈	89	グラインダ型	179
監督機関	130	グリコーゲン	17
カンピロバクター	62	グリッド型	178
ガンマ線透過写真撮影作業主任者	190	グルカゴン	23
管理区域	223	グレア	58
管理区分の決定	174	グロブリン	2
管理濃度	174	グローブボックス型	178
寒冷環境による疾病	165	軽易な業務への転換	145
偽陰性率	65	計画的付与	141
機械等に関する規制	194	けい肺	158
機械による換気のための設備	128	血液型（ABO式血液型）	5
気積	124	血液循環	8
基礎代謝	19	血液の凝固	2
気体状の物質（気体）	152	血液の凝集反応	6
喫煙等の禁止	216, 229	血液の成分	2
キャノピ型	179	血球	3
嗅覚	43	血漿	2
吸気	11	血小板	3, 5
給気式保護具	182	減圧症（気圧変化による障害）	170
休憩時間	132	健康管理	64, 72
休憩室	216, 229	健康管理手帳	205
休憩設備	125, 227	健康診断実施後の流れ	117
休日の振替	133	建築ブース型	178
給食従業員の検便	113	高圧室内作業主任者	190
休養室等	125	交感神経	33, 36, 38
胸骨圧迫	81	高気圧業務健康診断	202
狭心症	90	虹彩	39
偽陽性率	65	恒常性（ホメオスタシス）	24, 35
局所排気装置	177	高ストレス者に対する面接指導	122
局所排気装置の性能	208	好中球	4
局部照明	59	高度プロフェッショナル制度	135
虚血性心疾患	89	呼気	11
虚血性病変	89	呼吸運動	10
筋骨格系障害	170	呼吸数	11
近視	41	呼吸のしくみ	10
筋収縮	30, 31	呼吸用保護具	184
金属による健康障害	159	黒球温度	52
金属熱	159	心の健康づくり計画	73
空気呼吸器	184	個体	153

骨格筋 ································ 30
骨折の応急手当 ····················· 87
コルチゾール ····················· 23, 48

🐾 さ行

サーカディアンリズム ················ 49
再吸収 ···························· 28
細菌性食中毒 ······················ 62
採光・照明 ························ 125
彩色 ····························· 58
作業環境管理 ··················· 64, 71
作業環境測定
······ 127, 172, 199, 210, 215, 219, 227, 228
作業環境測定結果の評価 ············· 173
作業管理 ······················· 64, 71
作業の記録 ····················· 216, 228
時間外労働の上限規制 ··············· 133
サルモネラ菌 ······················ 62
産業医に対する権限の付与 ············ 106
産業医の職務等 ···················· 105
産業疲労 ·························· 47
算術平均濃度 ······················ 174
三次予防 ·························· 73
産前産後の休業 ···················· 144
酸素欠乏危険作業主任者 ·············· 220
酸素欠乏症 ························ 169
酸素欠乏症等防止規則 ··············· 218
産熱 ····························· 24
サンプリング・分析 ················· 173
シアン化ナトリウム ················· 215
歯科医師による健康診断 ·············· 204
視覚 ····························· 39
時間外労働と休日労働 ··············· 133
視環境 ··························· 57
時季指定権と時季変更権 ·············· 141
糸球体 ························· 27, 28
事業場における労働者の健康保持増進の
　　ための指針 ···················· 75
刺激性ガスによる健康障害 ············ 161
止血帯法 ·························· 84
止血法 ···························· 83
脂質 ····························· 15

視床下部 ·························· 35
自然湿球温度 ······················ 52
疾病休業日数率 ···················· 66
指定作業場 ······················· 199
事務所衛生基準規則 ················· 126
遮光保護具 ······················· 185
就業規則 ·························· 148
就業規則の必要記載事項 ·············· 149
周知方法 ·························· 148
絨毛 ····························· 13
出血性病変 ························ 89
出血の致死量 ······················ 83
消化器系 ·························· 13
蒸気 ····························· 152
使用者による時季指定 ··············· 141
照度 ··························· 57, 125
譲渡等の制限等 ···················· 194
小脳 ····························· 35
情報機器作業における労働衛生管理の
　　ためのガイドライン ·············· 71
静脈 ····························· 8
静脈血 ··························· 8
静脈性出血 ························ 83
照明 ····························· 58
食中毒 ··························· 62
食堂・炊事場 ······················ 126
職場における受動喫煙防止のための
　　ガイドライン ·················· 78
除じん ··························· 214
除じん装置の設置 ··················· 226
女性の保護 ······················· 144
所定休日 ·························· 133
所定労働時間 ······················ 132
自律神経 ······················ 8, 33, 36
視力検査 ·························· 41
心筋 ···························· 7, 30
心筋梗塞 ·························· 90
神経系の分類 ······················ 33
神経細胞（ニューロン） ·············· 33
神経細胞の構造 ···················· 33
腎小体 ··························· 27
心臓の構造 ························ 7

索　引 —— 233

腎臓の構造と働き	27	相対的必要記載事項	149
心臓の働き	7	外呼吸	10
身体的影響	168	外付け式フード	178, 208
振動障害	170		
心肺蘇生の手順	80	**た行**	
じん肺の症状	158	第1種酸素欠乏危険作業	218
心理的な負担の程度を把握するための 検査等	122	第1種酸素欠乏危険場所	219
		第1種有機溶剤	207
随意筋	30	第1類物質	213
水晶体	39	第1類物質の取扱いに係る設備	213
錐状体	40	第3種有機溶剤	207
睡眠	48	第3類物質	213
スクリーニングレベル	65	第2種酸素欠乏危険作業	218
ストレス	45	第2種酸素欠乏危険場所	219
ストレスチェック	122	第2種有機溶剤	207
ストレス反応	45	第2類物質	213
ストレッサー	45	体温調節機能	24
スロット型	178	体温調節のしくみ	25
正視	40	代休	133
製造許可物質	213	代謝	19
製造等の禁止	197	体循環	8
清掃等の実施	126	体性神経	33, 36
製造の許可	197	大脳	35
清掃の実施	227, 229	ダクト	179
生物学的モニタリング	186	立入禁止措置	215
生理休暇	146	単位作業場所	172
脊髄	36	胆汁	15, 18
赤血球	3	単純骨折	87
絶対的必要記載事項	149	炭水化物（糖質）	14
セルフケア	74	蛋白質	14
専属	99, 104	窒息性ガスによる健康障害	161
前庭	42	中耳	42
専任	100	中心窩	40
全般照明	59	中枢神経系	33
騒音環境による健康障害	166	腸炎ビブリオ（病原性好塩菌）	62
騒音性難聴	167	腸管出血性大腸菌	63
騒音による疾病	167	長方形型	178
総括安全衛生管理者の職務	96	直接圧迫法	83
送気マスク	184	低温熱傷	85
送気マスクの使用	211	定期健康診断	114
送気マスク又は有機ガス用防毒マスクの 使用	211	定期自主検査	195, 209, 228
		定期巡視	102, 106

デザイン	172
電動ファン付き呼吸用保護具	184
電離放射線健康診断	203
電離放射線障害防止規則	223
電離放射線による健康障害	167
電離放射線による疾病	168
同化	19
洞結節（洞房結節）	7
瞳孔	39
動脈	8
動脈血	8
動脈性出血	83
特殊健康診断	202, 210, 216
特定化学物質	213
特定化学物質健康診断	216
特定化学物質作業主任者	190
特定化学物質障害予防規則	213
特定業務従事者の健康診断	116
特定粉じん作業	225
特定粉じん発生源に係る措置	226
特別管理物質	217
特別教育	192, 221
ドラフトチェンバ型	178
トリプシン	14

😺 な行

内耳	42
内出血	83
内分泌系	22
鉛健康診断	202
鉛作業主任者	190
二次予防	73
尿細管	27, 28
尿中 2,5-ヘキサンジオン	186
尿中馬尿酸	186
尿中マンデル酸	186
尿中メチル馬尿酸	186
尿の生成	27
尿の成分	28
妊産婦に係る危険有害業務の就業制限	146
妊産婦に係る労働時間等の制限	145
熱痙攣	165

熱傷の応急手当	85
ネフロン	27
年次有給休暇	139
燃焼器具	127
年少者に係る危険有害業務の就業制限	143
年少者の保護	143
脳幹	35
脳血管障害	89
脳血栓症	89
脳梗塞	89
脳出血	89
脳塞栓症	89
脳の構造	35
ノルアドレナリン	45
ノロウイルス	63
ノンレム睡眠	48

😺 は行

排液処理	215
排気口	208
肺循環	8
灰白質	34
排風機（ファン）	180
肺胞	10
白質	34
拍動	7
白血球	3, 4
発生率	65
パラソルモン	23
半規管	42
光の方向	58
ヒスタミン	63
ビタミン	14
必要換気量	55
非電離放射線による健康障害	169
皮膚感覚	43
ヒューム	153
日和見感染	60
病休強度率	66
病休件数年千人率	67
病休度数率	66
標準偏差	64

比例付与 ································· 140
疲労 ······································ 47
フィブリノーゲン ······················· 2
フィブリン ······························· 2
フード ·································· 177
不感蒸泄 ································ 25
不完全骨折 ······························ 87
副交感神経 ······················ 33, 36, 38
複雑骨折（開放骨折）····················· 87
副子 ···································· 88
不随意筋 ······························ 7, 30
フレックスタイム制 ·················· 137
分散 ··································· 64
粉じん（ダスト）······················· 153
粉じん作業 ···························· 225
粉じん障害防止規則 ·················· 225
粉じんによる健康障害 ················ 158
平滑筋 ································· 30
ペプシン ······························ 14
ヘマトクリット ························· 3
ヘモグロビン ··························· 3
変形労働時間制等の種類 ·············· 136
防音保護具 ···························· 185
放射線業務従事者の被ばく限度 ········· 224
防じんマスク ·························· 179
法定休日 ······························ 130
法定労働時間 ·························· 129
防毒マスク ···························· 183
放熱 ··································· 24
ボウマン嚢 ·························· 27, 28
保護具 ································· 211
保護具の使用等 ······················ 220
保護クリーム ························· 185
ボツリヌス菌 ·························· 63
ホルモンとその働き ··················· 23

🐾 ま行

末梢循環障害 ·························· 170
末梢神経系 ························· 33, 36
末梢神経障害 ·························· 170
ミスト ································· 153
耳の構造と機能 ························ 42

無機塩（ミネラル）······················ 14
メタボリックシンドロームの基準値 ······· 77
メッツ（METs）························· 20
眼の構造と機能 ························ 39
メラトニン ·························· 23, 48
免疫反応 ································ 5
面接指導等の対象者 ·················· 120
面接指導の実施 ······················ 121
面接指導の実施後の措置 ·············· 121
メンタルヘルスケアに関する
　　個人情報の保護への配慮 ··········· 75
メンタルヘルスケアの基本的な考え方 ····· 73
毛細血管性出血 ························ 83
網膜 ··································· 40

🐾 や行

熱傷 ··································· 85
雇入れ時の安全衛生教育 ·············· 111
雇入れ時の健康診断 ·················· 113
有害物質に関する規制 ················ 197
有機溶剤作業主任者 ·············· 190, 209
有機溶剤中毒予防規則 ················ 207
有機溶剤等健康診断 ·············· 203, 210
有機溶剤等の区分の表示 ·············· 209
有機溶剤による健康障害 ·············· 160
有形成分 ································ 3
有所見率 ······························ 65
用後処理 ···························· 214

🐾 ら行

ラインによるケア ······················ 74
乱視 ··································· 41
リスクアセスメント ·················· 154
リスク低減措置の検討 ················ 156
リパーゼ ······························ 15
粒子状の物質 ························· 152
リンパ球 ································ 4
ルーバ型 ···························· 178
ルクス ································· 57
レイノー現象 ························· 170
レシーバ式フード ···················· 178
レム睡眠 ······························ 48

労使協定 ……………………………… 130
労働安全衛生規則の衛生基準 …………… 124
労働衛生管理 ……………………………… 64
労働衛生保護具 …………………………… 181
労働基準法 ………………………………… 130
労働時間 …………………………………… 131
労働時間、休憩及び休日に関する
　　規定の適用除外 …………………… 134

労働時間延長の制限業務 ………………… 134
労働者死傷病報告 ………………………… 95
労働者の健康保持増進のために行う健康測定
　……………………………………………… 76
労働者の心の健康の保持増進のための指針
　……………………………………………… 73
ろ過 ………………………………………… 28
ろ過式保護具 ……………………………… 181

［著者紹介］

堀内　れい子（ほりうち　れいこ）

社会保険労務士法人　つむぐ　代表特定社員。

19年間の講師経験を活かし、受験指導の他に、労働セミナーや、企業研修、キャリア研修など幅広く担当。難解な法律をわかりやすく説明することに定評がある。

自身の受験の失敗から、受験勉強は戦略を立てることが必要だと考え、「合格するための勉強法」について研究を重ねている。趣味は、勉強法について書かれた本を読むこと。人と人との繋がりを大切に、「人を輝かせること」をモットーにしている。

https://sr-tsumugu.jp/

【資格】
- 第一種衛生管理者
- 特定社会保険労務士
- キャリアコンサルタント
- 特定非営利活動法人日本キャリア開発協会　キャリアカウンセラー（CDA）
- 銀行業務検定　年金アドバイザー2級

装丁デザイン：渡邉雄哉（LIKE A DESIGN）
本文イラスト：anzubou、エイブルデザイン

2022年度版　スッキリわかる　第1種衛生管理者
テキスト＆問題集

2021年12月16日　初　版　第1刷発行
2022年7月4日　　　　　　第3刷発行

著　　者	堀　内　れ　い　子	
発　行　者	多　田　敏　男	
発　行　所	TAC株式会社　出版事業部	
		（TAC出版）

〒101-8383
東京都千代田区神田三崎町3-2-18
電話　03（5276）9492（営業）
FAX　03（5276）9674
https://shuppan.tac-school.co.jp

組　　版	有限会社　マーリンクレイン	
印　　刷	株式会社　ワコープラネット	
製　　本	東京美術紙工協業組合	

© Reiko Horiuchi 2021　　　Printed in Japan

ISBN 978-4-8132-9996-7
N.D.C. 498

本書は、「著作権法」によって、著作権等の権利が保護されている著作物です。本書の全部または一部につき、無断で転載、複写されると、著作権等の権利侵害となります。上記のような使い方をされる場合、および本書を使用して講義・セミナー等を実施する場合には、小社宛許諾を求めてください。

乱丁・落丁による交換、および正誤のお問合せ対応は、該当書籍の改訂版刊行月末日までといたします。なお、交換につきましては、書籍の在庫状況等により、お受けできない場合もございます。また、各種本試験の実施の延期、中止を理由とした本書の返品はお受けいたしません。返金もいたしかねますので、あらかじめご了承くださいますようお願い申し上げます。

TAC出版 書籍のご案内

TAC出版では、資格の学校TAC各講座の定評ある執筆陣による資格試験の参考書をはじめ、資格取得者の開業法や仕事術、実務書、ビジネス書、一般書などを発行しています！

TAC出版の書籍
*一部書籍は、早稲田経営出版のブランドにて刊行しております。

資格・検定試験の受験対策書籍

- 日商簿記検定
- 建設業経理士
- 全経簿記上級
- 税理士
- 公認会計士
- 社会保険労務士
- 中小企業診断士
- 証券アナリスト

- ファイナンシャルプランナー(FP)
- 証券外務員
- 貸金業務取扱主任者
- 不動産鑑定士
- 宅地建物取引士
- 賃貸不動産経営管理士
- マンション管理士
- 管理業務主任者

- 司法書士
- 行政書士
- 司法試験
- 弁理士
- 公務員試験(大卒程度・高卒者)
- 情報処理試験
- 介護福祉士
- ケアマネジャー
- 社会福祉士　ほか

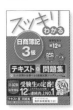 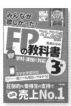 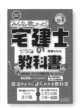 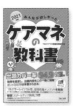 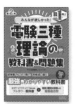

実務書・ビジネス書

- 会計実務、税法、税務、経理
- 総務、労務、人事
- ビジネススキル、マナー、就職、自己啓発
- 資格取得者の開業法、仕事術、営業術
- 翻訳ビジネス書

一般書・エンタメ書

- ファッション
- エッセイ、レシピ
- スポーツ
- 旅行ガイド(おとな旅プレミアム/ハルカナ)
- 翻訳小説

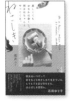   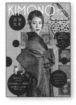 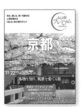

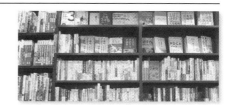

(2021年7月現在)

書籍のご購入は

1 全国の書店、大学生協、ネット書店で

2 TAC各校の書籍コーナーで

資格の学校TACの校舎は全国に展開!
校舎のご確認はホームページにて

資格の学校TAC ホームページ
https://www.tac-school.co.jp

3 TAC出版書籍販売サイトで

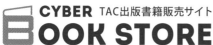

TAC出版書籍販売サイト

TAC 出版 で 検索

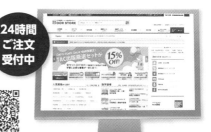

24時間
ご注文
受付中

https://bookstore.tac-school.co.jp/

- 新刊情報を いち早くチェック!
- たっぷり読める 立ち読み機能
- 学習お役立ちの 特設ページも充実!

TAC出版書籍販売サイト「サイバーブックストア」では、TAC出版および早稲田経営出版から刊行されている、すべての最新書籍をお取り扱いしています。
また、無料の会員登録をしていただくことで、会員様限定キャンペーンのほか、送料無料サービス、メールマガジン配信サービス、マイページのご利用など、うれしい特典がたくさん受けられます。

サイバーブックストア会員は、特典がいっぱい!(一部抜粋)

通常、1万円(税込)未満のご注文につきましては、送料・手数料として500円(全国一律・税込)頂戴しておりますが、1冊から無料となります。

専用の「マイページ」は、「購入履歴・配送状況の確認」のほか、「ほしいものリスト」や「マイフォルダ」など、便利な機能が満載です。

メールマガジンでは、キャンペーンやおすすめ書籍、新刊情報のほか、「電子ブック版 TACNEWS(ダイジェスト版)」をお届けします。

書籍の発売を、販売開始当日にメールにてお知らせします。これなら買い忘れの心配もありません。

書籍の正誤に関するご確認とお問合せについて

書籍の記載内容に誤りではないかと思われる箇所がございましたら、以下の手順にてご確認とお問合せをしてくださいますよう、お願い申し上げます。

なお、正誤のお問合せ以外の書籍内容に関する解説および受験指導などは、一切行っておりません。
そのようなお問合せにつきましては、お答えいたしかねますので、あらかじめご了承ください。

1 「Cyber Book Store」にて正誤表を確認する

TAC出版書籍販売サイト「Cyber Book Store」の
トップページ内「正誤表」コーナーにて、正誤表をご確認ください。

CYBER TAC出版書籍販売サイト
BOOK STORE

URL：https://bookstore.tac-school.co.jp/

2 1の正誤表がない、あるいは正誤表に該当箇所の記載がない
⇒ 下記①、②のどちらかの方法で文書にて問合せをする

★ご注意ください★

お電話でのお問合せは、お受けいたしません。
①、②のどちらの方法でも、お問合せの際には、「お名前」とともに、
「対象の書籍名（○級・第○回対策も含む）およびその版数（第○版・○○年度版など）」
「お問合せ該当箇所の頁数と行数」
「誤りと思われる記載」
「正しいとお考えになる記載とその根拠」
を明記してください。
なお、回答までに1週間前後を要する場合もございます。あらかじめご了承ください。

① ウェブページ「Cyber Book Store」内の「お問合せフォーム」より問合せをする

【お問合せフォームアドレス】

https://bookstore.tac-school.co.jp/inquiry/

② メールにより問合せをする

【メール宛先　TAC出版】

syuppan-h@tac-school.co.jp

※土日祝日はお問合せ対応をおこなっておりません。
※正誤のお問合せ対応は、該当書籍の改訂版刊行月末日までといたします。

乱丁・落丁による交換は、該当書籍の改訂版刊行月末日までといたします。なお、書籍の在庫状況等により、お受けできない場合もございます。
また、各種本試験の実施の延期、中止を理由とした本書の返品はお受けいたしません。返金もいたしかねますので、あらかじめご了承くださいますようお願い申し上げます。

TACにおける個人情報の取り扱いについて
■お預かりした個人情報は、TAC（株）で管理させていただき、お問合せへの対応、当社の記録保管および当社商品・サービスの向上にのみ利用いたします。お客様の同意なしに業務委託先以外の第三者に開示、提供することはございません（法令等により開示を求められた場合を除く）。その他、個人情報保護管理者、お預かりした個人情報の開示等及びTAC（株）への個人情報の提供の任意性については、当社ホームページ（https://www.tac-school.co.jp）をご覧いただくか、個人情報に関するお問い合わせ窓口（E-mail:privacy@tac-school.co.jp）までお問合せください。

（2022年4月現在）

【問題冊子ご利用時の注意】

「問題冊子」は、この色紙を残したまま、ていねいに抜き取り、ご利用ください。

- 抜き取り時のケガには、十分お気をつけください。
- 抜き取りの際の損傷についてのお取替えはご遠慮願います。

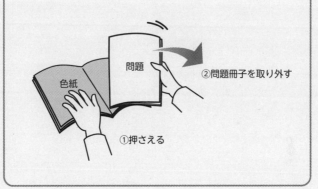

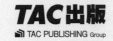

第1種衛生管理者試験
仕上げの一問一答集

ここでは、試験問題の頻出事項の論点（引っかけ箇所）を空欄にしています。文中・表中空欄の □□□ にあてはまる語句や数字を解答しながら、知識の定着を図っていきましょう！

解答を間違えた問題は、あなたの弱点です。テキストで該当部分を確認して、正しい知識をインプットすると効果的な学習となります。

◆ セクションごとに活用するとき

テキストの記載内容がどのように出題されるのかを確認するのに役立てよう！

◆ 総仕上げ時に活用するとき

試験問題の論点確認に活用し、あいまいな知識を「正確な知識」にするために役立てよう！

第1章　労働生理

1 **血液**（⮕**1**：P2参照）

☐　血漿中の蛋白質のうち、**アルブミン**は ① に関与している。

☐　血漿中の水溶性蛋白質である**フィブリノーゲン**が**フィブリン**に変化する現象が、 ② である。

☐　血液中に占める ③ の容積の割合を**ヘマトクリット**といい、貧血になると値が ④ なる。

☐　抗体とは、体内に入ってきた ⑤ に対して ⑥ において作られる ⑦ と呼ばれる蛋白質のことである。

解答

① 血液浸透圧の維持
② 血液の凝固
③ 赤血球
④ 低く
⑤ 抗原
⑥ 体液性免疫
⑦ 免疫グロブリン

2 **心臓の働きと血液の循環**（⮕**2**：P7参照）

☐　心筋は、**不随意筋**であるが、 ⑧ に分類される。

☐　心臓の中にある ⑨ で発生した刺激が、刺激伝導系を介して心筋に伝わることにより、心臓は規則正しく収縮と拡張を繰り返す。

☐　心臓の**拍動**は、 ⑩ の支配を受けている。

☐　**肺循環**は、**右心室**から ⑪ を経て肺の毛細血管に入り ⑫ を通って**左心房**に戻る血液の循環である。

解答

⑧ 横紋筋
⑨ 洞結節（洞房結節）
⑩ 自律神経
⑪ 肺動脈
⑫ 肺静脈

3 **呼吸**（⮕**3**：P10参照）

☐　**肺胞内**の空気と肺胞を取り巻く毛細血管中の血液との間で行われるガス交換を ⑬ という。

☐　肋間筋や横隔膜等が収縮することにより、胸郭内の容積が**増し**、内圧が**低く**なるため、気道を経て肺内へ空気が流れ込むことを ⑭ という。

☐　呼吸に関与する筋肉は、 ⑮ にある呼吸中枢によって支配されている。

☐　身体活動時には、血液中の ⑯ **分圧の上昇**により呼吸中枢が刺激され、1回換気量及び呼吸数が ⑰ する。

解答

⑬ 外呼吸（肺呼吸）
⑭ 吸気
⑮ 延髄
⑯ 二酸化炭素
⑰ 増加

4 消化器系（⮕ 4：P13参照）

- ☐ **小腸**は、胃に続く全長 ⑱ mの管状の器官で、⑲ に分けられる。
- ☐ 三大栄養素のうち、**炭水化物（糖質）**は ⑳ に、**蛋白質**は ㉑ に、**脂肪**は ㉒ と ㉓ に分解・吸収される。
- ☐ **蛋白質**を分解する消化酵素は、㉔ と ㉕ である。

解答

⑱	6～7
⑲	十二指腸、空腸、回腸
⑳	ブドウ糖
㉑	アミノ酸
㉒	脂肪酸
㉓	グリセリン
㉔	ペプシン
㉕	トリプシン

㉔㉕ 順不同

5 肝臓（⮕ 5：P17参照）

〈肝臓の機能〉

- ☐ **グリコーゲンの合成及び分解**
- ☐ アルブミンなどの血漿蛋白の合成
- ☐ **尿素の合成**
- ☐ アルコールなどの身体に有害な物質の分解（解毒作用）
- ☐ **胆汁の生成**
- ☐ **赤血球の** ㉖ **及び処理**
- ☐ **脂肪酸の分解及びコレステロールの合成**
- ☐ アミノ酸からのブドウ糖の合成（ ㉗ ）

解答

㉖	分解
㉗	糖新生

6 代謝（⮕ 6：P19参照）

- ☐ 代謝において、細胞に取り入れられた体脂肪やグリコーゲンなどが分解されて**エネルギーを発生**し、**ATP が生産される**ことを ㉘ という。
- ☐ 代謝において、体内に摂取された栄養素が、種々の化学反応によって ATP に蓄えられたエネルギーを用いて、細胞を構成する蛋白質などの**生体に必要な物質に合成される**ことを ㉙ という。
- ☐ ㉚ は、心臓の拍動、呼吸運動、体温保持などに必要な代謝で、**基礎代謝量**は、㉛ 、**横臥**、**安静**時の測定値で表される。
- ☐ **エネルギー代謝率**は、**作業に要したエネルギー量**を ㉜ の容積比で表される。

解答

㉘	異化
㉙	同化
㉚	基礎代謝
㉛	覚醒
㉜	基礎代謝量で割った値

3

7 内分泌系（⮑**7**：P22参照）

ホルモン	内分泌器官	働き
㉝	松果体	睡眠と覚醒のリズムの調節
パラソルモン	副甲状腺	㉞
インスリン	膵臓	血糖量の減少（血糖値の低下）
グルカゴン		血糖量の増加（血糖値の上昇）
アルドステロン	副腎皮質	体液中の塩類バランスの調節
㉟		血糖量の増加（血糖値の上昇）

解答

㉝　メラトニン
㉞　体内のカルシウム量の調節
㉟　コルチゾール

8 体温調整（⮑**8**：P24参照）

□　体温調節のように、外部環境が変化しても身体内部の状態を一定に保つ生体のしくみを　㊱　という。

□　**寒冷な環境**においては、皮膚の血管が　㊲　して血流量が　㊳　し、皮膚温を**低下**させる。

□　**暑熱な環境**においては、**内臓の血流量が**　㊴　し体内の代謝活動が　㊵　されることにより人体からの熱の放散が促進される。

□　体温調節中枢は、　㊶　にある。

□　**熱の放散**は、**ふく射（放射）**、**伝導**、**蒸発**などの物理的な過程で行われ、蒸発によるものには、**発汗**と　㊷　がある。

解答

㊱　恒常性（ホメオスタシス）
㊲　収縮
㊳　減少
㊴　減少
㊵　抑制
㊶　間脳の視床下部
㊷　不感蒸泄

9 腎臓・尿（➲9：P27参照）

□ ネフロン（腎単位）は、尿を生成する単位構造で、1個の**腎小体**（㊸と㊹）とそれに続く1本の㊺から構成されている。

□ 血中の老廃物は、㊻から**ボウマン嚢**に濾し出される。

□ 血中の**蛋白質**は、ボウマン嚢に㊼。

□ 血中の**グルコース（糖）**は、ボウマン嚢に㊽。

□ 原尿中に濾し出された電解質の多くは、㊾から血中に再吸収される。

□ 尿は淡黄色の液体で、通常㊿である。

解答

㊸ 糸球体
㊹ ボウマン嚢
㊺ 尿細管
㊻ 糸球体
㊼ 濾し出されない
㊽ 濾し出される
㊾ 尿細管
㊿ 弱酸性
㊸㊹ 順不同

10 筋肉（➲10：P30参照）

□ 心筋は、**横紋筋**で、(51)である。

□ 荷物を持ち上げたり、屈伸運動を行うときは、(52)が生じている。

□ 筋肉は神経からの刺激によって収縮するが神経より(53)。

□ 筋肉自体が収縮して出す最大筋力は、筋肉の断面積1㎠当たりの平均値をとると、性差や年齢差が(54)。

□ 筋肉中の**グリコーゲン**は、筋肉の収縮時に**酸素が不足**していると、水と二酸化炭素にまで分解されず、(55)になる。

解答

(51) 不随意筋
(52) 等張性収縮
(53) 疲労しやすい
(54) ほとんどない
(55) 乳酸

11 神経系（➡11:P33参照）

- □ 神経系を構成する基本的な単位である**神経細胞**は、通常、**1個の細胞体**、**1本の軸索**及び**複数の樹状突起**から成り 56 ともいわれる。

- □ 57 は、神経細胞の細胞体が集合した**灰白質**で、感覚、運動、思考などの作用を支配する中枢として機能する。

- □ 末梢神経には、**体性神経**と 58 があり、体性神経には、感覚器官からの情報を中枢に伝える 59 と、中枢からの命令を運動器官に伝える**運動神経**がある。

- □ **交感神経**は、身体の機能をより活動的に調節する働きがあり、**心拍数を増加**したり、**消化管の運動を** 60 する。

解答

- 56 ニューロン
- 57 大脳皮質
- 58 自律神経
- 59 感覚神経
- 60 抑制

12 感覚・感覚器（➡12:P39参照）

- □ 眼は、 61 の厚さを変えることにより**焦点距離を調節**して網膜の上に像を結ぶようにしている。

- □ 網膜には、明るい所で働き**色を感じる** 62 と、暗い所で働き**弱い光を感じる** 63 の2種類の視細胞がある。

- □ **眼軸が長い**ために、平行光線が網膜の前方で像を結ぶものを 64 という。

- □ **内耳**は、**前庭**、**半規管**及び**蝸牛**の三つの部位からなり 65 が平衡感覚、 66 が聴覚を分担している。

- □ 67 は、耳管によって咽頭に通じており、その内圧は外気圧と等しく保たれている。

解答

- 61 水晶体
- 62 錐状体
- 63 杆状体
- 64 近視
- 65 前庭と半規管
- 66 蝸牛
- 67 鼓室

13 ストレス（➡13:P45参照）

- □ 典型的なストレス反応として、**副腎皮質ホルモンの分泌**の 68 がある。

解答

- 68 亢進

14 疲労、睡眠 (➡ **14**:P47参照)

- □ 　**69**　は、**夜間に分泌が上昇するホルモン**で、睡眠と覚醒のリズムの調節に関与している。

- □ 　**70**　は、血糖値の調節などの働きをするホルモンで、通常、その**分泌量は明け方から増加し始め、起床前後で最大**となる。

- □ 　睡眠と覚醒のリズムのように、約1日の周期で繰り返される生物学的リズムを　**71**　という。

解答

69	メラトニン
70	コルチゾール
71	概日リズム（サーカディアンリズム）

第2章　労働衛生（有害業務に係るもの以外のもの）

1 温熱環境 (➡ **1**:P52参照)

〈WBGT値の計算式〉

屋外で太陽照射のある場合	$0.7 \times$ ① $+ 0.2 \times$ ② $+ 0.1 \times$ ③
• 屋内の場合 • 屋外で太陽照射のない場合	$0.7 \times$ ④ $+ 0.3 \times$ ⑤

解答

①	自然湿球温度
②	黒球温度
③	乾球温度
④	自然湿球温度
⑤	黒球温度

2 空気環境 (➡ **2**:P55参照)

$$必要換気量 = \frac{在室者全員が1時間に呼出する ⑥}{⑦ - ⑧}$$

解答

⑥	二酸化炭素量
⑦	室内二酸化炭素基準濃度
⑧	外気の二酸化炭素濃度

3 視環境 (➡ **3**:P57参照)

- □ 　照度の単位はルクスで、1ルクスは光度1カンデラの光源から　**⑨**　m離れた所で、その光に垂直な1mの面が受ける明るさに相当する。

- □ 　前方から明かりを取るときは、眼と光源を結ぶ線と視線とで作る角度を　**⑩**　以上になるようにする。

- □ 　照明と局部照明を併用する場合、全般照明による照度は、局部照明による照度の　**⑪**　以上であることが望ましい。

- □ 　照明設備については、　**⑫**　以内ごとに1回、定期に点検し、汚れなどが あれば清掃又は交換を行う。

解答

⑨	1
⑩	30°
⑪	10分の1
⑫	6か月

7

4 感染症（➲ 4 :P60参照）

□　微生物による感染症は、病原性が非常に強い場合は、誰でも感染するが、人間の抵抗力が非常に弱い場合は、普段感染しないような病気を発症させる。このことを ⑬ という。

□　感染が成立した後に症状が現れるまでの間にある者を ⑭ という。

□　感染源の人が、咳やくしゃみをすることで唾液が飛散して感染するものを ⑮ という。

□　微生物を含む飛沫の水分が蒸発し、5μm以下の小粒子として長時間空気中に浮遊して感染するものを ⑯ という。

□　インフルエンザウィルスには、A型、B型、C型の3つの型があるが、流行するのは、主に ⑰ である。

解答

⑬　日和見感染
⑭　キャリアー
　（保菌者）
⑮　飛沫感染
⑯　空気感染
⑰　A型とB型

5 食中毒（➲ 5 :P62参照）

□　**サルモネラ菌**による食中毒は、 ⑱ によって発症する。

□　**セレウス菌**及び**カンピロバクター**は、いずれも ⑲ の原因菌である。

□　**ボツリヌス菌**による毒素は、 ⑳ である。

□　**黄色ブドウ球菌**による毒素は、 ㉑ 。

□　**ヒスタミン**は、加熱調理によって ㉒ 。

解答

⑱　食物に付着した細菌そのものの感染
⑲　細菌性食中毒
⑳　神経毒
㉑　熱に強い
㉒　分解されない

6 労働衛生管理に用いられる統計等（➲ 6 :P64参照）

□　データのばらつきの程度は、 ㉓ や ㉔ によって表される。

□　健康管理統計において、**ある時点**での検査における有所見者の割合を ㉕ といい、**一定期間**に有所見が発生した者の割合を ㉖ という。

□　スクリーニングレベルを低く設定すると**偽陰性率**（有所見の人を正常と判定する率）は ㉗ なるが、**偽陽性率**（正常な人を有所見と判定する率）は ㉘ なる。

解答

㉓　分散
㉔　標準偏差
㉕　有所見率
㉖　発生率
㉗　低く
㉘　高く
㉓㉔ 順不同

7 腰痛予防対策(➲ **7**：P68参照)

□ 重量物取扱い作業の場合、**満18歳以上の男性労働者**が人力のみで取り扱う物の重量は、体重のおおむね ㉙ 以下となるようにする。

□ 腰部保護ベルトについては、㉚ 、**労働者ごとに効果を確認してから使用の適否を判断**する。

□ 立ち作業の場合は、身体を安定的に保持するため、㉛ **作業靴**を使用する。

□ 重量物取扱い作業に常時従事する労働者に対しては、当該作業に配置する際及びその後 ㉜ 以内ごとに1回、定期に、医師による腰痛の健康診断を行う。

解答

㉙ 40%
㉚ 一律に使用させるのではなく
㉛ クッション性のある
㉜ 6か月

8 情報機器作業における労働衛生管理(➲ **8**：P71参照)

□ **ディスプレイ画面上**における照度は、㉝ を目安とする。

□ **書類上及びキーボード上**における照度は、㉞ を目安とする。

□ ディスプレイは、おおむね ㉟ の視距離が確保できるようにし、**画面の上端を眼の高さよりもやや下になる**ように設置している。

□ 一連続作業時間を**1時間**とし次の連続作業までの間に ㊱ 分の作業休止時間を設ける。

解答

㉝ 500ルクス以下
㉞ 300ルクス以上
㉟ 40cm以上
㊱ 10～15

9 健康の保持増進対策（➡9：P73参照）

- □ 心の健康づくり計画の実施にあたっては、メンタルヘルス不調を **37** する「**一次予防**」、**38** を行う「**二次予防**」 及びメンタルヘルス不調となった労働者の **39** を行う「**三次予防**」が円滑に行われるようにする必要がある。
- □ 心の健康づくり計画の実施にあたって推進すべきメンタルヘルスケアは、**40**、**41**、**42**、**43** の4つである。
- □ 健康測定における運動機能検査の項目である柔軟性の測定種目は、**44** である。
- □ 日本人のメタボリックシンドローム診断基準で、腹部肥満（ **45** の蓄積）とされるのは、腹囲が男性では **85cm** 以上、女性では **46** 以上の場合である。

解答

㊲	未然に防止
㊳	適切な措置
㊴	職場復帰支援
㊵	セルフケア
㊶	ラインによるケア
㊷	事業場内産業保健スタッフ等によるケア
㊸	事業場外資源によるケア
㊹	座位体前屈
㊺	内臓脂肪
㊻	90cm

㊵〜㊸ 順不同

10 一次救命処置（➡11：P80参照）

- □ 呼吸を確認して普段どおりの息（正常な呼吸）がない場合や約 **47** 観察しても判断できない場合は、心肺停止とみなし、心肺蘇生を開始する。
- □ 胸骨圧迫は、胸が約 **48** 沈む強さで胸骨の下半分を圧迫し、1分間に少なくとも **49** 回のテンポで行う。
- □ 人工呼吸を行う場合は、胸骨圧迫 **50** 回と人工呼吸 **51** 回を組みあわせる。
- □ 口対口人工呼吸は、傷病者の鼻をつまみ、1回の吹き込みに約 **52** かけて行う。

解答

㊼	10秒
㊽	5cm
㊾	100〜120
㊿	30
51	2
52	1秒

11 出血及び止血法（➡12：P83参照）

- □ 体内の全血液量は、体重の **53** 程度で、その約 **54** を短時間に失うと生命が危険な状態となる。
- □ **55** は、鮮紅色を呈する拍動性の出血で、出血量が多い。
- □ **56** は、**浅い切り傷**のときにみられ、傷口からゆっくり持続的に湧き出るような出血である。
- □ **57** は、**擦り傷**のときにみられ、傷口から少しずつにじみ出るような出血である。
- □ 一般人が行う応急手当では、**58** が推奨されている。

解答

53	13分の1 (8%)
54	3分の1
55	動脈性出血
56	静脈性出血
57	毛細血管性出血
58	直接圧迫法

12 熱傷（➲ 13：P85参照）

□ 熱傷は、Ⅰ度からⅢ度に分類され、水疱ができる程度の熱傷は、(59)度に分類される。

□ 水疱ができたときは、水疱を(60)、清潔なガーゼ等で軽く覆う。

解答

(59) Ⅱ
(60) 破らないようにして

13 骨折（➲ 14：P87参照）

□ (61)は、骨が完全に折れている状態をいう。

□ (62)は、骨にひびが入った状態をいう。

□ **単純骨折**とは、**皮膚の下で骨が折れて**、(63)状態をいう。

□ **複雑骨折**とは、**骨折と共に皮膚や皮下組織が損傷**し、(64)状態をいう。(65)ともいう。

解答

(61) 完全骨折
(62) 不完全骨折
(63) 皮膚に損傷がない
(64) 骨折部が皮膚から露出している
(65) 開放骨折

14 脳血管障害及び虚血性心疾患（➲ 15：P89参照）

□ 虚血性の脳血管障害である脳梗塞は、**脳血管自体の動脈硬化性病変による**(66)と、**心臓や動脈壁の血栓が剥がれて脳血管を閉塞する**(67)に分類される。

□ 虚血性心疾患は、(68)による心筋への血液の供給が不足したり途絶えることにより起こる心筋障害である。

□ 虚血性心疾患は、心筋の一部に**可逆的虚血**が起こる(69)と、**不可逆的な心筋壊死**が起こる(70)に大別される。

解答

(66) 脳血栓症
(67) 脳塞栓症
(68) 冠動脈
(69) 狭心症
(70) 心筋梗塞

第3章 関係法令（有害業務に係るもの以外のもの）

1 総括安全衛生管理者（⊃**2**：P96参照）

☐ 常時使用する労働者数が ① 人以上の**運送業**の事業場では、総括安全衛生管理者を選任しなければならない。

☐ 総括安全衛生管理者は、事業場においてその事業の実施を ② から選任する。

☐ ③ は、労働災害を防止するため必要があると認めるときは、総括安全衛生管理者の業務の執行について事業者に**勧告**することができる。

☐ 総括安全衛生管理者は、選任すべき事由が発生した日から ④ 選任しなければならない。

☐ 総括安全衛生管理者を選任したときは、 ⑤ 、選任報告書を、**所轄労働基準監督署長**に提出しなければならない。

解答

① 100
② 統括管理する者
③ 都道府県労働局長
④ 14日以内に
⑤ 遅滞なく

2 衛生管理者（⊃**3**：P98参照）

☐ 常時2,000人を超え3,000人以下の労働者を使用する事業場では、 ⑥ 人以上の衛生管理者を選任しなければならない。

☐ 常時 ⑦ 労働者を使用する事業場では、衛生管理者のうち少なくとも1人を**専任**としなければならない。

☐ 常時 ⑧ 労働者を使用する事業場で、そのうち**著しく暑熱な場所における業務**に常時 ⑨ の労働者を従事させる事業場では、**衛生工学衛生管理者免許を受けた者**のうちから衛生管理者を選任しなければならない。

☐ 衛生管理者は、少なくとも ⑩ 、作業場等を巡視し、設備、作業方法等に有害のおそれがあるときは、直ちに、労働者の健康障害を防止するため必要な措置を講じなければならない。

☐ ⑪ は、労働災害を防止するため必要があると認めるときは、事業者に対し、衛生管理者の**増員又は解任**を命ずることができる。

解答

⑥ 5
⑦ 1,000人を超える
⑧ 500人を超える
⑨ 30人以上
⑩ 毎週1回
⑪ 所轄労働基準監督署長

3 産業医（➲4：P104参照）

□ 常時 ⑫ 労働者を使用する事業場では、産業医を2人以上選任しなければならない。

□ 常時 ⑬ 労働者を使用する事業場で選任する産業医は、その事業場に専属の者でなければならない。

□ 産業医は、労働者の健康を確保するため必要があると認めるときは、**事業者**に対し、労働者の健康管理等について必要な ⑭ をすることができる。

□ 産業医は、少なくとも ⑮ に1回、作業場等を巡視し、作業方法又は衛生状態に有害のおそれがあるときは、直ちに、必要な措置を講じなければならない。ただし、事業者から、**毎月1回以上、所定の情報が提供**されており、**事業者から同意を得ている**ときは、巡視頻度は ⑯ に1回で足りる。

解答

⑫ 3,000人を超える
⑬ 1,000人以上の
⑭ 勧告
⑮ 1か月
⑯ 2か月

4 衛生委員会・安全衛生委員会（➲5：P108参照）

□ 衛生委員会の議長は、 ⑰ 又は ⑰ 以外の者で、当該事業場においてその**事業の実施を統括管理する者、これに準ずる者**のうちから、事業者が指名しなければならない。

□ 衛生委員会の議長を除く ⑱ は、事業場の労働組合又は労働者の過半数を代表する者の推薦に基づき指名しなければならない。

□ 衛生委員会の委員として、事業場に専属でない産業医を指名することは ⑲ 。

□ 衛生委員会は、 ⑳ 以上開催するようにし、重要な議事に係る記録を作成して、これを ㉑ 年間保存しなければならない。

解答

⑰ 総括安全衛生管理者
⑱ 半数の委員
⑲ できる
⑳ 毎月1回
㉑ 3

13

5 一般健康診断、健康診断実施後の措置（ 7：P113参照）

（1）雇入れ時の健康診断

□ 聴力の検査は、**労働者の年齢にかかわらず**、[22] Hz
　と [23] Hz の音にかかる聴力について行う。

（2）定期健康診断

□ 定期健康診断項目のうち、省略することができない項目
　は、**既往症・業務歴の調査**、[24]、[25]、[26] で
　ある。

□ 常時 [27] 人以上の労働者を使用する事業場におい
　て、**定期健康診断の結果**について、**所轄労働基準監督署長**
　に報告を行わなければならない。

（3）その他の健康診断

□ **深夜業**を含む業務に常時従事する労働者に対し、
　[28] 以内ごとに1回、定期に健康診断を行う。ただし、
　[29] 及び喀痰検査については、**1年以内ごとに1回**、定
　期に行う。

□ 海外に [30] 以上派遣して帰国した労働者について、
　国内の業務に就かせるとき、一時的な就業の場合を除い
　て、海外派遣労働者健康診断を行う。

（4）健康診断実施後の流れ

□ 事業場において実施した雇入れ時の健康診断の項目に**異
　常の所見がある**と診断された労働者については、その結果
　に基づき健康を保持するために必要な措置について、
　[31]、医師の意見を聴かなければならない。

解答

- 22 1,000
- 23 4,000
- 24 自覚症状・他覚症状の有無の検査
- 25 血圧の測定
- 26 尿検査（尿中の糖・蛋白の有無の検査）
- 27 50
- 28 6か月
- 29 胸部エックス線検査
- 30 6か月
- 31 健康診断実施日から3か月以内に

24〜26 順不同

14

6 **面接指導等**（➡**8**：P120参照）

（1）面接指導

□ 　時間外・休日労働が1か月あたり 32 時間を超え、か
つ、**疲労の蓄積が認められる**労働者が、事業者に 33
をした場合に医師による面接指導を実施する。

□ 　面接指導の結果の記録は、①面接指導の**実施年月日**、②
面接指導を受けた**労働者の氏名**、③面接指導を行った
34 、④面接指導を受けた労働者の 35 、⑤面接指
導を受けた労働者の 36 、**⑥面接指導の結果に基づ
き、労働者の健康を保持するために必要な措置について医
師から聴取した意見**を記載したものでなければならない。

（2）心理的な負担の程度を把握するための検査等

□ 　ストレスチェックを行う医師等とは、①**医師**、②**保健
師**、③法定の研修を修了した**歯科医師**、 37 、 38 、
公認心理師である。

□ 　事業者は、面接指導の対象となる要件に該当する労働者
から申出があったときは、 39 、面接指導を行わなけ
ればならない。

□ 　**労働者数**が常時 40 人以上の事業者は、 41 以内
ごとに1回、定期に、ストレスチェックと面接指導の実施
状況について、**所轄労働基準監督署長**に報告しなければな
らない。

解答

㉜ 80
㉝ 申出
㉞ 医師の氏名
㉟ 疲労の蓄積
の状況
㊱ 心身の状況
㊲ 看護師
㊳ 精神保健福
祉士
㊴ 遅滞なく
㊵ 50
㊶ 1年

㊲㊳ 順不同

15

7 労働安全衛生規則の衛生基準等（➡ 9：P124参照）

☐ 労働者を常時就業させる場所の気積を、設備の占める容積及び床面から **4mを超える高さ** にある空間を除き、労働者1人について ㊷ ㎥以上としなければならない。

☐ 換気が十分行われる性能を有する設備を設けたとき以外は、窓その他の開口部の直接外気に向かって開放することができる部分の面積が、常時床面積の ㊸ 以上になるようにしなければならない。

☐ 労働者を常時就業させる場所の照明設備について、 ㊹ 以内ごとに1回、定期に、点検しなければなりません。

☐ 常時 ㊺ 人以上又は常時女性 ㊻ 人以上の労働者を使用するときは、労働者が臥床することのできる休養室又は休養所を、男性用と女性用に区別して設けなければならない。

☐ 日常行う清掃のほか、大掃除を、 ㊼ 以内ごとに1回、定期に、統一的に行わなければならない。

☐ 食堂の床面積は、食事の際の1人について、 ㊽ ㎥以上としなければならない。

☐ 空気調和設備等による調整

浮遊粉じん量	0.15mg/㎥以下
一酸化炭素の含有率	**原則** 100万分の10以下 **外気が汚染されて困難な場合** 100万分の10以下
二酸化炭素の含有率	㊾ **以下**
ホルムアルデヒドの量	0.1mg以下
気流	㊿ m/秒**以下**
気温（空気調和設備の場合）	17℃以上28℃以下
相対湿度（空気調和設備の場合）	40%以上70%以下

※含有率…1気圧、温度25℃とした場合の空気中に占める割合

解答

㊷	10
㊸	20分の1
㊹	6か月
㊺	50
㊻	30
㊼	6か月
㊽	1
㊾	100万分の1,000
㊿	0.5

8 労働基準法：労働時間・休憩・休日（⊃ **10**：P130参照）

□ 労働時間に関する規定の適用については、事業場を異にする場合は労働時間を　⑤①　。

□ 所定労働時間が7時間30分である事業場においては、少なくとも　⑤②　の休憩時間を、労働時間を1時間延長したときは、少なくとも　⑤③　の休憩時間を**労働時間の途中**に与えなければならない。

□ **監視又は断続的労働に従事する労働者**であって、　⑤④　を受けたものについては、**労働時間、休憩及び休日に関する規定**は適用されない。

□ 1日8時間を超えて時間外労働をさせることができるのは、　⑤⑤　**し、所轄労働基準監督署長へ　⑤⑥　をした場合**、非常時災害による場合、臨時の公務の場合である。

□ フレックスタイム制の清算期間は、　⑤⑦　以内の期間に限られる。

□ **多量の低温物体を取り扱う業務、著しく寒冷な場所における業務**の労働時間の延長は1日　⑤⑧　時間を超えてはならない。

解答

⑤①	通算する
⑤②	45分
⑤③	1時間
⑤④	所轄労働基準監督署長の許可
⑤⑤	時間外労働の労使協定を締結
⑤⑥	届出
⑤⑦	3か月
⑤⑧	2

9 年次有給休暇（➲ **12**：P139参照）

〈付与日数〉

□原則

勤続年数	6か月	1年6か月	2年6か月	3年6か月	4年6か月	5年6か月	6年6か月以上
付与日数	10日	11日	12日	⑤⑨	16日	⑥⓪	20日

□**所定労働時間が週** ⑥① **時間未満で、かつ、所定労働日数が** ⑥② **日以下**（年間の所定労働日数が216日以下）の労働者

所定労働日数		勤続年数						
週	年間	6か月	1年6か月	2年6か月	3年6か月	4年6か月	5年6か月	6年6か月以上
4日	169～216日	7日	8日	9日	⑥③	12日	13日	15日
3日	121～168日	5日	6日	6日	8日	9日	10日	11日
2日	73～120日	3日	4日	4日	5日	6日	6日	7日
1日	48～72日	1日	2日	2日	2日	3日	3日	3日

解答

⑤⑨	**14日**
⑥⓪	**18日**
⑥①	**30**
⑥②	**4**
⑥③	**10日**

10 年少者・女性の保護（⊃13：P143参照）

□ 女性については、労働基準法に基づく危険有害業務の就
業制限により、年齢に応じて次の重量以上の重量物を取り
扱う業務に就かせてはならない。

年齢	重量（単位kg）	
	断続作業	継続作業
満16歳未満	⑥⑷	8
満16歳以上満18歳未満	⑥⑸	15
満18歳以上	30	⑥⑹

□ ⑥⑺ を育てる女性労働者が請求したときは、休憩時
間の他に、**1日2回それぞれ少なくても** ⑥⑻ **の育児時間**
が与えられる。

□ **1か月単位の変形労働時間制を採用している場合であっ
て、妊産婦が請求した場合**には、管理監督者等の場合を
⑥⑼ 、1週40時間、1日8時間を超えて労働させてはな
らない。

□ **妊産婦が請求した場合**には、管理監督者等の場合を
⑦⑺ 、**深夜業をさせてはならない**。

解答

⑥⑷	12
⑥⑸	25
⑥⑹	20
⑥⑺	生後満1年に達しない生児
⑥⑻	30分
⑥⑼	除き
⑦⑺	含め

第4章 労働衛生（有害業務に係るもの）

1 化学物質の状態（⊃**1**：P152参照）

□アクリロニトリル ……………… **蒸気**

□アセトン …………………………… ①

□塩化ビニル ……………………… **ガス**

□ジクロロベンジジン …………… **粉じん**

□トリクロロエチレン …………… ②

□二酸化硫黄 ……………………… ③

□二硫化炭素 ……………………… ④

□ホルムアルデヒド ……………… ⑤

解答

① 蒸気
② 蒸気
③ ガス
④ 蒸気
⑤ ガス

2 化学物質等による危険性又は有害性の調査（⊃**2**：P154参照）

□ **ハザード**とは、化学物質やその製剤のもつ ⑥ のことをいう。

□ **リスクの見積り**は、化学物質等が当該業務に従事する労働者に危険を及ぼし、又は化学物質等により当該労働者の健康障害を生ずるおそれの程度（ ⑦ ）及び当該危険又は健康障害の程度（ ⑧ ）を考慮して行う。

□ 化学物質等による疾病のリスクについては、化学物質等への労働者のばく露濃度等を測定し、 ⑨ と比較することにより見積もる方法が確実性が高い。

解答

⑥ 危険性又は有害性
⑦ 発生可能性
⑧ 重篤度
⑨ ばく露限界

3 化学物質による健康障害

1. 粉じんによる健康障害（⤴3：P158参照）

- □ じん肺とは、粉じんを吸入することによって、肺に生じた ⑩ を主体とする疾病である。

- □ 現在、法律では、じん肺の合併症として、 ⑪ 、**結核性胸膜炎**、**続発性気胸**、 ⑫ 、**続発性気管支拡張症**、**原発性肺がん**が認定されている。

- □ けい肺は、 ⑬ 粉じんに含まれる ⑭ を吸入することによって生じるじん肺である。

- □ 石綿肺は、**石綿（アスベスト）**を吸入することによって生じるじん肺である。 ⑮ などの重篤な疾病を起こすおそれがある。

解答

⑩ 線維増殖性変化
⑪ 肺結核
⑫ 続発性気管支炎
⑬ 鉱物性
⑭ 遊離けい酸
⑮ 肺がん、胸膜中皮腫
⑪⑫ 順不同

2. 金属による健康障害（⤴3：P159参照）

金属名		主な症状
⑯		貧血、末梢神経障害、腹部の疝痛
⑰		皮膚の潰瘍、鼻の粘膜の潰瘍、鼻中隔穿孔 長期の場合、**肺がん**、**上気道がん**
⑱		筋のこわばり、ふるえ、歩行困難
水銀	金属水銀	感情不安定、幻覚などの ⑲ や手指の震え
	無機水銀	⑳ による血尿、蛋白尿、無尿
㉑		上気道炎、肺炎、腎機能障害
ベリリウム		急性中毒の場合、**皮膚潰瘍、肺炎** 慢性中毒の場合、 ㉒ が発生
㉓		角化症、黒皮症などの皮膚障害、末梢神経障害

- □ **金属熱**は、亜鉛や銅などの ㉔ を吸入することにより発生し、**悪寒、発熱、関節痛**などの症状がみられる。

解答

⑯ 鉛
⑰ クロム
⑱ マンガン
⑲ 精神障害
⑳ 腎障害
㉑ カドミウム
㉒ ベリリウム肺
㉓ 砒素
㉔ ヒューム

21

3．有機溶剤による健康障害（⊃3：P160参照）

- □　有機溶剤は、**揮発性が高い**ため、蒸気となって、**呼吸器から吸収されやすい**。蒸気は、空気よりも　⑳　。

- □　有機溶剤は、**脂溶性**があり、　㉖　からも吸収される。脂肪の多い脳などに入りやすい。

- □　**二硫化炭素**による障害として顕著なものは、　㉗　である。

- □　**メタノール**による健康障害として顕著なものは、　㉘　である。

- □　**ノルマルヘキサン**による障害として顕著なものは、　㉙　である。

解答

- ㉕　重い
- ㉖　皮膚
- ㉗　精神障害、意識障害
- ㉘　視力低下、視野狭窄
- ㉙　末梢神経障害（多発性神経炎）

4．その他（⊃3：P161、P162参照）

- □　**二酸化窒素**による慢性中毒では、　㉚　などがみられる。

- □　**弗化水素**による慢性中毒では、　㉛　などがみられる。

- □　**硫化水素**による中毒では、**意識消失、呼吸麻痺**などがみられる。

- □　**塩化ビニル**による健康障害では、　㉜　などがみられる。

- □　　㉝　による健康障害では、**再生不良性貧血、白血病**などがみられる。

解答

- ㉚　慢性気管支炎、歯牙酸蝕症
- ㉛　骨の硬化、斑状歯、歯牙酸蝕症
- ㉜　肝血管肉腫
- ㉝　ベンゼン

4　作業環境における有害因子による健康障害（⊃4：P165参照）

1．温熱環境による健康障害

- □　　㉞　は、高温環境下で多量に発汗したとき、水分だけが供給されて、**血液中の塩分濃度が低下**することにより、筋肉痙攣などの症状がみられる。

- □　　㉟　は、皮膚組織が**凍結壊死**を起こしたもので、**0℃以下**の寒冷にばく露することによって発生する。

- □　**低体温症**は、低温下の作業で全身が冷やされ、体の中心部の温度が　㊱　℃程度以下に低下した状態をいい、意識消失、筋の硬直などの症状がみられる。

解答

- ㉞　熱痙攣
- ㉟　凍傷
- ㊱　35

2．騒音環境による健康障害（⊃4：P166参照）

□　人が聴くことのできる音の周波数は、　㊲　Hz 程度まで で、このうち会話の音域は　㊳　Hz 程度といわれている。

□　　㊴　は、**時間的に変動する騒音レベルのエネルギー 的な平均値**を表す。

□　騒音性難聴は、**内耳**の　㊵　の中の**有毛細胞が変性**することによって起こる。

□　騒音性難聴の初期に認められる　㊶　Hz 付近の音から 始まる聴力低下の型を　㊷　という。

□　騒音性難聴は、通常、会話音域より　㊸　音域から聴 力低下が始まる。

解答

㊲　20〜 20,000
㊳　500〜 2,000
㊴　等価騒音レ ベル
㊵　蝸牛
㊶　4,000
㊷　C^5dip
㊸　高い

3．電離放射線による健康障害（⊃4：P167参照）

□　電離放射線を放出し、ほかの元素に変わる元素を、 　㊹　という。

□　電離放射線による**中枢神経系障害**は、　㊺　に分類さ れ、被ばく線量が**しきい値**を超えると、発生率及び重症度 が線量に対応して増加する。

□　**マイクロ波**は、**赤外線**よりも**波長が**　㊻　電磁波で、 照射部位の組織を加熱する作用がある。

解答

㊹　放射性同位 元素（ラジオア イソトープ）
㊺　確定的影響
㊻　長い

4．その他（⊃4：P170参照）

□　減圧症は、潜函作業者、潜水作業者などに発症するもの で、高圧下作業からの減圧に伴い、血液中や組織中に溶け 込んでいた　㊼　の気泡化が関与して発生する。

□　振動障害には、**手指のしびれ**などの症状の　㊽　や、 **レイノー現象**などの　㊾　がみられる。

解答

㊼　窒素
㊽　末梢神経障 害
㊾　末梢循環障 害

23

5 作業環境測定（⮕**5**：P172参照）

□ 単位作業場所における**気中有害物質濃度の平均的な分布**は、⑤⓪の結果により評価される。

□ 原材料を反応槽へ投入する場合など、間欠的に有害物質の発散を伴う作業による**気中有害物質の最高濃度**は、⑤①の結果により評価される。

□ A測定の**第二評価値**は、単位作業場所における気中有害物質の⑤②の推定値である。

□ ⑤③は、有害物質に関する作業環境の状態を単位作業場所の作業環境測定結果から評価するための指標として設定されたものである。

□ A測定の⑤④及び**B測定の測定値**がいずれも**管理濃度に満たない**単位作業場所は、**第一管理区分**になる。

□ B測定の測定値が⑤⑤を超えている単位作業場所は、A測定の結果に関係なく**第三管理区分**に区分される。

解答

- ⑤⓪ A測定
- ⑤① B測定
- ⑤② 算術平均濃度
- ⑤③ 管理濃度
- ⑤④ 第一評価値
- ⑤⑤ 管理濃度の1.5倍

6 局所排気装置（⮕**6**：P177参照）

□ **建築ブース型フード**は、⑤⑥に分類される。

□ **ドラフトチェンバ型フード**は、⑤⑦に分類される。

□ ダクトの断面積を大きくするほど、圧力損失が⑤⑧する。

□ ダクトの主ダクトと枝ダクトとの合流角度は⑤⑨度を超えないようにする。

解答

- ⑤⑥ 囲い式フード
- ⑤⑦ 囲い式フード
- ⑤⑧ 減少
- ⑤⑨ 45

7 労働衛生保護具（⊃**7**：P181参照）

□ **電動ファン付呼吸用保護具**は、酸素濃度が18％未満の場所で使用することが、 ⑥⓪ 。

□ 防じんマスクのろ過材は、有害性の高い物質を取扱う作業では、 ⑥① を使用する。

□ 二種類以上の有毒ガスが混在している場合には、 ⑥② の防毒マスクを使用する。

□ **有機ガス用**の防毒マスクの吸収缶の色は、 ⑥③ である。

□ **一酸化炭素用**の防毒マスクの吸収缶の色は、 ⑥④ である。

□ **シアン化水素用**の防毒マスクの吸収缶の色は、 ⑥⑤ である。

解答

⑥⓪ できない
⑥① 取替式
⑥② それぞれ合格した吸収缶（それぞれの種類に適合した吸収缶）
⑥③ 黒色
⑥④ 赤色
⑥⑤ 青色

8 生物学的モニタリング（⊃**8**：P186参照）

有害物質の種類	検査項目
キシレン	尿中 ⑥⑥
トルエン	尿中 ⑥⑦
⑥⑧	尿中2,5-ヘキサンジオン
トリクロロエチレン	尿中トリクロロ酢酸又は総三塩化物
スチレン	尿中 ⑥⑨
⑦⓪	尿中デルタアミノレブリン酸

解答

⑥⑥ メチル馬尿酸
⑥⑦ 馬尿酸
⑥⑧ ノルマルヘキサン
⑥⑨ マンデル酸
⑦⓪ 鉛

第5章　関係法令（有害業務に係るもの）

1 作業主任者（➡ 1：P190参照）

作業主任者の選任が義務づけられている作業例
①圧気工法により、大気圧を超える気圧化の作業室において行う作業
②製造工程において ___①___ 等を用いて行う洗浄の作業
③鉛蓄電池を解体する工程において ___②___ に係る作業
④屋内作業場において ___③___ 等を用いて行う洗浄の作業
⑤エックス線装置を使用する放射線業務に係る作業
⑥石炭を入れてあるホッパーの内部における作業

解答

① 硫酸・硝酸
② 人力で鉛等を運搬する業務
③ トルエン

2 特別教育（➡ 2：P192参照）

特別教育が必要な業務
___④___ を用いて行う立木の伐木、かかり木の処理、造材の業務
潜水作業者への送気の調節を行うためのバルブ・コックを操作する業務
高圧室内作業に係る業務
エックス線、ガンマ線照射装置を用いて行う ___⑤___ の業務

解答

④ チェーンソー
⑤ 透過写真の撮影

3 機械等に関する規制（➡ 3：P194参照）

　厚生労働大臣が定める規格を具備しなければ、譲渡し、貸与し、又は設置してはならない機械等に該当するかしないかを記入せよ。

- □ 送気マスク ………………………………… ⑥
- □ ハロゲンガス用の防毒マスク ……………… ⑦
- □ 電動ファン付き呼吸用保護具 ……………… ⑧
- □ 特定エックス線装置 ………………………… ⑨
- □ 放射線物質による汚染を防止するための防護服
　………………………………………… ⑩

解答

⑥ 該当しない
⑦ 該当する
⑧ 該当する
⑨ 該当する
⑩ 該当しない

4 製造許可物質（⤵4：P197参照）

次の特定化学物質について、製造許可物質に該当するかしないかを記入せよ。

- □ エチレンオキシド ……………………………… ⑪
- □ ベンゾトリクロリド ……………………………… ⑫
- □ ジアニシジン及びその塩 ……………………… ⑬
- □ ベリリウム及びその化合物 …………………… ⑭
- □ アルファ-ナフチルアミン及びその塩 ………… ⑮
- □ ベータープロピオラクトン …………………… ⑯

解答

⑪	該当しない
⑫	該当する
⑬	該当する
⑭	該当する
⑮	該当する
⑯	該当しない

5 作業環境測定（⤵5：P199参照）

※指定作業場：作業環境測定士が作業環境測定を実施する作業場

対象	測定頻度	指定作業場
□ 特定粉じん作業を常時行う屋内作業場 □ 常時セメントを袋詰めする作業を行う屋内作業場	6か月以内ごとに1回	○
□ 多量のドライアイスを取り扱う業務を行う屋内作業場 □ 溶融ガラスからガラス製品を成型する業務を行う屋内作業場	⑰ 以内ごとに1回	×
□ チッパーによりチップする業務を行う屋内作業場	⑱ 以内ごとに1回	㉑
□ 坑内作業場：炭酸ガスが停滞する作業場	1か月以内ごとに1回	×
□ 坑内作業場：通気設備のある作業場	半月以内ごとに1回	㉒
□ 放射線業務を行う作業場：放射性物質を取扱う作業室	⑲ 以内ごとに1回	㉓
□ 放射線業務を行う作業場：坑内の核原料物質の採掘業務を行う作業場	1か月以内ごとに1回	×
□ 鉛蓄電池の解体工程において鉛等を切断する業務を行う屋内作業場 □ 鉛ライニングの業務を行う屋内作業場	1年以内ごとに1回	㉔
□ 有機溶剤等を製造する工程で有機溶剤等の混合の業務を行う屋内作業場	⑳ 以内ごとに1回	㉕

解答

⑰	半月
⑱	6か月
⑲	1か月
⑳	6か月
㉑	×
㉒	×
㉓	○
㉔	○
㉕	○

27

6 特殊健康診断（⇒6:P202参照）

特殊健康診断	実施頻度	保存期間
特定化学物質健康診断	**6か月**（一部の検査は1年）以内ごとに1回	㉘ 年間 特別管理物質 ㉙ 年間
有機溶剤等健康診断	㉖ 以内ごとに1回	㉚ 年間
石綿健康診断	㉗ 以内ごとに1回	㉛ 年間

解答

㉖ 6か月
㉗ 6か月
㉘ 5
㉙ 30
㉚ 5
㉛ 40

7 健康管理手帳（⇒7:P205参照）

交付対象業務	交付要件
ベーターナフチルアミン及びその塩を製造又は取扱う業務	㉜ 以上
ジアニシジン及びその塩を製造又は取扱う業務	3か月以上
粉じん作業に係る業務	じん肺管理区分が管理 ㉝
ビス（クロロメチル）エーテルを製造し、又は取り扱う業務	㉞ 以上
塩化ビニルを重合する業務	4年以上

解答

㉜ 3か月
㉝ 2又は3
㉞ 3年

8 有機溶剤中毒予防規則（⇒8:P207参照）

□ 作業場所に設けた局所排気装置について、㉟ の場合は**0.4m/s**の制御風速を出し得る能力を有するものにする。

□ **第2種有機溶剤**等の色分けによる表示は、㊱ で行う。

□ 作業場所に設けた**プッシュプル型換気装置**について、原則として、㊲ 以内ごとに1回、**定期自主検査**を行い、その結果等の記録を ㊳ 年間 保存する。

□ 屋内作業場に設けた局所排気装置で空気清浄装置を設けていないものの排気口の高さは、屋根から ㊴ m以上としなければならない。

□ 屋内作業場で、㊵ に労働者を従事させるときは、原則として、㊶ のうちから、**有機溶剤作業主任者**を選任しなければならない。

解答

㉟ 囲い式フード
㊱ 黄色
㊲ 1年
㊳ 3
㊴ 1.5
㊵ 有機溶剤業務
㊶ 有機溶剤作業主任者技能講習修了者

⑨ 特定化学物質障害予防規則（➲⑨：P213参照）

☐ **第一類物質**を製造しようとする者は、あらかじめ、物質ごとに、かつ、当該物質を製造するプラントごとに ㊷ を受けなければならない。

☐ 第1類物質又は第2類物質の粉じんを含有する気体を排出する局所排気装置、プッシュプル型換気装置には、㊸ による**除じん装置**を設けなければならない。

☐ **ヒューム**に有効な除じん方式は、㊹ 方式である。

☐ 特定化学物質の用後処理として、排液処理については、シアン化カリウム、㊺ の場合には、㊻ 方式又は ㊼ 方式による排液処理装置を設けなければならない。

解答

㊷ 厚生労働大臣の許可
㊸ 粉じんの粒径に応じて有効な除じん方式
㊹ ろ過又は電気除じん
㊺ シアン化ナトリウム
㊻ 酸化・還元
㊼ 活性汚泥

⑩ 酸素欠乏症等防止規則（➲⑩：P218参照）

☐ **果菜の熟成のために使用している倉庫の内部**における作業は、㊽ **酸素欠乏危険作業**に該当する。

☐ **海水が滞留しているピットや暗きょの内部**における作業は、㊾ **酸素欠乏危険作業**に該当する。

☐ **第一種酸素欠乏危険作業**を行う作業場については、㊿ に、当該作業場における空気中の**酸素濃度**を測定しなければならない。

☐ **汚水を入れたことのあるピットの内部**における清掃作業の業務に労働者を就かせるときは、51 **酸素欠乏危険作業**に係る特別の教育を行わなければならない。

☐ 爆発、酸化等を防止するため、酸素欠乏危険作業を行う場所の換気を行うことができない場合には、52 、53 又は 54 を備え、労働者に使用させなければならない。

解答

㊽ 第一種
㊾ 第二種
㊿ その日の作業を開始する前
51 第二種
52 空気呼吸器
53 酸素呼吸器
54 送気マスク
52～54 順不同

11 電離放射線障害防止規則（⊃11：P223参照）

〈管理区域〉

---

① 外部放射線による実効線量と空気中の放射性物質による実効線量との合計が ⑤⑤ につき ⑤⑥ を超えるおそれのある区域

② 放射性物質の表面密度が法令に定める表面汚染に関する限度の10分の1を超えるおそれのある区域

---

①の外部放射線による実効線量の算定は、 ⑤⑦ によって行う。

解答

⑤⑤ **3か月間**
⑤⑥ **1.3 mSv**
⑤⑦ **1cm 線量当量**

12 粉じん障害防規則（⊃12：P225参照）

- ☐ 屋内のガラスを製造する工程において、原料を溶解炉に投げ入れる作業 ……………………… 粉じん作業

- ☐ 屋内においてフライアッシュを袋詰めする箇所における作業 ……………………………… ⑤⑧

- ☐ タンクの内部において金属をアーク溶接する作業 ……………………………………… ⑤⑨

- ☐ 屋内において粉状のアルミニウムを袋詰めする箇所における作業 ……………………………… ⑥⓪

解答

⑤⑧ **特定粉じん作業**
⑤⑨ **粉じん作業**
⑥⓪ **特定粉じん作業**

30

【問題冊子ご利用時の注意】

「問題冊子」は、この色紙を残したまま、ていねいに抜き取り、ご利用ください。

- 抜き取り時のケガには、十分お気をつけください。
- 抜き取りの際の損傷についてのお取替えはご遠慮願います。

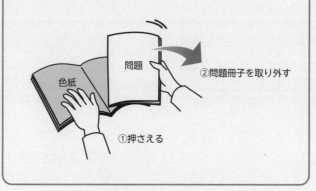

TAC出版
TAC PUBLISHING Group

最後の総仕上げ！

第1種衛生管理者試験
2021年10月公表試験問題

- 制限時間は3時間で、問題は問1〜問44までです。
- 試験本番の予行演習として、時間を計って解いてみましょう。
- 解答用紙は、無料で何度もご利用いただける、ダウンロードサービスつきです。Cyber Book Store の『解答用紙ダウンロードサービス』にアクセスしてください。

TAC出版の書籍販売サイト　Cyber Book Store
https://bookstore.tac-school.co.jp/

CONTENTS

解答用紙	3
2021年10月公表試験問題	
関係法令（有害業務に係るもの）	5
労働衛生（有害業務に係るもの）	11
関係法令（有害業務に係るもの以外のもの）	16
労働衛生（有害業務に係るもの以外のもの）	20
労働生理	23
解答・解説	
正解一覧	29
関係法令（有害業務に係るもの）	30
労働衛生（有害業務に係るもの）	32
関係法令（有害業務に係るもの以外のもの）	37
労働衛生（有害業務に係るもの以外のもの）	42
労働生理	46

解答用紙　　　　　　　　　　　　　　　※実際の本試験はマークシート形式で行われます

関係法令（有害業務に係るもの）										※4問以上
問1	問2	問3	問4	問5	問6	問7	問8	問9	問10	合計
										／10

労働衛生（有害業務に係るもの）										※4問以上
問11	問12	問13	問14	問15	問16	問17	問18	問19	問20	合計
										／10

関係法令（有害業務に係るもの以外のもの）							※3問以上
問21	問22	問23	問24	問25	問26	問27	合計
							／7

労働衛生（有害業務に係るもの以外のもの）							※3問以上
問28	問29	問30	問31	問32	問33	問34	合計
							／7

労働生理										※4問以上
問35	問36	問37	問38	問39	問40	問41	問42	問43	問44	合計
										／10

総　合　計	／44

目標　各科目 **40**％以上、かつ、合計 **60**％以上

公表
問題

2021年10月公表試験問題

関係法令（有害業務に係るもの）

問1 テーマ：安全衛生管理体制（第3章**3**、**4**）　　　解説 30ページ

衛生管理者及び産業医の選任に関する次の記述のうち、法令上、定められていないものはどれか。

ただし、衛生管理者及び産業医の選任の特例はないものとする。

(1) 常時500人を超える労働者を使用し、そのうち多量の高熱物体を取り扱う業務に常時30人以上の労働者を従事させる事業場では、選任する衛生管理者のうち少なくとも1人を専任の衛生管理者としなければならない。

(2) 深夜業を含む業務に常時550人の労働者を従事させる事業場では、その事業場に専属の産業医を選任しなければならない。

(3) 常時3,300人の労働者を使用する事業場では、2人以上の産業医を選任しなければならない。

(4) 常時600人の労働者を使用し、そのうち多量の低温物体を取り扱う業務に常時35人の労働者を従事させる事業場では、選任する衛生管理者のうち少なくとも1人を衛生工学衛生管理者免許を受けた者のうちから選任しなければならない。

(5) 2人以上の衛生管理者を選任すべき事業場では、そのうち1人については、その事業場に専属でない労働衛生コンサルタントのうちから選任することができる。

問2 テーマ：定期自主検査（第5章**3**）　　　解説 30ページ

次の装置のうち、法令上、定期自主検査の実施義務が規定されているものはどれか。

(1) 木工用丸のこ盤を使用する屋内の作業場所に設けた局所排気装置

(2) 塩酸を使用する屋内の作業場所に設けた局所排気装置

(3) アーク溶接を行う屋内の作業場所に設けた全体換気装置

(4) フェノールを取り扱う特定化学設備

(5) アンモニアを使用する屋内の作業場所に設けたプッシュプル型換気装置

5

問3 テーマ：作業主任者（第5章**1**）　　　　　**解説** 30ページ

次のAからDの作業について、法令上、作業主任者の選任が義務付けられているものの組合せは(1)～(5)のうちどれか。

　A　水深10m以上の場所における潜水の作業
　B　セメント製造工程においてセメントを袋詰めする作業
　C　製造工程において硫酸を用いて行う洗浄の作業
　D　石炭を入れてあるホッパーの内部における作業

(1)　A，B
(2)　A，C
(3)　A，D
(4)　B，C
(5)　C，D

問4 テーマ：製造許可物質（第5章**4**）　　　　　**解説** 30ページ

次の特定化学物質を製造しようとするとき、労働安全衛生法に基づく厚生労働大臣の許可を必要としないものはどれか。

(1)　ベンゾトリクロリド
(2)　ベリリウム
(3)　オルト－フタロジニトリル
(4)　ジアニシジン
(5)　アルファ－ナフチルアミン

6

公表問題

問5 テーマ：機械等に関する規制（第5章 ❸） 解説 30ページ

次のAからDの機械等について、法令上、厚生労働大臣が定める規格を具備しなければ、譲渡し、貸与し、又は設置してはならないものの組合せは(1)〜(5)のうちどれか。

- A　放射線測定器
- B　防音保護具
- C　ハロゲンガス用防毒マスク
- D　電動ファン付き呼吸用保護具

(1)　A，B
(2)　A，C
(3)　A，D
(4)　B，D
(5)　C，D

問6 テーマ：特定化学物質障害予防規則（第5章 ❾） 解説 30ページ

事業者が、法令に基づく次の措置を行ったとき、その結果について所轄労働基準監督署長に報告することが義務付けられているものはどれか。

(1)　雇入時の有機溶剤等健康診断
(2)　定期に行う特定化学物質健康診断
(3)　特定化学設備についての定期自主検査
(4)　高圧室内作業主任者の選任
(5)　鉛業務を行う屋内作業場についての作業環境測定

問7 テーマ：有機溶剤中毒予防規則（第5章❽） **解説** 31ページ

屋内作業場において、第二種有機溶剤等を使用して常時洗浄作業を行う場合の措置として、有機溶剤中毒予防規則上、正しいものは次のうちどれか。

ただし、同規則に定める適用除外及び設備の特例はないものとする。

(1) 作業場所に設ける局所排気装置について、外付け式フードの場合は最大で0.4m/sの制御風速を出し得る能力を有するものにする。

(2) 作業中の労働者が有機溶剤等の区分を容易に知ることができるよう、容器に青色の表示をする。

(3) 有機溶剤作業主任者に、有機溶剤業務を行う屋内作業場について、作業環境測定を実施させる。

(4) 作業場所に設けたプッシュプル型換気装置について、1年を超える期間使用しない場合を除き、1年以内ごとに1回、定期に、自主検査を行う。

(5) 作業に常時従事する労働者に対し、1年以内ごとに1回、定期に、有機溶剤等健康診断を行う。

問8 テーマ：特別教育（第5章❷） **解説** 31ページ

次の業務のうち、当該業務に労働者を就かせるとき、法令に基づく安全又は衛生のための特別の教育を行わなければならないものに該当しないものはどれか。

(1) 石綿等が使用されている建築物の解体等の作業に係る業務

(2) チェーンソーを用いて行う造材の業務

(3) 特定化学物質のうち第二類物質を取り扱う作業に係る業務

(4) 廃棄物の焼却施設において焼却灰を取り扱う業務

(5) エックス線装置を用いて行う透過写真の撮影の業務

公表問題

問9 テーマ：粉じん障害防止規則（第5章 **12**）　　　**解説** 31ページ

粉じん障害防止規則に基づく措置に関する次の記述のうち、誤っているものはどれか。

ただし、同規則に定める適用除外及び特例はないものとする。

(1) 屋内の特定粉じん発生源については、その区分に応じて密閉する設備、局所排気装置、プッシュプル型換気装置若しくは湿潤な状態に保つための設備の設置又はこれらと同等以上の措置を講じなければならない。

(2) 常時特定粉じん作業を行う屋内作業場については、6か月以内ごとに1回、定期に、空気中の粉じんの濃度の測定を行い、その測定結果等を記録して、これを7年間保存しなければならない。

(3) 特定粉じん発生源に係る局所排気装置に、法令に基づき設ける除じん装置は、粉じんの種類がヒュームである場合には、サイクロンによる除じん方式のものでなければならない。

(4) 特定粉じん作業以外の粉じん作業を行う屋内作業場については、全体換気装置による換気の実施又はこれと同等以上の措置を講じなければならない。

(5) 粉じん作業を行う屋内の作業場所については、毎日1回以上、清掃を行わなければならない。

問10 テーマ：年少者・女性の保護（第3章**13**）　　　**解説** 32ページ

　女性については、労働基準法に基づく危険有害業務の就業制限により次の表の左欄の年齢に応じ右欄の重量以上の重量物を取り扱う業務に就かせてはならないとされているが、同表に入れるAからCの数値の組合せとして、正しいものは⑴～⑸のうちどれか。

年齢	重量（単位　kg）	
	断続作業の場合	継続作業の場合
満16歳未満	A	8
満16歳以上満18歳未満	B	15
満18歳以上	30	C

	A	B	C
⑴	10	20	20
⑵	10	20	25
⑶	10	25	20
⑷	12	20	25
⑸	12	25	20

公表
問題

労働衛生（有害業務に係るもの）

問11 テーマ：作業管理（第2章⑥）　　　　解説32ページ

労働衛生対策を進めるに当たっては、作業管理、作業環境管理及び健康管理が必要であるが、次のAからEの対策例について、作業管理に該当するものの組合せは(1)～(5)のうちどれか。

A　振動工具の取扱い業務において、その振動工具の周波数補正振動加速度実効値の3軸合成値に応じた振動ばく露時間の制限を行う。

B　有機溶剤業務を行う作業場所に設置した局所排気装置のフード付近の吸い込み気流の風速を測定する。

C　強烈な騒音を発する場所における作業において、その作業の性質や騒音の性状に応じた耳栓や耳覆いを使用させる。

D　有害な化学物質を取り扱う設備を密閉化する。

E　鉛健康診断の結果、鉛業務に従事することが健康の保持のために適当でないと医師が認めた者を配置転換する。

(1)　A，B

(2)　A，C

(3)　B，C

(4)　C，D

(5)　D，E

問12 テーマ：化学物質の状態（第4章①）　　　　解説33ページ

次の化学物質のうち、常温・常圧（25℃、1気圧）の空気中で蒸気として存在するものはどれか。

ただし、蒸気とは、常温・常圧で液体又は固体の物質が蒸気圧に応じて揮発又は昇華して気体となっているものをいうものとする。

(1)　塩化ビニル

(2)　ホルムアルデヒド

(3)　二硫化炭素

(4)　二酸化硫黄

(5)　アンモニア

11

問13 テーマ：作業環境における有害因子による健康障害（第4章❹） **解説** 33ページ

作業環境における有害要因による健康障害に関する次の記述のうち、正しいものはどれか。

(1) 電離放射線による中枢神経系障害は、確率的影響に分類され、被ばく線量がしきい値を超えると発生率及び重症度が線量の増加に応じて増加する。

(2) 金属熱は、鉄、アルミニウムなどの金属を溶融する作業などに長時間従事した際に、高温により体温調節機能が障害を受けたことにより発生する。

(3) 潜水業務における減圧症は、浮上による減圧に伴い、血液中に溶け込んでいた酸素が気泡となり、血管を閉塞したり組織を圧迫することにより発生する。

(4) 振動障害は、チェーンソーなどの振動工具によって生じる障害で、手のしびれなどの末梢神経障害やレイノー現象などの末梢循環障害がみられる。

(5) 凍瘡は、皮膚組織の凍結壊死を伴うしもやけのことで、0℃以下の寒冷にばく露することによって発生する。

問14 テーマ：化学物質による健康障害（第4章❸） **解説** 33ページ

金属による健康障害に関する次の記述のうち、誤っているものはどれか。

(1) カドミウム中毒では、上気道炎、肺炎、腎機能障害などがみられる。

(2) 鉛中毒では、貧血、末梢神経障害、腹部の疝痛などがみられる。

(3) マンガン中毒では、筋のこわばり、震え、歩行困難などのパーキンソン病に似た症状がみられる。

(4) ベリリウム中毒では、溶血性貧血、尿の赤色化などの症状がみられる。

(5) 金属水銀中毒では、感情不安定、幻覚などの精神障害や手指の震えなどの症状・障害がみられる。

問15 テーマ：化学物質による危険性又は有害性の調査（第4章❷）　**解説** 34ページ

厚生労働省の「化学物質等による危険性又は有害性等の調査等に関する指針」において示されている化学物質等による疾病に係るリスクを見積もる方法として、適切でないものは次のうちどれか。

(1) 発生可能性及び重篤度を相対的に尺度化し、それらを縦軸と横軸として、あらかじめ発生可能性及び重篤度に応じてリスクが割り付けられた表を使用する方法

(2) 取り扱う化学物質等の年間の取扱量及び作業時間を一定の尺度によりそれぞれ数値化し、それらを加算又は乗算等する方法

(3) 発生可能性及び重篤度を段階的に分岐していく方法

(4) ＩＬＯの化学物質リスク簡易評価法（コントロール・バンディング）を用いる方法

(5) 対象の化学物質等への労働者のばく露の程度及び当該化学物質等による有害性を相対的に尺度化し、それらを縦軸と横軸とし、あらかじめばく露の程度及び有害性の程度に応じてリスクが割り付けられた表を使用する方法

問16 テーマ：作業環境における有害因子による健康障害（第4章❹）　**解説** 35ページ

作業環境における騒音及びそれによる健康障害に関する次の記述のうち、誤っているものはどれか。

(1) 音圧レベルは、その音圧と、通常、人間が聴くことができる最も小さな音圧（20 μPa）との比の常用対数を20倍して求められ、その単位はデシベル（dB）で表される。

(2) 等価騒音レベルは、単位時間（1分間）における音圧レベルを10秒間ごとに平均化した幾何平均値で、変動する騒音レベルの平均値として表した値である。

(3) 騒音レベルの測定は、通常、騒音計の周波数重み付け特性Aで行う。

(4) 騒音性難聴の初期に認められる4,000Hz付近を中心とする聴力低下の型をC^{5}dip という。

(5) 騒音は、自律神経系や内分泌系へも影響を与え、交感神経の活動の亢進や副腎皮質ホルモンの分泌の増加が認められることがある。

13

問17 テーマ：作業環境における有害因子による健康障害（第4章❹） **解説** 35ページ

電離放射線などに関する次の記述のうち、誤っているものはどれか。

(1) 電離放射線には、電磁波と粒子線がある。

(2) エックス線は、通常、エックス線装置を用いて発生させる人工の電離放射線であるが、放射性物質から放出されるガンマ線と同様に電磁波である。

(3) エックス線は、紫外線より波長の長い電磁波である。

(4) 電離放射線の被ばくによる白内障は、晩発障害に分類され、被ばく後、半年〜30年後に現れることが多い。

(5) 電離放射線を放出してほかの元素に変わる元素を放射性同位元素（ラジオアイソトープ）という。

問18 テーマ：作業環境測定（第4章❺） **解説** 36ページ

厚生労働省の「作業環境測定基準」及び「作業環境評価基準」に基づく作業環境測定及びその結果の評価に関する次の記述のうち、正しいものはどれか。

(1) 管理濃度は、有害物質に関する作業環境の状態を単位作業場所の作業環境測定結果から評価するための指標として設定されたものである。

(2) 原材料を反応槽へ投入する場合など、間欠的に有害物質の発散を伴う作業による気中有害物質の最高濃度は、A測定の結果により評価される。

(3) 単位作業場所における気中有害物質濃度の平均的な分布は、B測定の結果により評価される。

(4) A測定の第二評価値及びB測定の測定値がいずれも管理濃度に満たない単位作業場所は、第一管理区分になる。

(5) B測定の測定値が管理濃度を超えている単位作業場所は、A測定の結果に関係なく第三管理区分に区分される

14

公表問題

問19 テーマ：生物学的モニタリング（第4章❽）　　　　**解説** 37ページ

　特殊健康診断に関する次の文中の□□□内に入れるAからCの語句の組合せとして、正しいものは⑴～⑸のうちどれか。

　「特殊健康診断において有害物の体内摂取量を把握する検査として、生物学的モニタリングがあり、トルエンについては、尿中の□A□を測定し、□B□については、□C□中のデルタアミノレブリン酸を測定する。」

	A	B	C
⑴	馬尿酸	鉛	尿
⑵	馬尿酸	鉛	血液
⑶	マンデル酸	鉛	尿
⑷	マンデル酸	水銀	尿
⑸	マンデル酸	水銀	血液

問20 テーマ：労働衛生保護具（第4章❼）　　　　**解説** 37ページ

　呼吸用保護具に関する次の記述のうち、正しいものはどれか。

⑴　防毒マスクの吸収缶の色は、一酸化炭素用は黒色で、有機ガス用は赤色である。

⑵　高濃度の有害ガスに対しては、防毒マスクではなく、送気マスクか自給式呼吸器を使用する。

⑶　型式検定合格標章のある防じんマスクでも、ヒュームのような微細な粒子に対して使用してはならない。

⑷　防じんマスクの手入れの際、ろ過材に付着した粉じんは圧縮空気で吹き飛ばすか、ろ過材を強くたたいて払い落として除去する。

⑸　防じんマスクは作業に適したものを選択し、顔面とマスクの面体の高い密着性が要求される有害性の高い物質を取り扱う作業については、使い捨て式のものを選ぶ。

15

関係法令（有害業務に係るもの以外のもの）

問21 テーマ：総括安全衛生管理者（第3章**2**）　　　　解説 37ページ

　常時使用する労働者数が300人で、次の業種に属する事業場のうち、法令上、総括安全衛生管理者の選任が義務付けられていない業種はどれか。

(1)　通信業
(2)　各種商品小売業
(3)　旅館業
(4)　ゴルフ場業
(5)　医療業

問22 テーマ：産業医（第3章**4**）　　　　解説 38ページ

　産業医に関する次の記述のうち、法令上、誤っているものはどれか。

(1)　産業医を選任した事業者は、産業医に対し、労働者の業務に関する情報であって産業医が労働者の健康管理等を適切に行うために必要と認めるものを提供しなければならない。
(2)　産業医を選任した事業者は、その事業場における産業医の業務の具体的な内容、産業医に対する健康相談の申出の方法、産業医による労働者の心身の状態に関する情報の取扱いの方法を、常時各作業場の見やすい場所に掲示し、又は備え付ける等の方法により、労働者に周知させなければならない。
(3)　産業医は、衛生委員会に対して労働者の健康を確保する観点から必要な調査審議を求めることができる。
(4)　産業医は、衛生委員会を開催した都度作成する議事概要を、毎月1回以上、事業者から提供されている場合には、作業場等の巡視の頻度を、毎月1回以上から2か月に1回以上にすることができる。
(5)　事業者は、産業医から労働者の健康管理等について勧告を受けたときは、当該勧告の内容及び当該勧告を踏まえて講じた措置の内容（措置を講じない場合にあっては、その旨及びその理由）を記録し、これを3年間保存しなければならない。

問23 テーマ：一般健康診断、健康診断実施後の措置（第3章 7） **解説** 39ページ

労働安全衛生規則に基づく医師による健康診断について、法令に違反しているものは次のうちどれか。

(1) 雇入時の健康診断において、医師による健康診断を受けた後3か月を経過しない者が、その健康診断結果を証明する書面を提出したときは、その健康診断の項目に相当する項目を省略している。

(2) 雇入時の健康診断の項目のうち、聴力の検査は、35歳及び40歳の者並びに45歳以上の者に対しては、1,000Hz及び4,000Hzの音について行っているが、その他の年齢の者に対しては、医師が適当と認めるその他の方法により行っている。

(3) 深夜業を含む業務に常時従事する労働者に対し、6か月以内ごとに1回、定期に、健康診断を行っているが、胸部エックス線検査は、1年以内ごとに1回、定期に、行っている。

(4) 事業場において実施した定期健康診断の結果、健康診断項目に異常所見があると診断された労働者については、健康を保持するために必要な措置について、健康診断が行われた日から3か月以内に、医師から意見聴取を行っている。

(5) 常時50人の労働者を使用する事業場において、定期健康診断の結果については、遅滞なく、所轄労働基準監督署長に報告を行っているが、雇入時の健康診断の結果については報告を行っていない。

問24 テーマ：心理的な負担の程度を把握するための検査等（第3章❽）**解説** 40ページ

労働安全衛生法に基づく心理的な負担の程度を把握するための検査（以下「ストレスチェック」という。）及びその結果等に応じて実施される医師による面接指導に関する次の記述のうち、法令上、正しいものはどれか。

⑴　常時50人以上の労働者を使用する事業場においては、6か月以内ごとに1回、定期に、ストレスチェックを行わなければならない。

⑵　事業者は、ストレスチェックの結果が、衛生管理者及びストレスチェックを受けた労働者に通知されるようにしなければならない。

⑶　労働者に対するストレスチェックの事項は、「職場における当該労働者の心理的な負担の原因」、「当該労働者の心理的な負担による心身の自覚症状」及び「職場における他の労働者による当該労働者への支援」に関する項目である。

⑷　事業者は、ストレスチェックの結果、心理的な負担の程度が高い労働者全員に対し、医師による面接指導を行わなければならない。

⑸　事業者は、医師による面接指導の結果に基づき、当該面接指導の結果の記録を作成して、これを3年間保存しなければならない。

問25 テーマ：労働安全衛生規則の衛生基準（第3章❾）　　**解説** 40ページ

事業場の建築物、施設等に関する措置について、労働安全衛生規則の衛生基準に違反していないものは次のうちどれか。

⑴　日常行う清掃のほか、1年に1回、定期に、統一的に大掃除を行っている。

⑵　男性25人、女性25人の労働者を常時使用している事業場で、労働者が臥床することのできる休養室又は休養所を男性用と女性用に区別して設けていない。

⑶　坑内等特殊な作業場以外の作業場において、男性用小便所の箇所数は、同時に就業する男性労働者50人以内ごとに1個以上としている。

⑷　事業場に附属する食堂の床面積を、食事の際の1人について、0.8㎡としている。

⑸　労働衛生上の有害業務を有しない事業場において、窓その他の開口部の直接外気に向かって開放することができる部分の面積が、常時床面積の15分の1である屋内作業場に、換気設備を設けていない。

公表問題

問26 テーマ：労働時間・休憩・休日（第3章**10**）　　**解説** 41ページ

労働基準法における労働時間等に関する次の記述のうち、正しいものはどれか。

(1)　1日8時間を超えて労働させることができるのは、時間外労働の協定を締結し、これを所轄労働基準監督署長に届け出た場合に限られている。

(2)　労働時間に関する規定の適用については、事業場を異にする場合は労働時間を通算しない。

(3)　労働時間が8時間を超える場合においては、少なくとも45分の休憩時間を労働時間の途中に与えなければならない。

(4)　機密の事務を取り扱う労働者については、所轄労働基準監督署長の許可を受けなくても労働時間に関する規定は適用されない。

(5)　監視又は断続的労働に従事する労働者については、所轄労働基準監督署長の許可を受ければ、労働時間及び年次有給休暇に関する規定は適用されない。

問27 テーマ：年次有給休暇（第3章**12**）　　**解説** 42ページ

週所定労働時間が25時間、週所定労働日数が4日である労働者であって、雇入れの日から起算して3年6か月継続勤務したものに対して、その後1年間に新たに与えなければならない年次有給休暇日数として、法令上、正しいものは(1)～(5)のうちどれか。

ただし、その労働者はその直前の1年間に全労働日の8割以上出勤したものとする。

(1)　8日

(2)　9日

(3)　10日

(4)　11日

(5)　12日

19

労働衛生（有害業務に係るもの以外のもの）

問28 テーマ：労働衛生管理に用いられる統計（第2章❻）　　　解説 42ページ

労働衛生管理に用いられる統計に関する次の記述のうち、誤っているものはどれか。

(1) 生体から得られたある指標が正規分布である場合、そのバラツキの程度は、平均値や最頻値によって表される。

(2) 集団を比較する場合、調査の対象とした項目のデータの平均値が等しくても分散が異なっていれば、異なった特徴をもつ集団であると評価される。

(3) 健康管理統計において、ある時点での検査における有所見者の割合を有所見率といい、このようなデータを静態データという。

(4) 健康診断において、対象人数、受診者数などのデータを計数データといい、身長、体重などのデータを計量データという。

(5) ある事象と健康事象との間に、統計上、一方が多いと他方も多いというような相関関係が認められても、それらの間に因果関係がないこともある。

問29 テーマ：腰痛予防対策（第2章❼）　　　解説 42ページ

厚生労働省の「職場における腰痛予防対策指針」に基づく腰痛予防対策に関する次の記述のうち、正しいものはどれか。

(1) 腰部保護ベルトは、重量物取扱い作業に従事する労働者全員に使用させるようにする。

(2) 重量物取扱い作業の場合、満18歳以上の男性労働者が人力のみで取り扱う物の重量は、体重のおおむね50％以下となるようにする。

(3) 重量物取扱い作業に常時従事する労働者に対しては、当該作業に配置する際及びその後1年以内ごとに1回、定期に、医師による腰痛の健康診断を行う。

(4) 立ち作業の場合は、身体を安定に保持するため、床面は弾力性のない硬い素材とし、クッション性のない作業靴を使用する。

(5) 腰掛け作業の場合の作業姿勢は、椅子に深く腰を掛けて、背もたれで体幹を支え、履物の足裏全体が床に接する姿勢を基本とする。

問30 テーマ：出血及び止血法（第2章**12**）　　　　**解説** 43ページ

　出血及び止血法並びにその救急処置に関する次の記述のうち、誤っているものはどれか。

⑴　体内の全血液量は、体重の約13分の1で、その約3分の1を短時間に失うと生命が危険な状態となる。

⑵　傷口が泥で汚れているときは、手際良く水道水で洗い流す。

⑶　止血法には、直接圧迫法、間接圧迫法などがあるが、一般人が行う応急手当としては直接圧迫法が推奨されている。

⑷　静脈性出血は、擦り傷のときにみられ、傷口から少しずつにじみ出るような出血である。

⑸　止血帯を施した後、受傷者を医師に引き継ぐまでに30分以上かかる場合には、止血帯を施してから30分ごとに1〜2分間、出血部から血液がにじんでくる程度まで結び目をゆるめる。

問31 テーマ：虚血性心疾患（第2章**15**）　　　　**解説** 44ページ

　虚血性心疾患に関する次の記述のうち、誤っているものはどれか。

⑴　虚血性心疾患は、門脈による心筋への血液の供給が不足したり途絶えることにより起こる心筋障害である。

⑵　虚血性心疾患発症の危険因子には、高血圧、喫煙、脂質異常症などがある。

⑶　虚血性心疾患は、心筋の一部分に可逆的な虚血が起こる狭心症と、不可逆的な心筋壊死が起こる心筋梗塞とに大別される。

⑷　心筋梗塞では、突然激しい胸痛が起こり、「締め付けられるように痛い」、「胸が苦しい」などの症状が長時間続き、1時間以上になることもある。

⑸　狭心症の痛みの場所は、心筋梗塞とほぼ同じであるが、その発作が続く時間は、通常数分程度で、長くても15分以内におさまることが多い。

21

問32 テーマ：食中毒（第2章⑤）　　　解説 44ページ

細菌性食中毒に関する次の記述のうち、誤っているものはどれか。

(1) 黄色ブドウ球菌による毒素は、熱に強い。
(2) ボツリヌス菌による毒素は、神経毒である。
(3) 腸炎ビブリオ菌は、病原性好塩菌ともいわれる。
(4) サルモネラ菌による食中毒は、食品に付着した細菌が食品中で増殖した際に生じる毒素により発症する。
(5) ウェルシュ菌、セレウス菌及びカンピロバクターは、いずれも細菌性食中毒の原因菌である。

問33 テーマ：情報機器作業における労働衛生管理（第2章⑧）　　解説 45ページ

厚生労働省の「情報機器作業における労働衛生管理のためのガイドライン」に関する次の記述のうち、適切でないものはどれか。

(1) ディスプレイ画面上における照度は、500ルクス以下となるようにしている。
(2) ディスプレイ画面の位置、前後の傾き、左右の向き等を調整してグレアを防止している。
(3) ディスプレイは、おおむね30cm以内の視距離が確保できるようにし、画面の上端を眼の高さよりもやや下になるように設置している。
(4) 1日の情報機器作業の作業時間が4時間未満である労働者については、自覚症状を訴える者についてのみ、情報機器作業に係る定期健康診断の対象としている。
(5) 情報機器作業に係る定期健康診断を、1年以内ごとに1回、定期に実施している。

公表問題

問34 テーマ：労働安全衛生マネジメントシステム　　解説 45ページ

厚生労働省の「労働安全衛生マネジメントシステムに関する指針」に関する次の記述のうち、誤っているものはどれか。

(1) この指針は、労働安全衛生法の規定に基づき機械、設備、化学物質等による危険又は健康障害を防止するため事業者が講ずべき具体的な措置を定めるものではない。

(2) このシステムは、生産管理等事業実施に係る管理と一体となって運用されるものである。

(3) このシステムでは、事業者は、事業場における安全衛生水準の向上を図るための安全衛生に関する基本的考え方を示すものとして、安全衛生方針を表明し、労働者及び関係請負人その他の関係者に周知させる。

(4) このシステムでは、事業者は、安全衛生方針に基づき設定した安全衛生目標を達成するため、事業場における危険性又は有害性等の調査の結果等に基づき、一定の期間を限り、安全衛生計画を作成する。

(5) 事業者は、このシステムに従って行う措置が適切に実施されているかどうかについて調査及び評価を行うため、外部の機関による監査を受けなければならない。

労働生理

問35 テーマ：神経系（第1章11）　　解説 46ページ

神経系に関する次の記述のうち、誤っているものはどれか。

(1) 神経系を構成する基本的な単位である神経細胞は、通常、1個の細胞体、1本の軸索及び複数の樹状突起から成り、ニューロンともいわれる。

(2) 体性神経は、運動及び感覚に関与し、自律神経は、呼吸、循環などに関与する。

(3) 大脳の皮質は、神経細胞の細胞体が集まっている灰白質で、感覚、思考などの作用を支配する中枢として機能する。

(4) 交感神経系と副交感神経系は、各種臓器において双方の神経線維が分布し、相反する作用を有している。

(5) 交感神経系は、身体の機能をより活動的に調節する働きがあり、心拍数を増加させたり、消化管の運動を高める。

23

問36 テーマ：心臓の働きと血液の循環（第1章❷）　　　**解説** 47ページ

心臓及び血液循環に関する次の記述のうち、誤っているものはどれか。

(1)　心臓は、自律神経の中枢で発生した刺激が刺激伝導系を介して心筋に伝わることにより、規則正しく収縮と拡張を繰り返す。

(2)　肺循環により左心房に戻ってきた血液は、左心室を経て大動脈に入る。

(3)　大動脈を流れる血液は動脈血であるが、肺動脈を流れる血液は静脈血である。

(4)　心臓の拍動による動脈圧の変動を末梢の動脈で触知したものを脈拍といい、一般に、手首の橈骨動脈で触知する。

(5)　動脈硬化とは、コレステロールの蓄積などにより、動脈壁が肥厚・硬化して弾力性を失った状態であり、進行すると血管の狭窄や閉塞を招き、臓器への酸素や栄養分の供給が妨げられる。

問37 テーマ：消化器系（第1章❹）　　　**解説** 48ページ

消化器系に関する次の記述のうち、誤っているものはどれか。

(1)　三大栄養素のうち糖質はブドウ糖などに、蛋白質はアミノ酸に、脂肪は脂肪酸とグリセリンに、酵素により分解されて吸収される。

(2)　無機塩及びビタミン類は、酵素による分解を受けないでそのまま吸収される。

(3)　膵臓から十二指腸に分泌される膵液には、消化酵素は含まれていないが、血糖値を調節するホルモンが含まれている。

(4)　ペプシノーゲンは、胃酸によってペプシンという消化酵素になり、蛋白質を分解する。

(5)　小腸の表面は、ビロード状の絨毛という小突起で覆われており、栄養素の吸収の効率を上げるために役立っている。

公表問題

問38 テーマ：呼吸（第1章❸）　　　　　　　　　　　　**解説** 48ページ

呼吸に関する次の記述のうち、誤っているものはどれか。

(1) 呼吸運動は、気管と胸膜の協調運動によって、胸郭内容積を周期的に増減させて行われる。

(2) 胸郭内容積が増し、その内圧が低くなるにつれ、鼻腔、気管などの気道を経て肺内へ流れ込む空気が吸気である。

(3) 肺胞内の空気と肺胞を取り巻く毛細血管中の血液との間で行われる酸素と二酸化炭素のガス交換を、肺呼吸又は外呼吸という。

(4) 全身の毛細血管中の血液が各組織細胞に酸素を渡して二酸化炭素を受け取るガス交換を、組織呼吸又は内呼吸という。

(5) 血液中の二酸化炭素濃度が増加すると、呼吸中枢が刺激され、肺でのガス交換の量が多くなる。

問39 テーマ：腎臓・尿（第1章❾）　　　　　　　　　　**解説** 49ページ

腎臓・泌尿器系に関する次の記述のうち、誤っているものはどれか。

(1) 腎臓の皮質にある腎小体では、糸球体から蛋白質以外の血漿成分がボウマン嚢に濾し出され、原尿が生成される。

(2) 腎臓の尿細管では、原尿に含まれる大部分の水分及び身体に必要な成分が血液中に再吸収され、残りが尿として生成される。

(3) 尿は淡黄色の液体で、固有の臭気を有し、通常、弱酸性である。

(4) 尿の生成・排出により、体内の水分の量やナトリウムなどの電解質の濃度を調節するとともに、生命活動によって生じた不要な物質を排出する。

(5) 尿の約95％は水分で、約5％が固形物であるが、その成分が全身の健康状態をよく反映するので、尿を採取して尿素窒素の検査が広く行われている。

25

問40 テーマ：代謝（第1章**6**）　　　　**解説** 49ページ

代謝に関する次の記述のうち、正しいものはどれか。

⑴　代謝において、細胞に取り入れられた体脂肪、グリコーゲンなどが分解されてエネルギーを発生し、ＡＴＰが合成されることを同化という。

⑵　代謝において、体内に摂取された栄養素が、種々の化学反応によって、ＡＴＰに蓄えられたエネルギーを用いて、細胞を構成する蛋白質などの生体に必要な物質に合成されることを異化という。

⑶　基礎代謝量は、安静時における心臓の拍動、呼吸、体温保持などに必要な代謝量で、睡眠中の測定値で表される。

⑷　エネルギー代謝率は、一定時間中に体内で消費された酸素と排出された二酸化炭素の容積比で表される。

⑸　エネルギー代謝率は、動的筋作業の強度を表すことができるが、精神的作業や静的筋作業には適用できない。

問41 テーマ：聴覚と平衡感覚（第1章**12**）　　　　**解説** 50ページ

耳とその機能に関する次の記述のうち、誤っているものはどれか。

⑴　耳は、聴覚、平衡感覚などをつかさどる器官で、外耳、中耳、内耳の三つの部位に分けられる。

⑵　耳介で集められた音は、鼓膜を振動させ、その振動は耳小骨によって増幅され、内耳に伝えられる。

⑶　内耳は、前庭、半規管、蝸牛（うずまき管）の三つの部位からなり、前庭と半規管が平衡感覚、蝸牛が聴覚を分担している。

⑷　半規管は、体の傾きの方向や大きさを感じ、前庭は、体の回転の方向や速度を感じる。

⑸　鼓室は、耳管によって咽頭に通じており、その内圧は外気圧と等しく保たれている。

問42 テーマ：抗体（第1章❶）　　　　　　　　　　　**解説** 50ページ

抗体に関する次の文中の　　　内に入れるＡからＣの語句の組合せとして、適切なものは⑴〜⑸のうちどれか。

「抗体とは、体内に入ってきた　Ａ　に対して　Ｂ　免疫において作られる　Ｃ　と呼ばれる蛋白質のことで、　Ａ　に特異的に結合し、　Ａ　の働きを抑える働きがある。」

	Ａ	Ｂ	Ｃ
⑴	化学物質	体液性	アルブミン
⑵	化学物質	細胞性	免疫グロブリン
⑶	抗原	体液性	アルブミン
⑷	抗原	体液性	免疫グロブリン
⑸	抗原	細胞性	アルブミン

問43 テーマ：体温調節（第1章❽）　　　　　　　　　**解説** 51ページ

体温調節に関する次の記述のうち、誤っているものはどれか。

⑴　寒冷な環境においては、皮膚の血管が収縮して血流量が減って、熱の放散が減少する。

⑵　暑熱な環境においては、内臓の血流量が増加し体内の代謝活動が亢進することにより、人体からの熱の放散が促進される。

⑶　体温調節にみられるように、外部環境などが変化しても身体内部の状態を一定に保とうとする性質を恒常性（ホメオスタシス）という。

⑷　計算上、100gの水分が体重70kgの人の体表面から蒸発すると、気化熱が奪われ、体温が約1℃下がる。

⑸　熱の放散は、輻射（放射）、伝導、蒸発などの物理的な過程で行われ、蒸発には、発汗と不感蒸泄によるものがある。

27

問44 テーマ：睡眠（第1章14）

睡眠に関する次の記述のうち、誤っているものはどれか。

(1) 睡眠と覚醒のリズムのように、約1日の周期で繰り返される生物学的リズムをサーカディアンリズムといい、このリズムの乱れは、疲労や睡眠障害の原因となる。
(2) 睡眠は、睡眠中の目の動きなどによって、レム睡眠とノンレム睡眠に分類される。
(3) コルチゾールは、血糖値の調節などの働きをするホルモンで、通常、その分泌量は明け方から増加し始め、起床前後で最大となる。
(4) レム睡眠は、安らかな眠りで、この間に脳は休んだ状態になっている。
(5) メラトニンは、睡眠に関与しているホルモンである。

解答・解説

正解一覧

関係法令（有害業務に係るもの）

問1	問2	問3	問4	問5	問6	問7	問8	問9	問10
(4)	(4)	(5)	(3)	(5)	(2)	(4)	(3)	(3)	(5)

労働衛生（有害業務に係るもの）

問11	問12	問13	問14	問15	問16	問17	問18	問19	問20
(2)	(3)	(4)	(4)	(2)	(2)	(3)	(1)	(1)	(2)

関係法令（有害業務に係るもの以外のもの）

問21	問22	問23	問24	問25	問26	問27
(5)	(4)	(2)	(3)	(5)	(4)	(3)

労働衛生（有害業務に係るもの以外のもの）

問28	問29	問30	問31	問32	問33	問34
(1)	(5)	(4)	(1)	(4)	(3)	(5)

労働生理

問35	問36	問37	問38	問39	問40	問41	問42	問43	問44
(5)	(1)	(3)	(1)	(5)	(5)	(4)	(4)	(2)	(4)

関係法令（有害業務に係るもの）

問1　正解　(4)

常時500人を超える労働者を使用する事業場で、一定の有害業務に30人以上の労働者を従事させる場合は、衛生管理者のうち少なくとも1人を衛生工学衛生管理者免許を受けた者のうちから選任する必要があるが、多量の低温物体を取扱う業務は、この有害業務に該当しない。したがって、(4)の規定は、法令上、定められていない。

問2　正解　(4)

フェノールは特定化学物質に該当するため、これらの物質を取り扱う特定化学設備については、法令上、2年以内ごとに1回、定期自主検査の実施が義務づけられている。

問3　正解　(5)

選択肢AからDのうち、作業主任者の選任が義務付けられているのは、「C　製造工程において硫酸を用いて行う洗浄の作業」と、「D　石炭を入れてあるホッパーの内部における作業」である。したがって、CとDの組合せである(5)が正しい。

問4　正解　(3)

製造許可物質となるのは、特定化学物質第一類物質である。「オルト−フタロジニトリル」は、特定化学物質第二類物質であるため、厚生労働大臣の許可を必要としない。

問5　正解　(5)

選択肢AからDのうち、厚生労働大臣が定める規格の具備が求められているのは、「C　ハロゲンガス用防毒マスク」と、「D　電動ファン付き呼吸用保護具」である。したがって、CとDの組合せである(5)が正しい。

問6　正解　(2)

特定化学物質健康診断を定期に行ったときは、遅滞なく、特定化学物質健康診断結果報告書を所轄労働基準監督署長に提出しなければならない。

解答・解説

問7 正解 (4)

(1) **誤り**

作業場所に設ける局所排気装置について、**外付け式フードの場合**は**側方吸引型**や**下方吸引型**で 0.5m/s、**上方吸引型**で 1.0m/s の制御風速を出しうる能力を有するものと規定されている。

(2) **誤り**

有機溶剤等の区分を色分けにより表示するとき、**第二種有機溶剤等**については、「青色」でなく「**黄色**」で行わなければならない。

(3) **誤り**

主語が誤りである。有機溶剤業務を行う屋内作業場について、**作業環境測定を実施**するのは、「有機溶剤作業主任者」ではなく「**作業環境測定士**」である。

(4) **正しい**

(5) **誤り**

実施頻度が誤りである。第二種有機溶剤等を使用する労働者に対しては、「**6 か月以内**」ごとに 1 回、定期に、**有機溶剤等健康診断**を行わなければならない。

問8 正解 (3)

「**特定化学物質（のうち第二類物質）を取り扱う作業に係る業務**」は、特別教育を行わなければならないものに**該当しない**。

問9 正解 (3)

(1)(4) **正しい**

設備等の基準についてである。対象が、屋内の**特定粉じん発生源**である場合には、**密閉する設備、局所排気装置、プッシュプル型換気装置又は湿潤な状態に保つための設備の設置等の措置**を講じなければならない。また、**特定粉じん作業以外の粉じん作業**を行う屋内作業については、**全体換気装置による換気の実施**等の措置を講じなければならない。

(2) **正しい**

作業環境測定については、**6 か月以内ごとに 1 回**実施し、その記録を **7 年間**保存

31

しなければならない。

⑶　**誤り**

　特定粉じん発生源に係る局所排気装置に、法令に基づき設ける除じん装置は、粉じんの種類が**ヒューム**の場合には、「サイクロンによる除じん方式」ではなく、「**ろ過除じん方式、電気除じん方式**」によるものでなければならない。

⑸　**正しい**

　清掃は、特定粉じん作業に限らず、**粉じん作業を行う屋内の作業場**について、**毎日１回以上**、行わなければならない。

問10　正解　⑸

　労働基準法により、女性の就業が禁止されている重量物を取扱う業務の重量は、年齢区分に応じて次のように定められている。

年齢	重量（単位　kg）	
	断続作業の場合	継続作業の場合
満16歳未満	A　**12**	8
満16歳以上満18歳未満	B　**25**	15
満18歳以上	30	C　**20**

労働衛生（有害業務に係るもの）

問11　正解　⑵

　選択肢**A**から**E**のうち、**作業管理**にあたるものは、「**A　振動工具の取扱い業務において、その振動工具の周波数補正振動加速度実効値の３軸合成値に応じた振動ばく露時間の制限を行う**」と「**C　強烈な騒音を発する場所における作業において、その作業の性質や騒音の性状に応じた耳栓や耳覆いを使用させる**」である。したがって、**A**と**C**の組合せである⑵が正しい。なお。「**B　有機溶剤業務を行う作業場所に設置した局所排気装置のフード付近の吸い込み気流の風速を測定する**」と「**D　有害な化学物質を取り扱う設備を密閉化する**」は作業環境管理に該当し、「**E　鉛健康診断の結果、鉛業務に従事することが健康の保持のために適当でないと医師**

が認めた者を配置転換する」は**健康管理**に該当する。

問12 正解 (3)

二硫化炭素は、常温・常圧の状態で、**蒸気**として存在する。

問13 正解 (4)

(1) **誤り**

電離放射線による**中枢神経系障害**は、「確率的影響」ではなく「**確定的影響**」に分類される。確定的影響は、被ばく線量がしきい値を超えた段階で障害が発生し、障害の発生率や程度（重症度）が被ばく線量に対応して増加する。

(2) **誤り**

金属熱は、高温により体温調節機能が障害を受けたことにより発生するのではない。**金属熱**は、金属が溶融することで生じる**金属ヒューム**によって肺の蛋白質の変性が起きることに対するアレルギー反応である。

(3) **誤り**

「酸素」ではなく「**窒素**」である。**減圧症**は、血液中に溶け込んでいた**窒素**が気泡となり、血管を閉塞したり組織を圧迫することにより発生する。

(4) **正しい**

(5) **誤り**

設問は、「**凍傷**」の説明である。**凍瘡**は**しもやけ**のことで、冷えによる血液循環の悪化が主な原因でおこる。

問14 正解 (4)

(1) **正しい**

カドミウム中毒では、**上気道炎、肺炎、腎機能障害**などがみられる。

(2) **正しい**

鉛中毒では、**貧血、末梢神経障害、腹部の疝痛**などがみられる。なお、末梢神経障害の症状に心筋麻痺があり、本試験では心筋麻痺で出題されることもある。

(3) **正しい**

　マンガン中毒では、**筋のこわばり、ふるえ、歩行困難**などの症状がみられる。

(4) **誤り**

　ベリリウムによる**急性中毒**では、**皮膚や呼吸器（肺）の障害**がみられ、**慢性中毒**では、**ベリリウム肺**として知られる肺肉芽腫がみられる。

(5) **正しい**

　金属水銀中毒では、**感情不安定、幻覚などの精神障害**や**手指の震え**などの症状や障害がみられる。

問15　正解　②

(1) **適切である**

　マトリクス法の説明である。発生可能性及び重篤度を相対的に尺度化し、それらを縦軸と横軸として、あらかじめ発生可能性及び重篤度に応じてリスクが割り付けられた表を使用して、リスクを見積もる方法である。

(2) **適切でない**

　数値化法の説明である。「取り扱う化学物質等の年間の取扱量及び作業時間」という部分が誤りである。数値化法は、「**発生可能性及び重篤度**」を一定の尺度により、それぞれ数値化し、それらを加算又は乗算等をおこない、リスクを見積もる方法である。

(3) **適切である**

　枝分かれ図を用いた方法の説明である。発生可能性及び重篤度を段階的に分岐していくことによりリスクを見積もる方法である。

(4) **適切である**

　コントロール・バンディングの説明である。コントロール・バンディングは、ＩＬＯ（国際労働機関）が、開発途上国の中小企業を対象に、有害性のある化学物質から労働者の健康を守るために、簡単で実用的なリスクアセスメント手法を取り入れて開発した化学物質の管理手法である。

34

(5) **適切である**

尺度化した表を使用する方法である。対象の化学物質等への労働者のばく露の程度及び当該化学物質等による有害性を相対的に尺度化し、それらを縦軸と横軸とし、あらかじめばく露の程度及び有害性の程度に応じてリスクが割り付けられた表を使用してリスクを見積もる方法である。

問16 正解 (2)

(1) **正しい**

音圧は音の大きさを表す数値であり、**デシベル（dB）**で表される。

音圧レベルとは、音圧の大きさを、基準値との比の常用対数（その値が10の何乗にあたるのか）によって表現したものであり、通常、人が聴くことができる最も小さな音圧（20μPa）に対する比の常用対数を20倍して求められる。

(2) **誤り**

等価騒音レベルは、ある時間範囲（単位時間）について変動する騒音の騒音レベルをエネルギー的な平均値として表した量である。

(3) **正しい**

騒音レベルの測定は、通常、騒音計の周波数補正回路の**A特性**で行い、その大きさはdB（A）で表示する。

(4) **正しい**

C^5**dip**は、騒音性難聴の初期に認められる**4,000Hz付近の音**から始まる聴力低下の型をいう。

(5) **正しい**

騒音にばく露されたことにより、**交感神経の活動**が**亢進**され、内分泌腺の働きが活発になり、**副腎皮質ホルモンの分泌**が**増加**することがある。

問17 正解 (3)

(1) **正しい**

電離放射線は、放射線のうち、物質を構成する原子を電離する能力を持つものであり、**電磁波**と**粒子線**に分かれる。

35

⑵　正しい

⑶　誤り

エックス線は、紫外線より波長の短い電磁波である。

⑷　正しい

白内障は、身体的影響のうち、晩発障害に分類される。晩発障害とは、数十年にわたる潜伏期間を経て症状の出る障害をいう。

⑸　正しい

物質を構成する元素のうち、電離放射線を放出してほかの元素に変わるものを放射性同位元素（ラジオアイソトープ）という。自然界に存在するものとしてはウランやラジウム等があり、人工的につくられるものとしては、コバルト60やイリジウム192等がある。

問18　正解　⑴

⑴　正しい

⑵　誤り

設問は、「B測定」の結果により評価される。間欠的に有害物質の発散を伴う作業による気中有害物質の最高濃度は、A測定ではなくB測定の結果により評価される。

⑶　誤り

設問は、「A測定」の結果により評価される。単位作業場所における気中有害物質濃度の平均的な分布は、B測定ではなくA測定の結果により評価される。

⑷　誤り

「A測定の第二評価値」という部分が誤りである。「A測定の第一評価値」及びB測定の測定値が、いずれも管理濃度に満たない単位作業場所は、第一管理区分になる。

⑸　誤り

「B測定の測定値が管理濃度を超えている」という部分が誤りである。A測定の

結果に関係なく第三管理区分に区分されるのは、「B測定の測定値が管理濃度の1.5倍を超えている」単位作業場所である。

問19 正解 (1)

生物学的モニタリングは、有害物の体内摂取量を把握する検査である。**トルエン**については、尿中の「**馬尿酸**」を測定し、「**鉛**」については、「**尿**」中の**デルタアミノレブリン酸**を測定する。

問20 正解 (2)

(1) **誤り**

吸収缶の色が誤りである。**一酸化炭素用**は「**赤色**」で、**有機ガス用**は「**黒色**」である。

(2) **正しい**

(3) **誤り**

結論が誤りである。**防じんマスク**は、**粉じんやヒューム**などの粒子状物質に対して**有効なマスク**であり、型式検定合格標章のあるものを使用しなければならない。

(4) **誤り**

防じんマスクの手入れの際、ろ過材に付着した粉じんを圧縮空気で吹き飛ばしたり、ろ過材を強くたたいて払い落として除去する行為は、ろ過材を破損させるほか、粉じんを再飛散させるため、行ってはならない。

(5) **誤り**

顔面とマスクの面体の高い密着性が要求される有害性の高い物質を取り扱う作業で使用する防じんマスクは、「使い捨て式」ではなく、「**取替え式**」のものを選ぶ。

関係法令（有害業務に係るもの以外のもの）

問21 正解 (5)

総括安全衛生管理者の選任要件は、業種により次表のとおり異なる。選択肢(1)から(5)のうち、**常時使用する労働者数が300人**の事業場において、総括安全衛生管理者の選任義務がない業種は、(5)の**医療業**である。したがって、(5)が正答となる。

業　種	常時使用する労働者数
【屋外産業的業種】 林業、鉱業、建設業、運送業、清掃業	100人以上
【屋内産業的業種のうち工業的業種】 製造業、電気業、ガス業、熱供給業、水道業、**通信業**、各種商品卸売業、家具・建具・什器等卸売業、**各種商品小売業**（デパート）、家具・建具・什器等小売業、燃料小売業、**旅館業**、**ゴルフ場業**、自動車整備業、機械修理業	300人以上
【屋内産業的業種のうち非工業的業種】 医療業	1,000人以上

問22　正解　(4)

(1)　正しい

　産業医を選任した事業者は、産業医に対し、労働者の労働時間に関する情報その他の産業医が労働者の健康管理等を適切に行うために必要な情報を提供しなければならない。

(2)　正しい

(3)　正しい

　産業医は、衛生委員会又は安全衛生委員会に対して労働者の健康を確保する観点から必要な調査審議を求めることができる。

(4)　誤り

　「衛生委員会を開催した都度作成する議事概要」という点が誤りである。次の**情報提供を受けている場合**であって、**事業者の同意**を得ているときは、作業場の巡視頻度を、毎月１回以上から**２か月に１回以上**とすることができる。

> ①　衛生管理者が行う巡視の結果
> ②　労働者の健康障害を防止し、又は労働者の健康を保持するために必要な情報であって、衛生委員会又は安全衛生委員会における調査審議を経て事業者が産業医に提供することとしたもの

(5)　正しい

　産業医は、労働者の健康を確保するため必要があると認めたときは、**事業者に対**

し、労働者の健康管理等について**必要な勧告**をすることができる。事業者は産業医から勧告を受けたときは、次の事項を記録し、**3年間保存**しなければならない。

> ① 勧告の内容
> ② 勧告を踏まえて講じた措置の内容（措置を講じない場合は、その旨とその理由

問23 正解 ②

(1) **違反していない**

　雇入時の健康診断は、法律で定められた一定の検査項目をすべて受診する必要があるが、**医師による健康診断を受けた後3か月を経過しない者**を雇い入れる場合において、その健康診断の結果を証明する書面の提出があったときは、その健康診断の項目に相当する項目は省略することができる。

(2) **違反している**

　雇入時の健康診断における聴力の検査は、**すべての年齢の者**に対して **1,000ヘルツ**と **4,000ヘルツの音に係る聴力**について行わなければならない。

(3) **違反していない**

　特定業務従事者の健康診断は、**深夜業を含む**特定業務に就く者に対して、定期健康診断と同じ検査項目を、**6か月以内ごとに1回**、定期に実施する。ただし、**胸部エックス線**及び喀痰検査は、**1年以内ごとに1回**、定期の実施で足りる。

(4) **違反していない**

　医師等からの意見聴取は、健康診断項目に**異常所見があると診断された労働者**に対し、**健康診断実施日から3か月以内**に実施しなければならない。

(5) **違反していない**

　雇入時の健康診断の結果は、対象労働者数や事業規模にかかわらず、所轄労働基準監督署長に**報告する必要はない**。

問24 正解 ③

(1) **誤り**

　実施頻度が誤りである。ストレスチェックは、「**1年以内ごとに1回**」行わなければならない。

39

(2) **誤り**

　ストレスチェックの結果は、衛生管理者に通知する必要はない。

(3) **正しい**

　ストレスチェックの検査項目は、次のとおりである。

> ①職場における当該労働者の心理的な負担の原因
> ②当該労働者の心理的な負担による心身の自覚症状
> ③職場における他の労働者による当該労働者への支援

(4) **誤り**

　対象者が誤りである。医師による面接指導の対象は、「心理的な負担の程度が高い労働者全員」ではなく、**「心理的な負担の程度が高い者であって、面接指導を受ける必要があると検査を行った医師等が認めたもののうち、申出をした労働者」**である。

(5) **誤り**

　医師による面接指導の結果の記録は、「3年間」ではなく「**5年間**」保存しなければならない。

問25 **正解** **(5)**

(1) **違反している**

　大掃除は、「**6か月以内ごとに1回**」、定期に統一的に行わなければならない。

(2) **違反している**

　設問の場合は、労働者を常時50人使用しているため、労働者が臥床することのできる休養室又は休養所を男性用と女性用に区別して設けなければならない。

(3) **違反している**

　設問の場合は、男性用小便所の個所数を男性労働者「**30人以内ごとに1個以上**」設けなければならない。50人以内ごとに1個以上ではない。

(4) **違反している**

　事業場に附属する食堂の床面積は、食事の際の1人について、「**1㎡以上**」となるようにしなければならない。

40

(5)　**違反していない**

問26　正解　(4)

(1)　**誤り**

　時間外労働等が認められるのは、時間外労働の労使協定を締結し届け出る方法に限られない。下記の場合は例外として時間外労働等をすることが認めてられている。

36協定の締結・届出	労使協定を締結し、所轄労働基準監督署長に届け出た場合
非常災害時	災害等による臨時の必要がある場合
臨時の公務	公務のために臨時の必要がある場合

(2)　**誤り**

　結論が誤りである。**事業場を異にする場合**であっても、それぞれの**労働時間**は「**通算される**」。

(3)　**誤り**

　所定労働時間が8時間を超える場合においては、少なくとも「**1時間**」の休憩時間を与える必要がある。なお、休憩時間は、労働時間の長さによって次表の通り定められている。

労働時間	休憩時間
6時間以下	不要
6時間超え8時間以下	少なくとも45分
8時間超え	少なくとも1時間

(4)　**正しい**

　機密の事務を取り扱う労働者については、**労働時間、休憩及び休日に関する規定が当然に適用されない**ため、所轄労働基準監督署長の許可を受ける必要はない。

(5)　**誤り**

　「年次有給休暇」という点が誤りである。**年次有給休暇に関する規定は適用**される。監視又は断続的労働に従事する労働者で、使用者が所轄労働基準監督署長の許可を受けたものが適用を除外されるのは、労働時間、休憩及び休日に関する規定である。

問27　正解　(3)

週所定労働時間が **25** 時間で、週所定労働日数が **4** 日である労働者が、雇入れの日から起算して **3年6か月継続勤務**し、直前の **1** 年間に全労働日の **8割以上出勤**した場合には、法令上、「**10日**」の年次有給休暇を与えなければならない。

労働衛生（有害業務に係るもの以外のもの）

問28　正解　(1)

(1)　**誤り**

データのバラツキの程度は、「**分散や標準偏差**」によって表される。「平均値や最頻値」によって表されるのではない。

(2)　**正しい**

(3)　**正しい**

有所見率のような「**ある時点**」の集団に関するデータを**静態データ**という。また、発生率のような「**一定期間**」の集団に関するデータを**動態データ**という。両者は意味の異なる指標のため、明確に区別して用いる必要がある。

(4)　**正しい**

計数データは、対象人数や受診者数など個数を数えられる要素のデータをいう。また、**計量データ**は、体重など各要素の量に関するデータをいう。

(5)　**正しい**

問29　正解　(5)

(1)　**誤り**

腰部保護ベルトは、労働者ごとに効果を確認してから使用の適否を判断することとされている。

(2)　**誤り**

重量物取扱い作業の場合、**満 18 歳以上の男性労働者**が人力のみで取り扱う物の重量は、体重のおおむね「50％以下」ではなく「**40％以下**」となるようにすることとされている。

（3） **誤り**

　医師による**腰痛の健康診断**は、重量物取扱い作業に配置する際及びその後、「**6か月以内ごとに1回**」行うこととされている。「1年以内ごと」ではない。

（4） **誤り**

　立ち作業の場合は、身体を安定的に保持するため、「**クッション性のある作業靴やマットを利用する**」こととされている。

（5） **正しい**

問30 **正解** **（4）**

（1） **正しい**

　体内の全血液量は、**体重の13分の1（8％）程度**であり、このうち**約3分の1**を短時間に失うと生命が危険な状態となる。

（2） **正しい**

（3） **正しい**

　直接圧迫法は、出血部を直接圧迫して止血する方法であり、最も簡単で効果的な方法なので、一般人が行う応急手当として推奨されている。

（4） **誤り**

　設問は、毛細血管性出血の定義である。**静脈性出血**は、**浅い切り傷**のときにみられ、**傷口から暗赤色の血液がゆっくり持続的に湧き出る出血**である。

（5） **正しい**

43

問31 正解 (1)

(1) **誤り**

　虚血性心疾患は、「門脈」ではなく「**冠動脈**」による心筋への血液の供給が不足したり、途絶えることにより起こる心筋障害である。狭心症と心筋梗塞に大別される。

(2) **正しい**

(3) **正しい**

　虚血性心疾患は、**狭心症**と**心筋梗塞**に大別される。狭心症は、心筋の一部分に可逆的虚血が起こり、心筋梗塞は不可逆的な心筋壊死が起こる。

(4)(5) **正しい**

　狭心症と心筋梗塞はどちらも激しい胸の痛みを感じるが、発作が続く時間は、狭心症が短時間、心筋梗塞は長時間である。狭心症は通常数分程度で、長くても15分以内におさまることが多いのに対し、心筋梗塞は1位時間以上続くこともある。

問32 正解 (4)

(1) **正しい**

　黄色ブドウ球菌が産生する毒素（**エンテロトキシン**）は、**熱に強い。**

(2) **正しい**

　ボツリヌス菌が産生する毒素（**ボツリヌス毒素**）は、毒性の強い**神経毒**である。

(3) **正しい**

　腸炎ビブリオ菌は、2〜4％の食塩が存在する環境で一番増殖するため、**病原性好塩菌**ともいわれる。

(4) **誤り**

　サルモネラ菌による食中毒は、**食物に付着した細菌そのものの感染によって発症**する。

(5) **正しい**

　細菌性食中毒の原因菌である**ウェルシュ菌**及び**カンピロバクター**は、**感染型**に、

44

セレウス菌は毒素型に、それぞれ分類される。

問33 正解 (3)

(1) 適切である

ディスプレイを用いる場合の**ディスプレイの画面上**における照度は**500ルクス以下、書類上及びキーボード上**における照度は**300ルクス以上**を目安とし、作業しやすい照度とすることとされている。

(2) 適切である

(3) 適切でない

ディスプレイは、おおむね「**40cm以上**」の視距離が確保できるようにし、**画面の上端が眼と同じ高さ**か、**やや下**になるように設置する。

(4) 適切である

情報機器作業に係る定期健康診断の対象は、作業時間又は作業内容に相当程度拘束性がある者であり、たとえば、**1日の情報機器作業の作業時間が4時間以上である労働者等**が該当する。1日の作業時間が**4時間未満の労働者等**については、**自覚症状を訴える者のみ**、当該定期健康診断の対象となる。

(5) 適切である

情報機器作業に係る定期健康診断は、**1年以内ごとに1回**、定期に実施することとされている。なお、一般健康診断を実施する際に併せて実施して差し支えない。

問34 正解 (5)

労働安全衛生マネジメントシステム（以下、「システム」という。）とは、事業場において、①安全衛生方針の表明、②危険性又は有害性等の調査及びその結果に基づき講ずる措置、③安全衛生目標の設定、④安全衛生計画の作成、実施、評価及び改善を体系的かつ継続的に実施する安全衛生管理に係る一連の自主的活動に関するしくみであって、生産管理等事業実施に係る管理と一体になって運用されるものをいう。

(1) 正しい

システムに関する指針は、事業者が労働者の協力のもとに自主的な安全衛生活動

を組織的に進めていくためのガイド的な役割を持つものであり、**労働安全衛生法の規定に基づき機械、設備、化学物質等による危険又は健康障害を防止するため事業者が講ずべき具体的な措置を定めるものではない。**

⑵　**正しい**

　システムは、**生産管理等事業実施に係る管理と一体になって運用されるもの**である。

⑶　**正しい**

　安全衛生方針は、事業場における安全衛生水準の向上を図るための安全衛生に関する基本的な考え方を示すものである。**事業者は、安全衛生方針を表明し、労働者及び関係請負人その他の関係者に周知させる**ものとされている。

⑷　**正しい**

　事業者は、安全衛生目標を達成するため、事業場における危険性又は有害性等の調査の結果に基づき、一定の期間を限り、安全衛生計画を作成するものとされている。安全衛生計画は、目標を達成するための活動を明確にするものであり、個々の目標を達成するために実施すべき活動や取組みが具体的になっている必要がある。

⑸　**誤り**

　設問のように、事業者が外部の機関による監査を受けなければならないという定めはない。

労働生理

問35　正解　⑸

⑴　**正しい**

　神経系を構成する基本的な単位を、**神経細胞（ニューロン）**といい、通常、1個の細胞体、1本の軸索及び複数の樹状突起からできている。

⑵　**正しい**

　体性神経は、**運動器官や感覚器官**に関与し、**自律神経**は、**呼吸や循環**などに関与している。

(3)　**正しい**

　大脳皮質は大脳の表面にあり、神経細胞の細胞体が集合した**灰白質**である。**感覚、運動、思考などの作用を支配する中枢として機能**している。

(4)　**正しい**

　交感神経と副交感神経の作用は、ほぼ正反対である。

(5)　**誤り**

　文末が誤りである。**交感神経の亢進**は、**消化管の運動**を「**抑制**」させる。「高める」のではない。

問36　正解　(1)

(1)　**誤り**

　心臓は、「**洞結節（洞房結節）**」から規則正しいリズムで発生した電気信号が心臓全体を刺激することにより、心臓は規則正しく収縮と拡張を繰り返す。この働きを**拍動**という。

(2)　**正しい**

　肺循環により**左心房**に戻ってきた血液は、**左心室**から大動脈に入り、大静脈を通って右心房に戻る。この血液の循環を、**体循環**という。

(3)　**正しい**

　大動脈及び**肺静脈**には、酸素を多く含んだ**動脈血**が流れている。一方、**大静脈**及び**肺動脈**には、二酸化炭素を多く含む**静脈血**が流れている。

(4)　**正しい**

　脈拍とは、心臓の拍動による動脈圧の変動を末梢の動脈で触知したものをいう。脈拍は一般的に、手関節の母指に近い部分を走っている**橈骨動脈**で触知する。

(5)　**正しい**

　動脈硬化とは、動脈壁の内側にある内膜が傷ついて、血栓（血のかたまり）ができたり、壁の中にコレステロールが蓄積することによって、動脈壁が肥厚・硬化した状態をいう。進行すると、血管が狭窄又は閉鎖してしまうことがあり、臓器への酸素や栄養分の供給が妨げられる。

47

問37 正解 (3)

(1) 正しい

　三大栄養素である蛋白質、糖質（炭水化物）、脂肪は、酵素により分解され、吸収される。**蛋白質はアミノ酸**に、**糖質（炭水化物）はブドウ糖**に、**脂肪は脂肪酸とグリセリン**にそれぞれ分解される。

(2) 正しい

　無機塩及びビタミン類は、酵素によって分解されずにそのまま吸収される。

(3) 誤り

　膵液には、**消化酵素が含まれる**。膵臓には、消化酵素を含む膵液を十二指腸に分泌する役割と、血糖値を調節するホルモンを血液中に分泌する役割がある。

(4) 正しい

　胃壁にある胃腺は、ペプシノーゲン、塩酸（胃酸）、粘液（ムチン）という3種類の胃液を分泌する。**ペプシノーゲン**は、胃酸によって**ペプシン**という酵素になり、**蛋白質を分解**する。

(5) 正しい

問38 正解 (1)

(1) 誤り

　呼吸運動は、「器官と胸膜の協調運動」ではなく、「**横隔膜や肋間筋などの呼吸筋の協調運動**」によって胸郭内容積を周期的に増減させて行われる。

(2) 正しい

　吸気は息を吸うことである。吸気によって、肋間筋や横隔膜が下がり、胸郭内容積が増し、内圧が低くなるため、気道を経て肺内に空気が流れ込む。

(3)(4) 正しい

　外呼吸（肺呼吸）は、肺胞内の空気と肺胞を取り巻く毛細血管中の血液との間で行われる酸素と二酸化炭素のガス交換のことであり、**内呼吸（組織呼吸）**は、各組織細胞と全身の毛細血管中の血液との間で行われる酸素と二酸化炭素のガス交換のことである。

48

(5) **正しい**

血液で運ばれる**二酸化炭素が増加**することによって呼吸中枢が刺激されることで、肺でのガス交換の量が多くなる。

問39 正解 (5)

(1) **正しい**

血球（血液の有形成分）、及び**血漿（血液の液体成分）中の蛋白質**は、濾し出されない。それ以外の成分や老廃物が、糸球体からボウマン嚢に濾し出される。

(2) **正しい**

尿細管では、原尿に含まれる大部分の**水分**、ナトリウムなどの**電解質**、**グルコース（糖）**、**アミノ酸**が、血液中に再吸収される。

(3) **正しい**

(4) **正しい**

尿は、体内の水分の量やナトリウムなどの電解質の濃度を調節する。また、生命活動によって生じた老廃物のうち水溶性のものは、尿中に排出される。

(5) **誤り**

設問の後半部分が誤りである。**尿素窒素の検査**は、「尿検査」ではなく、「**血液検査**」である。

問40 正解 (5)

(1) (2) **誤り**

同化と異化の定義が逆である。細胞に取り入れられた体脂肪やグリコーゲンなどが分解されて**エネルギーを発生する過程**を「**異化**」という。一方、体内に摂取された栄養素が、種々の化学反応によって、細胞を構成する蛋白質などの**生体に必要な物質に合成されること**を「**同化**」という。

(3) **誤り**

基礎代謝量は、「睡眠中」ではなく、「**覚醒時**」の測定値で表される。

49

⑷　誤り

　　エネルギー代謝率は、**作業中の総消費エネルギー量から安静時消費エネルギー量を引き、基礎代謝量で割った値**である。

⑸　正しい

問41　正解　⑷

⑴　正しい

　　耳は、外耳、中耳、内耳の3つの部位に分けられている。外耳は耳介と外耳道から、中耳は鼓膜、鼓室、耳小骨、耳管から、内耳は蝸牛、半規管、前庭からそれぞれ構成されている。

⑵　正しい

　　耳介で集められた空気の振動は、中耳の**鼓膜**、**耳小骨**によって**内耳の蝸牛**に伝えられる。また、蝸牛の有毛細胞が蝸牛神経に接触し大脳へ伝えることによって、音として認識される。

⑶　正しい

⑷　誤り

　　半規管と前庭の役割が逆である。**半規管**は、**体の回転の方向や速度**を感じ、**前庭**は、**体の傾きの方向や大きさ**を感じる。

⑸　正しい

　　耳管は耳と鼻をつなぐ管のことであり、耳管によって中耳の内圧が外気と等しく保たれている。

問42　正解　⑷

　　抗体とは、体内に入ってきた「**抗原**」に対して、「**体液性**」**免疫**において作られる「**免疫グロブリン**」と呼ばれる蛋白質のことで、「**抗原**」に特異的に結合し、「**抗原**」の働きを抑える働きがある。以上より、適切なものは**⑷**である。

50

解答・解説

問43 正解 (2)

(1) 正しい

　寒冷な環境においては、**皮膚の血管**が**収縮**して**血流量**が**減少**し、皮膚温を低下させることにより、熱の放散が減少する。

(2) 誤り

　暑熱な環境においては、**内臓の血液量**が「**減少**」し、**体内の代謝活動**が「**抑制**」されることにより、人体からの放熱が促進される。

(3) 正しい

　外部環境が大きく変化しても、体温調節機能により、身体内部の状態を一定に保つ性質を**ホメオスタシス（恒常性）**という。これにより、人間の体温は、気温が大きく変化したり、運動をしても、ほぼ一定に維持される。

(4) 正しい

　皮膚表面から水が1g蒸発すると、0.58kCalの気化熱が奪われる。1gあたりの物質の温度を1℃あげるために必要な熱量を比熱といい、人体の比熱は約0.83である。したがって、体重70kgの場合、熱容量は58.1kCal（70kg×0.83）となるので、計算上では、100gの水分が体表面から蒸発すると、体温が約1℃下がることになる。

(5) 正しい

　人間は体内での代謝によって熱を産生するが、それらは体表面から放散される。**放散**は、**輻射（放射）**、**伝導**、**蒸発**などの物理的な過程で行われる。このうち、蒸発には**発汗**と**不感蒸泄**がある。

問44 正解 (4)

(1) 正しい

　睡眠と覚醒のリズムのように、約1日の周期で繰り返される生物学的リズムを**サーカディアンリズム**という。このリズムの乱れは、疲労や睡眠障害の原因となる。

⑵　**正しい**

⑶　**正しい**

　コルチゾールは、血糖値の調節などの働きをするホルモンで、副腎皮質から分泌される。

⑷　**誤り**

　設問は、ノンレム睡眠である。レム睡眠は、急速眼球運動を伴う浅い眠りで、脳は覚醒状態にある。

⑸　**正しい**

　メラトニンは、睡眠と覚醒のリズム調節に関与しているホルモンで、松果体から分泌される。

MEMO

MEMO